歯科衛生学シリーズ

用語集 ポケット版

一般社団法人
全国歯科衛生士教育協議会　監修

医歯薬出版株式会社

●編集（五十音順）

池田　利恵　日本歯科大学東京短期大学歯科衛生学科教授
遠藤　圭子　元東京医科歯科大学大学院准教授
大川　由一　千葉県立保健医療大学健康科学部歯科衛生学科教授
福島　正義　昭和村国民健康保険診療所
眞木　吉信　東京歯科大学名誉教授
松田　裕子　鶴見大学名誉教授

This book is originally published in Japanese
under the title of :

SHIKAEISEIGAKU-SHIRĪZU
YŌGOSYŪ
(The Science of Dental Hygiene : A Series of Textbooks
— Glossary)

Edited by The Japan Association for Dental Hygienist Education

ISHIYAKU PUBLISHERS, INC.
7-10, Honkomagome 1 chome, Bunkyo-ku,
Tokyo 113-8612, Japan

『歯科衛生学シリーズ』の誕生

全国歯科衛生士教育協議会が監修を行ってきた歯科衛生士養成のための教科書のタイトルを，従来の『最新歯科衛生士教本』から『歯科衛生学シリーズ』に変更させていただくことになりました．2022年度は新たに改訂された教科書2点を，2023年度からはすべての教科書のタイトルを『歯科衛生学シリーズ』とさせていただきます．

全衛協が監修及び編集を行ってきた教科書としては，『歯科衛生士教本』，『新歯科衛生士教本』，『最新歯科衛生士教本』があり，その時代にあわせて改訂・発刊をしてきました．しかし，これまでの『歯科衛生士教本』には「歯科衛生士」という職種名がついていたため，医療他職種からは職業としての「業務マニュアル」を彷彿させると，たびたび指摘されてきました．さらに，一部の歯科医師からは歯科衛生士の教育に学問は必要ないという誤解を生む素地にもなっていたようです．『歯科衛生学シリーズ』というタイトルには，このような指摘・誤解に応えるとともに学問としての【歯科衛生学】を示す目的もあるのです．

『歯科衛生学シリーズ』誕生の背景には，全国歯科衛生士教育協議会の2021年5月の総会で承認された「歯科衛生学の体系化」という歯科衛生士の教育および業務に関する大きな改革案の公開があります．この報告では，「口腔の健康を通して全身の健康の維持・増進をはかり，生活の質の向上に資するためのもの」を「歯科衛生」と定義し，この「歯科衛生」を理論と実践の両面から探求する学問が【歯科衛生学】であるとしました．【歯科衛生学】は基礎歯科衛生学・臨床歯科衛生学・社会歯科衛生学の3つの分野から構成されるとしています．また，令和4年には歯科衛生士国家試験出題基準も改定されたことから，各分野の新しい『歯科衛生学シリーズ』の教科書の編集を順次進めております．

教育年限が3年以上に引き上げられて，短期大学や4年制大学も2桁の数に増加し，「日本歯科衛生教育学会」など【歯科衛生学】の教育に関連する学会も設立され，【歯科衛生学】の体系化も提案された今，自分自身の知識や経験が整理され，視野の広がりは臨床上の疑問を解くための指針ともなり，自分が実践してきた歯科保健・医療・福祉の正当性を検証することも可能となります．日常の身近な問題を見つけ，科学的思考によって自ら問題を解決する能力を養い，歯科衛生業務を展開していくことが令和の時代に求められています．

2023年1月

一般社団法人　全国歯科衛生士教育協議会理事長
眞木 吉信

最新歯科衛生士教本の監修にあたって

歯科衛生士の活躍の場の広がりとともに，教育現場においてもより広範かつ高度な知識ならびに先進的な技術の教育とその修得が必要となっております．その一方で国家資格を得るための教育，すなわち歯科衛生士国家試験出題基準や歯科衛生学教育コア・カリキュラムへの対応が，卒前教育の柱であることはいうまでもありません．これらのニーズに応えるべく「最新歯科衛生士教本」(一般社団法人全国歯科衛生士教育協議会監修）を刊行しておりますが，これらの教本をより活用し，深い学びにつなげていただけるような『用語集』を企画いたしました．

本用語集で歯科医学および歯科衛生学の重要語句を確認し，さらに教本を読んで学習をしていただくことが狙いですので，本用語集の解説は概要にとどめました．また，スケールや検査数値等の詳細事項は教本の内容を確認するように参照ページを記しています．

歯科衛生士国家試験合格は当然のことながら，卒後，臨床の場においても常に考えながら行動できる歯科衛生士を目指すべく，本用語集がその一助になれば幸いです．

2019年3月

一般社団法人全国歯科衛生士教育協議会理事長
眞木 吉信

凡例

本書の編集方針について

1. 『歯科衛生学シリーズ』で学ぶ歯科衛生士を目指す方々に必要とされる重要な用語を中心に3800語を収載した．そのため，歯科に関連する用語であることを前提として，捉えていただきたい．
2. 用語選択にあたっては，「平成29年版歯科衛生士国家試験出題基準」，「令和4年版歯科衛生士国家試験出題基準」，「歯科衛生学教育コア・カリキュラム 2018年度改訂版」，小社刊『歯科衛生学シリーズ』，「日本歯科医学会学術用語集　第2版」および各学会の用語集を参考とした．
3. 用語の解説は，平易かつ明解な表現に努めた．

用語配列について

1. 見出し語は，読み方をもとに五十音順に配列した．
2. 用語の選定は原則，一語一義とした．

外国語について

1. 原則として英語とした．
2. 原則として単数とし，固有名詞以外の頭文字は小文字とした．
3. 日本の法律および法律に基づく用語，また，日本固有の用語で適切な訳語がないものは記載していない．

教本科目分類について

教本科目名には，次の略語を用いた．

「解剖学・組織発生学・生理学」→　解剖・生理
「口腔解剖学・口腔組織発生学・口腔生理学」→　口解・口生
「栄養と代謝」→　栄養
「病理学・口腔病理学」→　病理
「微生物学」→　微生
「薬理学」→　薬理
「保健生態学」→　生態
「保健・医療・福祉の制度」→　法律
「保健情報統計学」→　統計
「歯科放射線学」→　放射線
「臨床検査」→　臨検
「保存修復学・歯内療法学」→　保存
「歯周病学」→　歯周
「歯科補綴学」→　補綴
「歯科矯正学」→　矯正
「口腔外科学・歯科麻酔学」→　口外

「小児歯科学」→　小児
「高齢者歯科学」→　高齢
「障害者歯科学」→　障害
「歯科衛生学総論」→　DH総論
「歯科医療倫理学」→　倫理
「歯科予防処置論・歯科保健指導論」→　予処・保指
「歯科診療補助論」→　診補
「歯科材料」→　材料
「歯科機器」→　機器

記号について

1. ＝は，同義語であることを示している．
   ➡は，「➡の用語に解説がある」という意味である．
2. ⬌は，対義語を示している．
3. ▶は『歯科衛生学シリーズ』にある詳細な説明を参照するとよい旨を示している．

●執筆者一覧（五十音順）

合場千佳子
青山　旬
赤川安正
秋山茂久
麻賀多美代
朝田芳信
麻生智子
安彦善裕
阿部昌子
阿部伸一
阿部仁子
天野　修
新井一仁
荒川浩久
荒木美穂
飯島洋一
五十嵐順正
池田　通
池田利恵
石井拓男
石井信之
石井実和子
石井里加子
石川博之
石津恵津子
市川智恵
一戸達也
井出吉信
伊藤公一
伊藤　裕
井上佳世子
井上富雄
井上裕光
井下英二
植田耕一郎
上原弘美
江川広子
江指隆年
江田節子
遠藤圭子
大内章嗣
大岡貴史
大川周治
大川由一
大久保力廣
大嶋　隆
大田洋二郎
大西　愛
大橋たみえ
大原直也
小笠原　正
緒方稔泰
岡田康男
小方賴昌
岡野友宏
小川郁子
小倉千幸
尾﨑哲則
小澤亨司
小田奈央
小野高裕
小原啓子
小原由紀
覚道健治
片岡あい子
樫　則章
勝海一郎
角谷久美代

加藤幸紀
金高洋子
可児徳子
金子明寛
兼松　隆
川口陽子
河野文昭
河野芳朗
川端重忠
来住準一
北原　稔
木戸田直実
木下朋雄
木村重信
日下和代
草間　薫
窪　寛仁
栗原英見
小泉寛恭
香西克之
高阪利美
小暮弘子
小関健由
小竹瑞穂
後藤滋巳
小林　馨
小林一成
小松澤　均
小森朋栄
近藤壽郎
齊藤　力
斎藤一郎
斎藤隆史
佐伯万騎男
酒井映子
坂下英明
酒巻裕之
櫻井　薫
佐々木好幸
佐藤厚子
佐藤博信
佐藤裕二
佐藤　裕
佐藤陽子
志賀　博
篠塚　修
柴田俊一
柴田由美
嶋倉道郎
清水谷公成
白川哲夫
白鳥たかみ
申　基喆
進藤正信
末石研二
杉原直樹
杉本久美子
杉山郁子
鈴鹿祐子
鈴木邦明
鈴木哲也
鈴木恵美
千田　彰
仙波伊知郎
高久　悟
髙柴正悟
髙田　隆
髙橋信博
髙橋英和
高橋未哉子

多田美穂子
立澤敦子
田中聖至
田中みか子
田中陽子
玉木裕子
田村清美
田村康夫
千綿かおる
土田智子
筒井　睦
寺下正道
頭山高子
戸原　玄
富沢美惠子
豊澤　悟
永井由美子
中垣晴男
中川一路
中川寛一
中川量晴
中澤千賀子
長澤治子
長塚　仁
中根綾子
中野恵美子
中村　洋
中本哲自
中山渕利
那須恵子
名取文子
鉛山光世
名和弘幸
仁井谷善恵
野中和明
野原幹司
野村修一
野村正子
芳賀留美
白田千代子
長谷川博雅
畠中能子
羽田　勝
畑山千賀子
花井美保
花岡洋一
馬場広美
原田明子
晴山婦美子
伴　清治
日髙勝美
氷室利彦
平田創一郎
平田幸夫
平野浩彦
笛木賢治
深山治久
福島正義
福田昌代
藤田　剛
藤原愛子
藤原　卓
藤原富江
船奥律子
舩橋　誠
古市保志
保坂　誠
細川隆司
細野　純
前田健康

前田豊美
前田初彦
眞木吉信
升井一朗
増田裕次
松尾浩一郎
松尾龍二
松坂賢一
松田裕子
松村英雄
松本厚枝
三浦英司
溝口　到
溝口理知子
溝本美智子
水口俊介
南　弘之
三宅達郎
宮坂孝弘
宮崎晶子
宮﨑秀夫
宮崎真至
三輪直子
向井美惠
村上旬平
百崎　良
森　真理
八木　稔
矢澤正人
矢谷博文
山内千佳
山崎　忍
山城　隆
山田小枝子
山田律子
山中すみへ
山根源之
山村健介
山本一世
山本裕信
吉田直美
米山隆之
若林秀隆
脇坂　聡
渡邉文彦
渡邊　裕
渡部芳彦

あ

アーカンサスストーン［アーカンサスストーン］【arkansas stone】『予処・保指』
天然石の仕上げ用の砥石．潤滑剤はオイル（鉱物油）．スケーラーのシャープニングに使用する．

アーチレングスディスクレパンシー［アーチレングスディスクレパンシー］【arch length discrepancy】『矯正』
歯の排列に利用できる歯列弓長（アベイラブルアーチレングス）から歯の排列に必要な歯列弓長（リクワイヤードアーチレングス）を引いた値で示され，永久歯が排列できるスペースがあるかを表す．値がマイナスであれば叢生，逆にプラスであれば空隙歯列弓となる．

アーチワイヤー［アーチワイヤー］【arch wire, archwire】『矯正』『材料』
矯正用の金属線．マルチブラケット装置に用いて，ブラケットやチューブを介して歯に矯正力を加える．

アーライン［アーライン］【ah-line】『補綴』
患者に「アー」と発音させたときに軟口蓋と硬口蓋の境界にできる口蓋振動線．上顎義歯床後縁の設定のための基準となる．

アイスマッサージ［アイスマッサージ］【ice massage】『高齢』
嚥下の間接訓練の1つ．冷やした綿棒などを用いて，口腔から咽頭を刺激すること．意識レベルの改善，食事前の準備運動として用いる．
＝寒冷刺激法

アウトカム評価［アウトカムヒョウカ］【outcomes assessment】『生態』
疾患量や医療費の減少など保健事業の成果の評価．アウトカムとは結果や評価の意味である．

アウトプット評価［アウトプットヒョウカ］【outputs assessment】『生態』
事業の実施回数，受診者数などの事業実施量の評価．アウトプットとは生産高，生産活動の意味である．

亜鉛［アエン］【zinc】『栄養』
成長や免疫，味覚，皮膚や骨などの機能維持に関わる微量ミネラル．酵素の成分の1つ．

アクシデント［アクシデント］【accident】『診補』
事故．ミスが事故に至った場合のこと．

アクションカード［アクションカード］【action card】『生態』
緊急時に行う内容を具体的に示した行動指標カードのこと．

悪性黒色腫［アクセイコクショクシュ］【malignant melanoma】『病理』『口外』
口腔粘膜などのメラニン産生細胞（メラノサイト）に由来する悪性腫瘍．

悪性腫瘍［アクセイシュヨウ］【malignant tumor】『病理』『薬理』『診補』
がん．増殖速度が早く，周囲への浸潤，他臓器への転移により死に至ることが多い腫瘍．

悪性上皮性腫瘍［アクセイジョウヒセイシュヨウ］【malignant epithelial tumor】『病理』『口外』

癌腫．口腔領域ではほとんどが扁平上皮癌である．

悪性非上皮性腫瘍［アクセイヒジョウヒセイシュヨウ］【malignant non-epithelial tumor】『病理』『口外』
肉腫．頻度はまれ．線維肉腫や骨肉腫，平滑筋肉腫，横紋筋肉腫など．

悪性リンパ腫［アクセイリンパシュ］【malignant lymphoma】『病理』『口外』
白血球の1つであるリンパ球の腫瘍．非ホジキンリンパ腫がほとんど．び漫性大細胞性B細胞リンパ腫など．

アクセサリーポイント［アクセサリーポイント］【accessory point】『保存』
側方加圧充填時に空隙に挿入して補助的に使用するガッタパーチャポイント．

アクチバトール［アクチバトール］【activator】『矯正』
機能的矯正装置．咀嚼筋，口唇，頬などの口腔周囲顔面筋の作用による力を利用した装置．下顎後退を伴う上顎前突，機能性下顎前突，交叉咬合，過蓋咬合が主な適応症である．

アクティブ80ヘルスプラン［アクティブハチジュウヘルスプラン］『生態』
適切な運動習慣を普及させることに重点を置いて「80歳になっても身の回りのことができ，社会参加もできることをめざそう」と1988年から展開した第2次国民健康づくり対策．

亜酸化窒素［アサンカチッソ］【nitrous oxide】『薬理』『口外』
笑気．ガス麻酔薬の1種で，笑気吸入鎮静法に用いられる．常温で気体である．麻酔作用は弱い．

アシクロビル［アシクロビル］【acyclovir】『薬理』
単純ヘルペスウイルスおよび水痘・帯状疱疹ウイルスに起因する感染症に対して投与される抗ウイルス薬．

アスコルビン酸［アスコルビンサン］【ascorbic acid】
➡ビタミンC

アスパルテーム［アスパルテーム］【aspartame】『栄養』
アミノ酸系人工甘味料．甘味はスクロースの数百倍である．

アスピリン［アスピリン］【aspirin】『薬理』
抗炎症作用，解熱作用，鎮痛作用，抗リウマチ作用だけではなく，血小板凝集抑制作用，尿酸排泄作用をもつ代表的な酸性非ステロイド性抗炎症薬（NSAIDs）である．

アスピリン喘息［アスピリンゼンソク］【aspirin-induced asthma】『診補』
アスピリンなどの非ステロイド性抗炎症薬（NSAIDs）の副作用として喘息発作が誘発されること．

アスベスト［アスベスト］【asbestos】『生態』
きわめて細い鉱物の繊維で，飛散して大気中を浮遊する．肺に蓄積して，肺癌，悪性中皮腫を発生させるため，2006年より使用が全面禁止された．歯科では鋳造時，ろう付け時に用いられていた．

アスペルガー症候群［アスペルガーショウコウグン］【Asperger's syndrome】

『障害』『診補』
アスペルガー症候群（アスペルガー障害）は，自閉スペクトラム障害にみられる特徴（社会性発達の質的障害，コミュニケーションの質的障害，興味や活動の偏りなど）がみられるが，知的障害や言語発達の遅れがない．その場の雰囲気を理解しづらく，無神経な発言により社会生活上の困難をきたすことがある．2013年のDSM-5や2018年ICD-11の公開以降，アスペルガー症候群は自閉スペクトラム症になり，アスペルガー症候群という診断名がなくなり，用いられない傾向にある．

アセスメント〔歯科衛生過程の〕［アセスメント〔シカエイセイカテイノ〕］【 assessment 】
➡**歯科衛生アセスメント**

アセチルCoA［アセチルシーオーエー］【 acetyl coenzyme A 】『栄養』
エネルギー代謝の過程でピルビン酸から生成される物質．アセチルCoAが生成される際，1分子の$NADH+H^+$（還元力）と1分子の二酸化炭素が産生される．

アセチルコリン［アセチルコリン］【 acetylcholine 】『薬理』『口解・口生』
副交感神経節後線維，交感および副交感神経節，運動神経における末梢神経系の神経伝達物質である．

アセチルコリン受容体［アセチルコリンジュヨウタイ］【 acetylcholine receptor 】『薬理』
ニコチン受容体とムスカリン受容体の2つに分類される．ニコチン受容体は自律神経節，運動神経と筋肉が接する神経節接合部，副腎髄質に含まれる．ムスカリン受容体は，副交感神経の節後線維が支配する臓器に存在する．

アセトアミノフェン［アセトアミノフェン］【 acetaminophen 】『薬理』
非ピリン系の解熱鎮痛薬．

アタッチメント［アタッチメント］【 attachment 】『補綴』
支台装置の一種．支台歯と義歯を連結し，維持安定を得るもの．支台歯側に付着する固定部と，義歯側に付着する可撤部から構成されている．

アタッチメントゲイン［アタッチメントゲイン］【 attachment gain 】『歯周』
歯と歯肉の付着の獲得．アタッチメントレベルが歯冠側に移動すること．

アタッチメントレベル［アタッチメントレベル］【 attachment level 】『歯周』『予処・保指』『生態』
セメント-エナメル境（CEJ）からポケット底部までの距離．歯周組織の破壊の変化を表す指標となる．
≒**AL**

アタッチメントロス［アタッチメントロス］【 attachment loss 】『歯周』『病理』
歯と歯肉の付着の喪失．アタッチメントレベルが根尖側に移動すること．

圧縮強さ［アッシュクヅヨサ］【 compressive strength 】『材料』
円柱状の試験片の上下から力を加え破壊するまでの最大応力．

圧排糸［アッパイシ］【 gingival retraction code 】
➡**歯肉圧排糸**

あ い う え お か き く け こ さ し す せ そ た ち つ て と な に

アテトーゼ型［アテトーゼガタ］【 athetoid type 】『障害』『小児』
脳性麻痺の運動障害の型．筋肉が固く，不随意な非協調性運動がみられる．

アデニン［アデニン］【 adenine 】『栄養』
DNAを構成する塩基の1つ．「A」で表される．

アデノイド［アデノイド］【 adenoid 】『口解・口生』
咽頭扁桃が病的に肥大したもの．成人ではほとんど退化している．

アデノシン三リン酸［アデノシンサンリンサン］【 adenosine 5'-triphosphate：ATP 】『微生』『栄養』『解剖・生理』
高エネルギーリン酸結合に化学エネルギーを蓄えた比較的小さな分子．
＝ATP

アテローム［アテローム］【 atheroma 】『病理』
血管内膜に脂質などが沈着してできる粥状の病巣．
＝粥腫

アテローム硬化［アテロームコウカ］【 atherosclerosis 】『病理』『高齢』
アテロームが進み，石灰化と線維化で血管内膜が弾力を失って硬くなること．

アトウォーターのエネルギー換算係数［アトウォーターノエネルギーカンサンケイスウ］【 energy conversion factor of Atwater 】『栄養』
各栄養素が体内で利用されるときの1gあたりのエネルギー量．アメリカの栄養学者Atwaterが発見した．糖質4kcal，脂質9kcal，タンパク質4kcalとされる．

アドヒアランス［アドヒアランス］【 adherence 】『高齢』
患者が積極的に治療方針の決定に参加し，その決定に従って治療を受けること．

アトピー［アトピー］【 atopy 】『微生』
I型アレルギーの1つ．遺伝的な要因をもとに現れるIgE過敏症．アレルギー性の皮膚炎，鼻炎，喘息，蕁麻疹，胃腸炎，結膜炎などをさす．

アトピー性皮膚炎［アトピーセイヒフエン］【 atopic dermatitis 】『診補』
家族歴や既往歴があったり，IgE抗体を産生しやすいなどのアトピー素因のために，痒みのある湿疹が増悪・寛解を繰り返す疾患．

アドボカシー［アドボカシー］【 advocacy 】『DH総論』
弱い立場にある人に代わって，権利擁護の主張や自己決定のサポートなどを代弁して，その人の基本的人権を守ること．

アドボケイト［アドボケイト］【 advocate 】『DH総論』
支援する人．弱者の権利擁護のための活動を行っている人．

後戻り［アトモドリ］【 relapse 】『矯正』
矯正歯科治療によって得られた正常な歯列，咬合，顎関係などが治療前の状態に戻る現象．

アドレナリン［アドレナリン］【 adrenaline 】『解剖・生理』『栄養』『薬理』
①中枢神経系の神経伝達物質．副腎髄質ホルモン．
②交感神経刺激薬．血管収縮薬として局所麻酔薬に添加されることがある．血圧を上昇させ，心拍数

を増加させる.

アドレナリン受容体［アドレナリンジュヨウタイ］【 adrenergic receptor 】『薬理』
アドレナリン，ノルアドレナリン，イソプレテレノールなどのカテコールアミンの受容体．主に心筋や平滑筋に存在し，脳や脂肪細胞にもある.

アトロピン［アトロピン］【 atropine, atropine sulfate, atropine sulfate hydrate 】『薬理』
抗コリン薬（副交感神経遮断薬の1つ）．眼科領域の散瞳薬．副作用として口腔乾燥症状が現れる.

アナフィラキシーショック［アナフィラキシーショック］【 anaphylactic shock 】『病理』『診補』『微生』
IgEが関与するI型アレルギー．呼吸困難や意識障害などの全身症状を伴い生命の危険に及ぶことのあるショックを引き起こすことがある.

アネロイド型血圧計［アネロイドガタケツアツケイ］【 aneroid sphygmomanometer 】『診補』
上腕動脈の血圧を測定する血圧計の1つ．上腕に巻き付けたマンシェット（カフ）内にゴム球（送気球）で空気を送り，聴診法（コロトロフ音）で測定する（空気圧は表示される目盛を読む）.

アバットメント［アバットメント］【 abutment 】『材料』『補綴』
インプラント体と上部構造をつなぐ連結部.

アピカルシート［アピカルシート］【 apical seat 】『保存』
根管の拡大形成時に，Kファイルやリーマーによって根尖に形成されるV字型の切削痕のこと.

アブフラクション［アブフラクション］【 abfraction 】『病理』『保存』
咬合圧で歯頸部の歯質がくさび状に破壊される現象．歯頸部のくさび状欠損の原因の1つといわれている.

アブレーシブポイント［アブレーシブポイント］【 abrasive point 】『保存』
回転切削器具に装着する器具．歯の切削や窩洞形成に用いる.

アペキシフィケーション［アペキシフィケーション］【 apexification 】『小児』『保存』
歯髄が壊疽を起こして根尖に病変を有する歯根未完成歯に対し，根管内の感染物を除去し，水酸化カルシウムを填塞して根尖が閉鎖した後，根管充填を行う一連の治療法のこと.

アペキソゲネーシス［アペキソゲネーシス］【 apexogenesis 】『小児』『保存』
歯根未完成歯で歯髄を除去する必要がある場合，根管上部の感染した歯髄を除去して根尖部の歯髄を保存し，水酸化カルシウムを根管に填塞，歯根が成長して根尖が閉鎖したら根尖側の歯髄を除去し，ガッタパーチャ材で根管充填を行う一連の治療法.

アポトーシス［アポトーシス］【 apoptosis 】『微生』『病理学』
プログラムされた機構による細胞死のこと.

アミド型局所麻酔薬［アミドガタキョクショマスイヤク］【 amide-type local anesthetic 】『薬理』『口外』
局所麻酔薬で芳香族残基とアミノ基がアミド結合しているもの．リドカイン塩酸塩，メピバカイン塩酸塩，プロピトカイン塩酸塩，ブピバカイン塩酸塩水和物，ジブカイン塩酸塩．

アミノ安息香酸エチル [アミノアンソクコウサンエチル]【ethyl aminobenzoate】『薬理』
エステル型の局所麻酔薬．表面麻酔薬として歯科で使用される．

アミノ基転位 [アミノキテンイ]【transamination】『栄養』
アミノ酸のアミノ基が2-オキソ酸に移され，2-オキソ酸がアミノ酸になること．

アミノグリコシド系抗菌薬 [アミノグリコシドケイコウキンヤク]【aminoglycoside antibiotics】『薬理』
アミノ基をもつ糖で構成される抗菌薬．タンパク質合成を阻害して殺菌性に働く．副作用には，第Ⅷ脳神経(聴神経)障害による難聴，腎障害の発生などがある．

アミノ酸 [アミノサン]【amino acid】『栄養』『微生』
タンパク質を構成する物質．

アミノ酸スコア [アミノサンスコア]【amino acid score】『栄養』
各食品中の必須アミノ酸の基準値に対する含有率(%)．1973年にFAOとWHOの合同専門委員会が発表した数値(アミノ酸評価点パターン)をもとに計算された．

アミラーゼ [アミラーゼ]【amylase】『口解・口生』
膵臓や唾液腺(主に耳下腺)が分泌する消化酵素．デンプンやグリコーゲンを加水分解し，デキストリンを経て2種類のマルトース(麦芽糖)まで消化する．

アミロイド変性 [アミロイドヘンセイ]【amyloid degeneration】『病理』
免疫グロブリンなどに由来し，正常組織に本来存在しない異常タンパク質であるアミロイドが沈着すること．

アミロース [アミロース]【amylose】『栄養』
グルコースが多数結合したデンプンのうち，グルコースが直鎖状に連なったもの．

アメロゲニン [アメロゲニン]【amelogenin】『栄養』
エナメルタンパク質中の約90%を占める．ヒドロキシアパタイト結晶の発育成長を促し，役目を終えると分解され消失する．

アラキドン酸 [アラキドンサン]【arachidonic acid】『栄養』『薬理』
不飽和脂肪酸の1つ．リノール酸から産生することができるが，産生量が少ない．細胞膜に含まれ，生体内の炎症反応にかかわる．

アランダムポイント [アランダムポイント]【alundum point】
➡ホワイトポイント

アルカリ [アルカリ]【alkali】『栄養』
OH^-を放出する物質．塩基のこと．

アルカリ性 [アルカリセイ]【alkalinity】『栄養』
水溶液中のH^+が1.0×10^{-7}Mよりも低いもの．pHは7より大きい．血液はわずかにアルカリ性で，生体液によってその値は異なる．

アルギニン [アルギニン]【arginine】『栄養』

アミノ酸の1つで，ヒトでは必須アミノ酸ではないが，幼児期において条件つき必須アミノ酸扱いする場合もある．

アルギン酸［アルギンサン］【algic acid】『栄養』
海藻類の水溶性食物繊維の1つ．

アルギン酸ナトリウム［アルギンサンナトリウム］【sodium alginate】『材料』『薬理』『口外』
①アルジネート印象材の主成分．②歯磨剤の粘結剤．③局所性止血薬（外科手術や抜歯時に使用する外用止血薬）．

アルサス反応［アルサスハンノウ］【arthus reaction】『微生』『病理』
抗体が過剰に存在するところで形成された抗原抗体複合物が，注射により局所に沈着することで起こる発赤・腫脹や出血・壊死をさす．

アルジネート印象材［アルジネートインショウザイ］【alginate impression material】『材料』『診補』『補綴』『保存』
現在最も多く使用されている，アルギン酸ナトリウムと石膏を主成分とする不可逆的な弾性印象材．ラバーボウルとスパチュラで練和するが，近年，自動練和装置なども使われる．概形印象や寒天との連合印象に用いられる．

アルツハイマー型認知症［アルツハイマーガタニンチショウ］【dementia in Alzheimer's disease】『高齢』『診補』
認知症のタイプの1つで，65歳以上では最も多い認知症の1つ．近時記憶障害（エピソード記憶の障害が多い），視空間認知の障害，失語・失行・失認などの症状がみられる．

アルデヒド類［アルデヒドルイ］【aldehydes】『薬理』
アルデヒド基をもつ化合物の総称．高濃度では腐食作用，低濃度では殺菌作用や刺激作用を示し，消毒薬として使用される．

α-グルコシダーゼ阻害薬［アルファグルコシダーゼソガイヤク］【α-glucosidase inhibitor】『薬理』
食後の急激な血糖上昇を抑制する薬物．アカルボースやボグリボースなどがある．

α-リノレン酸［アルファリノレンサン］【α-linolenic acid】『栄養』
不飽和脂肪酸．食事から摂取すべき必須脂肪酸の1つ．

アルブミン［アルブミン］【albumin】『薬理』
血漿タンパク質の1つで，薬物と結合する．

アルマ・アタ宣言［アルマアタセンゲン］【declaration of Alma-Ata】『予処・保指』
WHOが1978年にソ連のアルマ・アタ（現カザフスタン・アルマトイ）で，2000年までに世界中の人々が健康を保持増進するために採択したプライマリヘルスケアの統一理念．主に発展途上国向けの健康戦略で，国や地方自治体は，その地域の文化や経済・社会的特性に応じて，地域住民の保健・医療サービスを運用することを提唱したもの．

アルミナ［アルミナ］【alumina】『材料』
酸化アルミニウムのこと．コンポ

ジットレジンの研磨材．

アレルギー［アレルギー］【allergy】『微生』『病理』『診補』
過剰な免疫反応．抗原とよばれる特定の異物に生体が過剰な反応を示すこと．
＝過敏症

アレルゲン［アレルゲン］【allergen】『微生』
アレルギー反応を引き起こす抗原．微生物や花粉，食物，薬品など多岐にわたる．

アンキローシス［アンキローシス］【ankylosis】
➡骨性癒着

アングルワイダー［アングルワイダー］【angle wider】
➡口角鉤

アンジオテンシンII受容体拮抗薬［アンジオテンシンニジュヨウタイキッコウヤク］【angiotensin II receptor blocker：ARB】『薬理』
降圧薬の第一選択薬の1つ．副作用は少なく，空咳の発生頻度は低い．ロサルタンカリウム，バルサルタンなど．

アンジオテンシン変換酵素阻害薬［アンジオテンシンヘンカンコウソソガイヤク］【angiotensin-converting enzyme inhibitor：ACEI】『薬理』
降圧薬の第一選択薬の1つ．そのほか，抗狭心症作用や腎保護作用がみられる．
＝ACE阻害薬

鞍状型ポンティック［アンジョウガタポンティック］【saddle pontic】『補綴』
基底面が馬の背に載せる鞍のような形で，歯槽堤を跨ぐように粘膜と接触する形態のポンティック．違和感は少ないが清掃性に劣るため，臨床では可撤性ブリッジにのみ使用される．

安静空隙［アンセイクウゲキ］【interocculusal rest space，free way space】『口解・口生』
安静時に上下歯列間にみられる隙間のこと．前歯部で2～3mmであり，咬合高径の参考とする．

安静時唾液［アンセイジダエキ］【resting saliva】『栄養』『口解・口生』『生態』
歯や口腔粘膜を湿潤し，保護するために常に分泌されている唾液．
＝非刺激唾液

安全域［アンゼンイキ］【safety margin】『薬理』
➡治療係数

アンダーカット［アンダーカット］【undercut】『材料』『補綴』
物体の下部が上部よりくびれていたり，くぼんだ状態．歯や顎堤の場合は最大豊隆部よりも下方の陥凹した部分．アンダーカットがあると撤去時に印象材が変形するので弾性印象材を使用する．

アンタゴニスト［アンタゴニスト］【antagonist】
➡拮抗薬

アンテリアガイダンス［アンテリアガイダンス］【anterior guidance】『補綴』
前方指導要素．上下顎の歯の接触によって規定される下顎運動に及ぼす前歯部の咬合接触面の影響である．

あん頭台［アントウダイ］【head rest】
➡ヘッドレスト

アンドレーゼン線［アンドレーゼンセン］

【Andresen line】『口解・口生』
脱灰標本にみられる象牙質に存在する成長線の一種．歯冠象牙質中層に多くみられ，歯髄側や歯根部象牙質にはあまりみられない．

アンフェタミン類［アンフェタミンルイ］【amphetamines】『薬理』
フェニルアミノプロパン（アンフェタミン）やフェニルメチルアミノプロパン（メタンフェタミン）などの薬物．中枢神経を刺激し，反復使用により幻覚や妄想などの精神症状が発現し，社会的問題を引き起こすことがある．乱用を防ぐため「覚せい剤取締法」の対象となっている．

アンモニア［アンモニア］【ammonia】『栄養』
細菌による代謝産物の1つ．組織毒性が高く，歯周組織に障害的に働く．

安楽死［アンラクシ］【euthanasia】『倫理』
もとは苦痛のない安らかな死を意味したが，今では，広い意味で「患者の生命を短縮すること」と理解されている．

アンレー［アンレー］【onlay】『保存』
咬頭を一部被覆する広範な間接法修復物．

い

イエーツの補正［イエーツノホセイ］【Yate's correction of continuity】『統計』
飛び飛びの値をとるχ^2値を，χ^2分布で近似するときに必要となる連続補正のこと．

イオンチャネル［イオンチャネル］【ionic channel】『薬理』
特定のイオンを通過させる通路．

異化［イカ］【catabolism, dissimilation】『病理』『微生』
物質代謝において不要物質を分解すること．

易感染性宿主［イカンセンセイシュクシュ］【compromised host, immuno compromised host】『微生』『口外』
新生児や有病者，高齢者など，生体防御が著しく低下している者．

育成医療［イクセイイリョウ］
➡**自立支援医療**

異形歯性［イケイシセイ］【heterodont, heterodonty】『口解・口生』
機能により歯の形が異なること．

医原性疾患［イゲンセイシッカン］【iatrogenic disease】
➡**医原病**

医原病［イゲンビョウ］【iatrogenic disease】『病理』『薬理』
医療に用いられた医薬品などの副作用などによって生じた疾患．
＝**医原性疾患**

医行為［イコウイ］『DH総論』
医師，歯科医師が行う業務のこと．医師の医学的判断および技術をもってするのでなければ人体に害を及ぼし，または危害を及ぼすおそれのある行為．

移行義歯［イコウギシ］【transitional denture】『補綴』
部分床義歯を装着していて残存歯に抜歯の必要が生じたとき，その欠損部に人工歯を追加するなどの改修を行い，抜歯創が治癒して最終義歯の製作が完了するまでの間に使用させる義歯．

イコサペンタエン酸［イコサペンタエンサン］【icosapentaenoic acid：IPA】
➡**エイコサペンタエン酸**

意識障害［イシキショウガイ］【disturbance of consciousness】『高齢』
意識の清明度が低い状態．

維持装置［イジソウチ］【locking device】
➡**支台装置**

維持バンド［イジバンド］【anchor band】『矯正』
矯正装置を固定するために，大臼歯もしくは乳臼歯(まれに小臼歯)に装着するバンド．

医師法［イシホウ］『法律』
医師の免許，試験，業務，卒後臨床研修，義務，罰則などについて規定している法律．

萎縮［イシュク］【atrophy】『病理』『高齢』
正常に発達した臓器や組織の容積が減少する病変．

異食［イショク］【pica】『高齢』
食べ物以外のものを口に入れる行動．

胃食道逆流症［イショクドウギャクリュウショウ］【gastroesophageal reflex disease：GERD】『診補』『高齢』『障害』
胃の内容物や胃酸あるいは十二指腸の内容物が胃から食道に逆流して発生する食道の炎症のこと．症状は胸やけやげっぷ，嚥下困難，びらんや潰瘍による胸痛，吐血など．
＝GERD

移植免疫［イショクメンエキ］【transplantation immunity】『微生』『病理』
非自己の主要組織適合性複合体(MHC)分を抗原とする抗原特異的な免疫応答(拒絶反応)．

異所萌出［イショホウシュツ］【ecttopic eruption】『小児』
正常な歯列弓の位置より離れて歯が萌出すること．

位相差顕微鏡［イソウサケンビキョウ］【phase-contrast microscope】『機器』
部分的な光の屈折率の差により生じる位相差を明暗の差に変えることで，無色透明な試料を観察できるようにした顕微鏡．

遺族年金［イゾクネンキン］『法律』
遺族基礎年金の略．国民年金または厚生年金保険の被保険者または被保険者であった人が死亡したときに，その人によって生計を維持されていた遺族が受けることができる年金．

イソフルラン［イソフルラン］【isoflurane】『薬理』『口外』
吸入麻酔薬の1つ．常温で液体で，揮発性の麻酔薬に分類される．

イソロイシン［イソロイシン］【isoleucine】『栄養』
必須アミノ酸の1つ．

イタイイタイ病［イタイイタイビョウ］『生態』
富山県神通川流域で発生した全身の骨の痛みを訴える疾患．鉱山排液中のカドミウムが原因である．

I型アレルギー［イチガタアレルギー］【type I allergic reaction】『薬理』『微生』『病理』
即時型のアレルギー反応で，反応までの時間が短い．アナフィラキシー型ともいう．アナフィラキシーショック，気管支喘息，花粉症，アレルギー性鼻炎，蕁麻疹，アトピー性皮膚炎などがある．ペニシリン系やセフェム系の抗菌薬，サルファ剤，ピリン系解熱鎮痛薬，局所麻酔薬，ヨード含有造影剤などの薬物によって起こることもある．

I型コラーゲン［イチガタコラーゲン］【type I collagen】『栄養』
細胞外マトリックス成分の有機質．象牙質など多くの結合組織の主体を占める．

一次印象［イチジインショウ］【preliminary impression】『補綴』
シリコーン連合印象を行う際に，パテタイプの印象材を用いて行う1回目の印象．印象精度を上げるため，支台歯部分にはワックスなどで二次印象材が入るためのスペーサーを設けるのが一般的である．

一次救命処置［イチジキュウメイショチ］【basic life support】『口外』
呼吸停止，心停止とみられる人の救命に，特殊な器具や医療品を用いずに，呼吸と循環をサポートする一連の処置のこと．胸骨圧迫と人工呼吸による心肺蘇生〔CPR(cardiopulmonary resuscitation)〕およびAEDを使用する．
＝BLS

一次性咬合性外傷［イチジセイコウゴウセイガイショウ］【primary occlusal trauma】『歯周』
健全な歯周組織に，その許容範囲を超えた外傷性咬合が作用して生じた外傷．

一次切開［イチジセッカイ］【primary incision】『歯周』
ウィドマン改良フラップ手術における最初の切開（内斜切開）である．

医中誌Web［イチュウシウェブ］『統計』
医学中央雑誌（医中誌）刊行会が1983年以降の国内発行雑誌（医学・薬学・歯学）の文献情報をネットワーク上で検索できるようにしたもの．

一類感染症［イチルイカンセンショウ］『生態』
感染症法で規定された分類で，クリミア・コンゴ出血熱など，感染力，罹患した場合の重篤性などに基づく総合的な観点からみた危険性がきわめて高い感染症をさす．

一価不飽和脂肪酸［イッカフホウワシボウサン］【monounsaturated fatty acid】『栄養』
炭化水素基に二重結合（不飽和結合）を1つだけもつ脂肪酸．

1歳6か月児健康診査［イッサイロッカゲツジケンコウシンサ］『法律』『生態』
満1歳6か月を超え満2歳に達しない幼児を対象に，母子保健法で義務づけられている健康診査．

1歯縦磨き法［イッシタテミガキホウ］【individual vertical method】『小児』
叢生などで複数の歯を一度に磨きにくい小児に指導する清掃方法．歯ブラシを縦に持ち，毛先を歯面に直角に当てて，1歯の1面ずつを磨く方法である．

移転〔歯の〕［イテン〔ハノ〕］【transversion】『病理』『矯正』
歯の位置異常．隣接する歯の位置が入れ替わった状態である．

遺伝［イデン］【heredity】『病理』
形質が世代間で伝播すること．

遺伝因子［イデンインシ］【genetic factor】『歯周』
先天的な因子．体質，先天的リスクファクターである．

遺伝子［イデンシ］【gene】『栄養』
細胞から細胞に，あるいは親から子へ伝わる遺伝情報のこと．

遺伝子医療［イデンシイリョウ］【gene medicine】『倫理』
遺伝子診断や遺伝子治療（遺伝子による治療）をさす．

遺伝子改造［イデンシカイゾウ］【gene manipulation】『倫理』
遺伝子を操作して，病気の発症を防ぐことや特定の能力を強化すること．

遺伝子診断［イデンシシンダン］【genetic diagnosis】『倫理』
病気に特有の遺伝子配列の有無を調べる診断法．

遺伝性疾患［イデンセイシッカン］【hereditary disease】『病理』『口外』
遺伝子や染色体の異常が，配偶子を通じて世代を越えて伝播して生じる疾患．
＝遺伝病

遺伝病［イデンビョウ］【hereditary disease】
➡遺伝性疾患

イヌリン［イヌリン］【inulin】『栄養』
フルクトースが多数結合した多糖類．ユリ根，ごぼう，アスパラガスなどに含まれる．

医の倫理綱領（日本医師会）［イノリンリコウリョウ（ニホンイシカイ）］『倫理』
日本医師会による医師の倫理規範．2000年に採択された．

医の倫理の国際綱領［イノリンリノコクサイコウリョウ］【WMA International Code of Medical Ethics】『倫理』
1949年，ロンドンで開催された世界医師会総会において，ジュネーブ宣言をおし拡げるものとして採択された医師の倫理規範．医師として遵守すべき義務が，一般的な義務，患者に対する義務，同僚医師に対する義務に分けて謳われている．

イメージングプレートエックス線検出器［イメージングプレートエックスセンケンシュツキ］【photostimulable phosphor plate】『放射線』
口内法エックス線センサーの1つ．ポリエステルの支持板の表面に輝尽性蛍光体（PSP）を塗布したもの．

イヤーロッド［イヤーロッド］【ear rod】『放射線』『矯正』
頭部エックス線規格撮影の際に，頭部を固定するために患者の外耳道に挿入するもの．セファロスタットに付属している．

医薬品［イヤクヒン］『薬理』『法律』
医薬品医療機器等法で定められた，疾病の予防と治療などを目的として用いられ，効果が認められたもの．医療用医薬品と一般用（OTC）医薬品がある．

医薬品，医療機器等の品質，有効性及び安全性の確保等に関する法律［イヤクヒンイリョウキキトウノヒンシツユウコウセイオヨビアンゼンセイノカクホトウニカンスルホウリツ］『薬理』『法律』『材料』
医薬品，医薬部外品，化粧品，医療機器および再生医療等製品について規制する法律．旧薬事法．
＝**医薬品医療機器等法，薬機法**

医薬品医療機器等法［イヤクヒンイリョウキキトウホウ］
➡**医薬品，医療機器等の品質，有効性及び安全性の確保等に関する法律**

医薬部外品［イヤクブガイヒン］『薬理』『法律』『生態』
医薬品医療機器等法で効果・効能の認められた有効成分が含まれているが，作用が穏やかなもの．薬用歯磨剤や育毛剤，入浴剤など．

医薬用外劇物［イヤクヨウガイゲキブツ］『薬理』
毒物及び劇物取締法によって規制されたもの．歯のホワイトニングに用いる歯科用漂白剤など．

医薬用外毒物［イヤクヨウガイドクブツ］『薬理』
毒物及び劇物取締法によって規制されたもの．黄リン，無機シアン化合物，ヒ素化合物など．

イリゲーション［イリゲーション］【irrigation】『歯周』『予処・保指』
歯周治療において，薬液などで直接ポケット内を洗浄・消毒し，ポケット内の環境改善を行うこと．

医療安全管理委員会［イリョウアンゼンカンリイインカイ］【medical safety man-

agement comittee】『障害』
医療法および医療法施行規則の規定により，病院等の管理者が設置するもので，医療にかかわる安全管理のための委員会．

医療安全管理者［イリョウアンゼンカンリシャ］『診補』
医療法および医療法施行規則の規定により配置する．病院や診療室の安全管理体制整備のための管理者．

医療過誤［イリョウカゴ］【medical malpractice】『DH総論』
医療事故の発生の原因で医療機関・医療従事者に過失があるもの．

医療機器［イリョウキキ］『薬理』『法律』
再生医療等製品を除く機械器具などで，医薬品医療機器等法施行令に定められているもの．

医療機器安全管理責任者［イリョウキキアンゼンカンリセキニンシャ］『診補』
医療法および医療法施行規則の規定により配置する医療機器の適切な保守を含めた包括的な管理にかかる実務を行うことができる者．歯科衛生士（主として歯科医業を行う診療所に限る）も担当できる．

医療圏［イリョウケン］『生態』
医療法で規定される医療計画の単位となる区域．一次医療圏は，住民の日常生活に密着した医療・保健・福祉サービスを提供する区域で，一般的には市町村．二次医療圏は，入院医療を中心とするサービスを提供するための地域としての区域．三次医療圏は，高度・特殊な医療を提供するための区域のこと．

医療施設調査［イリョウシセツチョウサ］『統計』
基幹統計．全国における医療施設の分布とその機能を調査する．調査項目は，施設名，所在地，開設者，許可病床数，診療科目，従事者数，看護体制，救急医療体制，在宅医療サービス，主な診療機器・設備，手術などの実施状況など．

医療的ケア児［イリョウテキケアジ］『小児』
人工呼吸や経管栄養などの医療的なケアが必要な小児のこと．

医療廃棄物［イリョウハイキブツ］『診補』『生態』
廃棄物処理法に規定される医療機関などで医療行為に伴って排出される廃棄物の通称．

医療扶助［イリョウフジョ］『法律』
生活保護法による扶助の一種で，疾病や負傷に対する必要な治療費として給付される．入院，診察，投薬，注射や手術，入退院，通院，転院の場合の交通費も含まれる．福祉事務所に申請して，医療券をもって指定医療機関で受診できる．

医療法［イリョウホウ］『法律』
医療を受ける者の利益を保護し，良質かつ適切な医療を効率的に提供できる体制を確保することで，国民の健康の保持に寄与することを目的としてつくられた法律．

医療保険［イリョウホケン］『法律』
憲法第25条の社会保障における医療の保障を担う社会保険の1つ．疾病，負傷，分娩，死亡などの短期的な損失に対して保険給付をする制度．

医療保護入院［イリョウホゴニュウイン］『生態』
精神保健及び精神障害者福祉に関する法律に定められている，入院患者本人の同意が得られない場合でも，精神保健指定医の診察の結果，家族または扶養義務者等（該当者がいない場合は市町村長）の同意がある場合，本人の意思に関わらず入院加療を行うことができる制度．

医療倫理（学）［イリョウリンリ（ガク）］【medical ethics, health care ethics】『倫理』
人間関係を律する一般的な倫理と法を踏まえたうえで，すべての医療従事者の職業上の義務と，社会における医療のあり方について検討し，問題解決のための具体的な指針を与えることを目指す学問．

色合わせ［イロアワセ］【shade matching, color matching】
➡シェードテイキング

胃瘻［イロウ］【gastric fistula, gastrostoma】『高齢』
胃の内腔が噴門と幽門以外に体の表面や隣り合う臓器と交通する管をつくった状態．
＝PEG

陰型［インケイ］【counter die】『材料』
口腔内を印象採得した印象．

インジェクションタイプ［インジェクションタイプ］【injection type】『材料』
流動性の大きい低粘度の印象材．シリンジに注入して使用する．

インシデント［インシデント］【incident】『DH総論』『診補』『障害』
小さな出来事のことを意味する．医療現場では，誤った行為が実施される前に気づいた，あるいは誤った行為が実施されたが，患者に被害は及ばなかった事象をいう．ヒヤリ・ハットを含めて使われることもある．

印象採得［インショウサイトク］【impression taking：Imp】『材料』『補綴』『矯正』『診補』
口腔内の歯・顎堤，口蓋および周囲軟組織の形態を印象材で写し取る作業のこと．

印象材練和器［インショウザイレンワキ］【mixing machine for impression material】『機器』
電動の練和器．短時間で気泡が少なく，均一に印象材を練和できる．

印象用シリンジ［インショウヨウシリンジ］【impression syringe】『機器』
シリコーンゴム印象材や寒天印象材を細部に流し込むための器具．

印象用石膏［インショウヨウセッコウ］【impression plaster】『材料』
印象採得に使用する材料．硬化反応は化学反応である水和反応で不可逆的な非弾性印象材である．流動性がよいため臨床的に被印象体に圧を加えない無圧印象法で印象採得ができる．以前は無歯顎印象に用いられていたが，現在は咬合採得などに用いられる．印象材のなかで硬化時に寸法が膨張するのは印象用石膏だけである．

印象用トレー［インショウヨウトレー］【impression tray】『機器』『補綴』
口腔内の陰型を採る操作に用いる器具．既製トレーと個人トレーがある．

インスリン［インスリン］【 insulin 】『栄養』『薬理』『診補』
膵臓から分泌されるホルモン．血糖値をコントロールする．

陰性反応適中度［インセイハンノウテキチュウド］【 negative predictive value 】『統計』
スクリーニング検査の評価指標の1つであり，検査陰性の者で健康な者の割合のこと．

インタースペースブラシ［インタースペースブラシ］【 interspace brush 】
➡ワンタフトブラシ

インターディシプリナリー・モデル［インターディシプリナリーモデル］【 interdisciplinary model 】『障害』
チーム医療の形態の1つ．それぞれの職種が互いに意思の疎通をはかり，他職種の専門性や能力を信頼するモデル．同じ目標に向かって協業し，各専門職はチームとして関わった結果に責任をもつ．

インターフェロン［インターフェロン］【 interferon：IFN 】『微生』『薬理』
サイトカインの1種．α，β，γに分類される．悪性腫瘍の治療に使用されている．
＝IFN

インターロイキン［インターロイキン］【 interleukin：IL 】『薬理』『病理』
白血球間の情報伝達に関与するタンパク質性因子．遺伝子組換え製剤が抗悪性腫瘍薬として使用される．
＝IL

インディア(ナ)ストーン［インディア(ナ)ストーン］【 India(na) stone 】『予処・保指』
人工石の中砥の砥石．潤滑剤はオイル(鉱物油)．切れ味が鈍くなったスケーラーの切縁(カッティングエッジ)の形態修正に使用する．天然石が採取しにくく，人工のものが多い．

咽頭［イントウ］【 pharynx 】『口解・口生』
鼻腔から入り喉頭に抜ける空気の通路と，口腔から入り食道に抜ける食物の通路を交通整理する空間．

咽頭期［イントウキ］【 pharyngeal stage 】『口解・口生』
摂食嚥下の流れの5期のうちの食塊が咽頭を通過し，食道に送り込まれる時期．嚥下第2期でもある．

咽頭筋［イントウキン］【 pharyngeal muscle 】『口解・口生』
嚥下に際して咽頭腔を狭め，喉頭と舌骨をもち上げるように作動する筋のこと．

咽頭結節［イントウケッセツ］【 pharyngeal tubercle 】『口解・口生』
後頭骨底部中央にあり，咽頭の一部(咽頭縫線)が付く部位．

咽頭扁桃［イントウヘントウ］【 pharyngeal tonsil 】『口解・口生』
咽頭後壁上部にある．病的に肥大したものをアデノイドとよぶ．成人ではほとんど退化している．

インドメタシン［インドメタシン］【 indometacin 】『薬理』
強力な抗炎症作用，解熱作用，鎮痛作用を示す酸性非ステロイド性抗炎症薬．関節リウマチ，変形性関節炎，炎症性疼痛や術後疼痛に使用されるが，副作用が強い．

院内感染［インナイカンセン］【 hospital in-

fection, nosocomial infection, hospital-acquired infection】『生態』『微生』『口外』
病院などの医療機関で治療を受けている患者が，原疾患とは別に，院内で新たに感染し発病すること，また，医療従事者が院内で感染し発病すること．MRSAやVRE感染症の集団発生など，マスメディアに取り上げられることも多く，社会的な関心も高まっている．

インピーダンス測定検査［インピーダンスソクテイケンサ］【impedance measuring】『保存』『機器』
歯質の電気抵抗値（インピーダンス）を測定し，歯の実質欠損（う蝕）の深さの程度を評価する．

インフォームド・コンセント［インフォームドコンセント］【informed consent】『倫理』『法律』『DH総論』『予処・保指』
「説明のうえでの同意」と訳されることが多い．自己決定権を保障するシステム（プロセス）のことである．

インフォームド・チョイス［インフォームドチョイス］【informed choice】『倫理』『DH総論』
説明と選択．医師が提示する複数の治療法のなかから患者が選択すること．インフォームド・コンセントをさらに推し進めた考え方である．

インフォームド・リフューザル［インフォームドリフューザル］【informed refusal】『倫理』
医師から説明を与えられ，それを理解・納得したうえで医師の勧める診療を拒否すること．

インプラント［インプラント］【implant】『材料』『診補』『補綴』
人工歯根を手術によって顎骨内に埋入し，その人工歯根で人工歯部を支持する補綴法．顎骨内に埋入される部分をインプラント体，人工歯部を上部構造，インプラント体と上部構造をつなぐ部分をアバットメントとよぶ．

インプラント周囲炎［インプラントシュウイエン］【peri-implantitis】『補綴』『歯周』
細菌感染によりインプラント周囲組織に炎症が起こり，歯槽骨に吸収が認められる病態．

インプラント周囲粘膜炎［インプラントシュウイネンマクエン］【peri-implant mucostitis】
細菌感染により，インプラント周囲の粘膜に炎症は認められるが，歯槽骨の吸収は認められない病態．

インプラント体［インプラントタイ］【implant body, substructure】『機器』『材料』『歯周』
喪失した歯の代わりとなる人工歯の本体．顎骨中に埋入される．チタンあるいはチタン合金でできており，主に円柱状の構造体でスクリュー型とシリンダー型がある．

インフルエンザ［インフルエンザ］【influenza】『生態』『病理』
インフルエンザウイルスを病原とする気道感染症．発熱，頭痛，悪寒，咽頭痛などに加えて，咳，鼻汁などの呼吸器症状が現れる．五類感染症．

インフルエンザウイルス［インフルエンザウイルス］【influenza virus】『微生』『病

理』
オルソミクソウイルス科に属し，エンベロープをもつマイナス1本鎖RNAウイルス．

インプレッションコンパウンド [インプレッションコンパウンド]【impression compound】『補綴』
熱可塑性のある非弾性印象材．モデリングコンパウンドの1種（ADA規格第1種）である熱可塑性のある非弾性印象材．約45℃で軟化し口腔内温度37℃で硬化する．有床義歯製作時の概形印象や，クラウンブリッジ製作時の連合印象において一次印象に用いられる．一般的には加圧印象に分類される．

インレー [インレー]【inlay】『材料』『保存』
金属，セラミックスあるいはレジンで製作された内側性の間接法修復物．

インレーワックス [インレーワックス]【inlay wax】『材料』『診補』
鋳造用原型材に用いるワックス．直接法用と間接法用がある．

う

ヴィダール反応［ヴィダールハンノウ］【Widal reaction】『微生』
たとえばチフス菌に感染した血清とチフス菌死菌体を混ぜると，血清中の抗体とチフス菌が結合して凝集塊が形成される反応のこと．

ウィドマン改良フラップ手術［ウィドマンカイリョウフラップシュジュツ］【modified Widman flap operation】『歯周』
1916年にWidmanにより発表されたフラップ法を，1974年にRamfiordとNissleらが改良したフラップ手術．根面の露出をできるだけ防ぎ，審美的な結果を期待する術式．

ウイルス［ウイルス］【virus】『微生』
病原微生物の1つで，DNAあるいはRNAのいずれか一方を遺伝子としてもち，宿主(動物，植物，細菌など)の細胞に寄生して増殖する感染性の微小粒子である．細菌より小さい．

ウイルス性肝炎［ウイルスセイカンエン］【viral hepatitis, virus hepatitis】『診補』『微生』『口外』
肝炎ウイルスの感染による肝臓の炎症．感染により炎症が認められ，肝細胞が破壊されて障害が発生する．

ウイルス性食中毒［ウイルスセイショクチュウドク］【viral food poisoning】『生態』
ウイルスによる食中毒．ノロウイルスやA型肝炎ウイルス，急性胃腸炎起因ウイルスであるロタウイルス，アデノウイルスなど．近年は冬期でのノロウイルスによる患者数が最も多い．

ウイルス中和反応［ウイルスチュウワハンノウ］『微生』
ウイルス表面にあるカプシドエンベロープに対する抗体がウイルス粒子に結合すると，宿主細胞へ吸着できなくなる現象のこと．

ウィルソン彎曲［ウィルソンワンキョク］【curve of Wilson, Wilson curve】『補綴』
上下歯列を前方から見た場合の，左右臼歯の頬-舌側咬頭頂を連ねたときに認められる側方的な彎曲．上顎臼歯の歯軸は頬側に傾斜しているため，上顎において著明に認められる．
＝**側方咬合彎曲**

ウェッジ［ウェッジ］【wedge】『保存』『機器』
マトリックスの保持とともに，歯間分離を行うために，歯間に挿入して使用する．くさびの形をしている．

ウェルニッケ野［ウェルニッケヤ］【Wernicke's area】『口解・口生』
感覚性言語中枢．言語によるコミュニケーションに関連する脳の部位．情報処理後，ここで意味が理解される．

ウェルネス［ウェルネス］【wellness】『DH総論』
疾患予防を前提とし，疾患や障害の有無に関わらず，より積極的に健康を目指し，維持・発展させようとする生活行動のこと．運動を日常生活に取り入れながら，健康的に暮らすという主旨で提唱された概念.

ウォーキングブリーチ［ウォーキングブリーチ］【walking bleach】『保存』『材料』
歯の漂白法の1つで，無髄歯に用いられる．健全歯質が多く残っている場合に歯髄腔から直接漂白剤を作用させて，歯を白くする方法のこと.

ウォーキングプロービング［ウォーキングプロービング］【walking probing】『予処・保指』『歯周』
プロービングを行う際のポケット内でのプローブの操作のこと．ポケット底を意識しながら歩くようなプローブの動きで探っていく.

ウォーターバス［ウォーターバス］【water bath】『機器』『材料』『補綴』
インプレッションコンパウンドを軟化したり，温度調節するのに用いる機器.
＝**恒温槽**

ウォッシャーディスインフェクター［ウォッシャーディスインフェクター］【washer disinfector】『機器』『診補』
使用済みの器具を洗浄から消毒，乾燥まで行うことが可能な医療用洗浄器.

う窩［ウカ］【caries cavity】『保存』
表層下脱灰が進み，エナメル質最表層部の歯質が崩壊して形成される．歯質内部が露出した凹窩．う窩には細菌感染が生じ，脱灰がさらに進んで，象牙質へと広がる.

う蝕［ウショク］【caries, dental caries, tooth decay】『微生』『病理』『保指・予処』『生態』
歯面に付着したう蝕病原細菌が，糖質を発酵して有機酸を産生し，歯の硬組織が破壊される感染症．う蝕の発生には，主因である細菌のほかに，宿主，食物といった因子が不可欠で，多因子性疾患である.

う蝕活動性［ウショクカツドウセイ］【caries activity】『生態』
う蝕発症の危険性とう蝕の進行の可能性のこと.

う蝕活動性試験［ウショクカツドウセイシケン］【caries activity test】『予処・保指』『小児』『生態』
ある一定の時点，期間において予想されるう蝕発症の危険性とう蝕の進行の可能性を評価する試験.
＝**カリエスリスク・テスト**

う蝕感受性［ウショクカンジュセイ］【caries susceptibility】『生態』
う蝕へのなりやすさのこと.

う蝕診断用機器［ウショクシンダンヨウキキ］【caries diagnostic equipment】『機器』
う蝕を診断する機器．レーザー蛍光強度測定装置，可視光線励起蛍光定量装置など.

う蝕病原細菌［ウショクビョウゲンサイキン］【cariogenic microorganism】『微生』
う蝕の主要な病原細菌のこと.

う蝕罹患型［ウショクリカンガタ］【caries attack pattern】『生態』
1歳6か月児，3歳児健康診査の中で歯科健康診査の結果を5つの罹患型(O_1，O_2，A，B，C)に区別したもの．その区別は，う蝕の有無，質問表の結果やプラークの付着状態から判定基準を策定している．保健指導に有効である．

う蝕リスク［ウショクリスク］【caries risk】『保存』『生態』
う蝕発症の危険度のこと．リスク因子としてう蝕病原細菌，糖質の摂取，宿主の抵抗性などがある．
＝カリエスリスク

後向き研究［ウシロムキケンキュウ］【retrospective study】『統計』『生態』
疾患が発生した後に研究を始め，仮説とした曝露要因を過去にさかのぼって調査する研究．

後向きコホート研究［ウシロムキコホートケンキュウ］【retrospective cohort study, histrical cohort study】『生態』『統計』
過去に原因因子に曝露された集団と，曝露されなかった集団に分け，それぞれの集団で現在までに生じた疾病や異常を検討する研究．

うつ［ウツ］【depressive state】『高齢』
精神的なエネルギーが低下して，気分がひどく落ち込んだり，何事にも興味をもてなくなったり，なんとなくだるかったりするといった症状に対して強い苦痛を感じ，日常生活にほぼ毎日支障が現れるまでになった状態のこと．

うっ血［ウッケツ］【congestion, stagnation】『病理』
静脈への環流障害によって局所の静脈血が増加すること．

ウッドウェッジ［ウッドウェッジ］【wood wedge】『保存』
歯間分離に用いる木片のくさびのこと．

旨味［ウマミ］『栄養』
5つの基本味の1つ．うま味物質には，アミノ酸系のL-グルタミン酸，L-アスパラギン酸や核酸系のイノシン酸ナトリウム，グアニル酸ナトリウム，アデニル酸ナトリウムなどがある．

運動障害性構音障害［ウンドウショウガイセイコウオンショウガイ］【dysarthria】『口解・口生』『口外』
神経・筋系の疾患により，発声・発語器官に筋緊張の異常，筋力低下，協調性の低下などが生じることによって起こる．原因疾患として，脳卒中，脳腫瘍，パーキンソン病，多発性硬化症，筋萎縮性側索硬化症などがある．

運動野［ウンドウヤ］【exercise association area】『解剖・生理』『高齢』
大脳皮質において言語に関連する部位．発声・発語器官を動かすための指令を出す．

え

エア（ア）ブレイシブ法［エア（ア）ブレイシブホウ］【air abrasive method, airbrasive method】『保存』『機器』
微粒子噴射切削法．25〜50 μmの微粒子を高圧で歯面に噴射して，エナメル質，象牙質を摩滅させて切削する方法．

エアコンプレッサー［エアコンプレッサー］【air compressor】『機器』
空気を圧縮し溜めて送り出す装置．エアタービンハンドピースのエネルギー源や局所の乾燥や洗浄のためのスリーウェイシリンジへの供給源として利用される．

エアスケーラー［エアスケーラー］【air scaler】『歯周』『機器』『予処・保指』
エアタービン用の圧縮空気を利用するスケーラー．振動数が低いため過熱の心配がなく，機械的振動による疼痛や刺激および歯面への損傷が少ない．感染性物質がエアロゾルとして空気中に浮遊するため感染予防対策に注意する．
＝音波スケーラー

エアタービン［エアタービン］【air turbine】『保存』『機器』『補綴』
風車（タービン）による回転力でハンドピースに取りつけた切削具を回転させて歯を削る機械．

エアタービンハンドピース［エアタービンハンドピース］【airturbine handpiece】『機器』
エアタービンを動力とし，ダイヤモンドポイントやカーバイドバーなどを取りつけ，これらを高速回転させて水をかけながら歯を切削する機器．

エアポリッシャー［エアポリッシャー］【air-polisher】『予処・保指』
空気，水，パウダーを用いて歯面に粒子を噴射させプラークや色素沈着を除去する機器．

エアレーション［エアレーション］【aeration】『診補』
空気置換．専用のエアレーター内で行われ，50℃で12時間，60℃で8時間，室温では7日間要する．

エアロゾル［エアロゾル］【aerosol】『生態』『診補』『予処・保指』
大気中に浮遊する0.1〜100 μmの微粒子．歯科診療では血液や唾液，歯肉溝由来の感染性微生物などをさす．

永久固定［エイキュウコテイ］【permanent splinting, permanent fixation】『歯周』『補綴』
歯周基本治療や歯周外科治療などが終了した後に，動揺歯を修復・補綴処置により，永久的に連結・固定し，歯周組織の安静や咬合力の分散をはかること．

永久歯［エイキュウシ］【permanent tooth】『小児』
乳歯の後に生え代わる後継永久歯（代生歯）と，乳歯列後方に生える加生歯のこと．

永久歯列［エイキュウシレツ］【permanent dentition】『口解・口生』
永久歯で構成されている歯列．計28〜32本ある．

永久ひずみ［エイキュウヒズミ］【permanent strain】『材料』
一定荷重負荷後に，弾性回復せずに変形するかを測定したもの．小さいほど弾性回復に優れている．最近は弾性回復で評価される．

エイコサペンタエン酸［エイコサペンタエンサン］【［e］icosapentaenoic acid：EPA】『栄養』
魚油に含まれる多価不飽和脂肪酸．
＝イコサペンタエン酸，EPA

衛生管理者［エイセイカンリシャ］【health supervisor】『生態』
労働安全衛生法の規定により，常時50人以上の労働者を使用する事業者において，衛生に関する技術的事項を管理する者．

衛生行政報告例［エイセイギョウセイホウコクレイ］『統計』
一般統計．公衆衛生，環境衛生，医務，薬務の衛生関係行政の施行に伴う各都道府県，指定都市および中核市における衛生行政の実態を把握する調査．隔年で就業医療関係者の届出の数値等が取りまとめられている．

衛生的手洗い［エイセイテキテアライ］【hygienic hand washing】『診補』
感染予防対策として，汚れとすべての微生物の除去を目的とした手洗い．消毒薬スクラブと流水による手洗い．手が肉眼的に汚染されていなければアルコール手指消毒薬を用いて手指消毒を行う．

鋭匙［エイヒ］【curette】『機器』『口外』
抜歯窩の掻爬や歯周外科手術の際に不良肉芽組織などの異物除去に使用するスプーン状の器具．

鋭匙型スケーラー［エイヒガタスケーラー］【curette type scaler】
➡キュレット型スケーラー

栄養［エイヨウ］【nutrition】『栄養』
健康な生命活動を維持・増進するために必要な物質．

栄養教諭［エイヨウキョウユ］『生態』
学校教育法の規定により配置され，児童・生徒の栄養の指導および管理を司る．

栄養サポートチーム［エイヨウサポートチーム］【nutritional support team：NST】『障害』
医師，歯科医師，看護師，薬剤師，管理栄養士，歯科衛生士，臨床検査技師，理学療法士，作業療法士，言語聴覚士，リハビリテーション部門，ソーシャルワーカー，事務部門などが職種の枠を超えて栄養状態を評価し，患者に適切な栄養療法を提言・指導するチーム．
＝NST

栄養素［エイヨウソ］【nutrient，nutritive substance】『栄養』
食べ物の中に含まれる人間の体に必要不可欠な成分．

栄養補給法［エイヨウホキュウホウ］【feeding method】『栄養』
咀嚼・嚥下，消化管の働きなどの状態によって通常の食事ができない場合に行われる栄養補給の方法．

疫学［エキガク］【epidemiology】『統計』
人間集団における疾病の分布とその規定因子（その疾病の原因を含み，その疾病を増加あるいは減少させる要因）を明らかにする学問である．

エキスプローラー［エキスプローラー］【explorer】
➡探針

エキスプローリング［エキスプローリング］【exploring】『予処・保指』
探針（エキスプローラー）の基本的操作方法．探針を軽く確実に把持し，しっかりとした固定点を求め，きわめて軽いタッチで歯面に当てる．

液性免疫［エキセイメンエキ］【humoral immune】『微生』『病理』
抗体が抗原に結合して引き起こされる免疫応答．血液中や粘液中に分泌された抗体が細菌などの抗原を排除する．

エコノミークラス症候群［エコノミークラスショウコウグン］【economy class syndrome】『生態』
座った姿勢などで下肢の運動が制限される状況が長く続き，深部静脈の血液の流れが滞って血栓ができ，深部静脈血栓症を発症するが，その状態から急に動くことで血栓が流れて肺血栓塞栓症が起こること．

壊死［エシ］【necrosis】『病理』
細胞や組織の不可逆的な機能停止のこと．
＝ネクローシス

エジェクター［エジェクター］【ejector】
➡排唾管

壊死性潰瘍性歯周炎［エシセイカイヨウセイシシュウエン］【necrotizing ulcerative periodontitis：NUP】『病理』
壊死性歯周疾患の1つ．歯肉の壊死病変部が歯根膜，歯槽骨まで広がったもの．

壊死性歯周疾患［エシセイシシュウシッカン］【necrotizing periodontal diseases】『歯周』
歯肉に，急速に進行した壊死および潰瘍形成が認められ自発痛，接触痛を伴う歯周病．

エステティックライン［エステティックライン］【esthetic line】
➡Eライン

エステル型局所麻酔薬［エステルガタキョクショマスイヤク］【ester type local anesthetic】『薬理』『口外』
芳香族残基とアミノ基がエステル結合している局所麻酔薬．コカイン塩酸塩，プロカイン塩酸塩，テトラカイン塩酸塩，アミノ安息香酸エチル．

エストロゲン［エストロゲン］【estrogen】『解剖・生理』『薬理』
卵胞ホルモン．臨床的には更年期の補充療法，前立腺癌の治療に使用される．

壊疽［エソ］【gangrene】『病理』
壊死組織に二次的な変化が生じた状態．壊死組織が乾燥した乾性壊疽（ミイラ化）と，腐敗菌が感染して壊死組織が腐敗した湿性壊疽がある．

エタノール［エタノール］【ethanol】『薬理』『微生』
消毒用アルコールとして使用する．エチルアルコールともいう．

エチレンオキサイドガス滅菌［エチレンオキサイドガスメッキン］【ethylene oxide gas sterilization：EOG】『機器』『診補』
エチレンオキサイドガスを用いる滅菌法．すべての微生物を死滅でき，高圧蒸気滅菌器が使用できないプラスチックやゴム製品など耐熱性のない医療機器の滅菌に適している.

＝EOG滅菌

エックス線撮影［エックスセンサツエイ］【radiographic technique, radiography, X-ray projection, odontoradiography】『放射線』

医療で広く利用される検査方法の1つ．歯科診療では歯とその周囲組織を対象とした口内法エックス線撮影と，歯列と顎骨を対象としたパノラマエックス線撮影がよく利用される．

エッジワイズ装置［エッジワイズソウチ］【edgewise appliance】『矯正』

Angleが1928年に発表した矯正装置，マルチブラケット装置の1つ．

エッチング［エッチング］【etching】『保存』『矯正』『材料』

酸性の処理剤（溶液・ゲル）を用いて，エナメル質の表面を脱灰させることによって成形修復材やブラケットの接着性を向上させること．

≒酸処理

エナメリン［エナメリン］【enamelin】『栄養』

幼若期のエナメル芽細胞によって合成・分泌される歯の有機成分である．

エナメル横紋［エナメルオウモン］【enamel cross striations】『口解・口生』

エナメル質の1日の成長線．

エナメル芽細胞［エナメルガサイボウ］【ameloblast】『口解・口生』『栄養』

エナメル質をつくる細胞．

エナメル器［エナメルキ］【enamel organ】『口解・口生』

歯胚の上皮性の部分で，エナメル質，歯小皮，歯肉内縁上皮の一部の原基となる．

エナメル質［エナメルシツ］【enamel】『生態』『栄養』

歯を構成する硬組織で生体のなかで最も硬い（モース硬度6〜7）．95％以上が無機質結晶からできている．

エナメル質う蝕［エナメルシツウショク］【enamel caries】『病理』

エナメル質において初期には表層下脱灰が生じ，脱灰が進むと実質欠損が生じるう蝕．脱灰層では，エナメル小柱と横紋が研磨切片で明瞭となる．エナメル質におけるう蝕円錐は，小窩裂溝う蝕では底面を，平滑面う蝕では尖端を象牙質側に向けている．

エナメル質形成不全症［エナメルシツケイセイフゼンショウ］【enamel hypoplasia】『病理』『栄養』『生態』『小児』

エナメル質の形成が障害され，外形や構造に異常が生じたもの．組織分化期のエナメル芽細胞の障害や内分泌障害，先天性梅毒，遺伝的因子などが要因である．

エナメル小柱［エナメルショウチュウ］【enamel prism, enamel rod】『口解・口生』

エナメル質を構成する幅が約3〜5 μmの細長い柱状の構造．エナメル芽細胞が形成する．

エナメル上皮腫［エナメルジョウヒシュ］【ameloblastoma】『病理』『口外』

最も代表的な歯原性腫瘍．発育中のエナメル器やその上皮の遺残に由来する．

エナメル叢 [エナメルソウ]【enamel bush, enamel tuft】『口解・口生』
エナメル-象牙境からエナメル質の厚さの1/2～1/4付近にわたってほぼ一定の間隔で存在している叢状の低石灰化構造物.

エナメル-象牙境 [エナメルゾウゲキョウ]【dentino-enamel junction】『口解・口生』
エナメル質と象牙質の境界のこと.

エナメルタンパク質 [エナメルタンパクシツ]【enamel protein】『栄養』
エナメル芽細胞が産出する特異的なタンパク質.

エナメル滴 [エナメルテキ]【enamel drop】『口解・口生』『病理』
大臼歯の歯根部または歯頸部にみられるエナメル質塊. 第三大臼歯に最も多くみられる.
＝**エナメル真珠**

エナメル紡錘 [エナメルボウスイ]【enamel spindle】『口解・口生』
切端または咬頭頂部のエナメル質内に観察される長さ50～150μmの棍棒状の突起. エナメル棍棒ともよぶ. エナメル質に残存した象牙細管である.

エナメル葉 [エナメルヨウ]【enamel lamella】『口解・口生』
エナメル-象牙境からエナメル質表面に向かって全層を通じてみられる裂状の構造物.

エネルギー [エネルギー]【energy】『栄養』
生命の維持に不可欠であると同時に, 体に必要な物質の合成にも必要となるもの.

エネルギー消費量 [エネルギーショウヒリョウ]【energy amount】『栄養』
エネルギーを消費する(使う)量のこと.

エネルギー摂取量 [エネルギーセッシュリョウ]【energy intake】『栄養』
エネルギーを摂取する量のこと.

エネルギー代謝 [エネルギータイシャ]【energy metabolism】『栄養』
エネルギーの生成と利用に関わる一連の過程.

エネルギー比率 [エネルギーヒリツ]『栄養』
総エネルギーに対して各栄養素からのエネルギーがどの程度の割合かを示したもの. タンパク質エネルギー比率であれば, 総エネルギーに対してのタンパク質のエネルギーの割合.

エバチップ [エバチップ]【Eva-tip】『予処・保指』
PMTCを行う際に往復運動タイプのコントラアングルハンドピースに装着する断面が三角形のプラスチック製のチップ.

エピソード記憶 [エピソードキオク]【episode memory】『高齢』
特定の時間に特定の場所であった出来事などに関する記憶のこと.

エビデンス [エビデンス]【evidence】『DH総論』『統計』
科学的根拠のこと.

エプーリス [エプーリス]【epulis】『病理』
歯肉部に生じた限局性腫瘤で, 炎症性または反応性の増殖物のこと.

エブネル腺 [エブネルセン]【Ebner gland】『口解・口生』
小唾液腺の舌腺の1つ. 漿液腺

で，有郭乳頭と葉状乳頭の溝の底部から分泌される．

エブネルの象牙層板［エブネルノゾウゲソウバン］【Ebner dentin lamella】『口解・口生』
象牙質の成長線で，暗調の線（象牙層板）のうち，特に明瞭な並行線としてみえるもの．

エボラ出血熱［エボラシュッケツネツ］【Ebola hemorrhagic fever：EHF】『生態』
患者の血液，体液を介してエボラウイルスが感染する急性熱性疾患．一類感染症．

エムドゲイン®ゲル［エムドゲインゲル］【Emdogain®】『歯周』
歯周組織再生療法に使用する製剤．幼若ブタ歯胚から抽出，粗精製される．

エラスチン［エラスチン］【elastin】『栄養』
ほとんどの組織にコラーゲンなどとともに存在する線維状タンパク質．線維自体の弾力性はコラーゲンの約1,000倍といわれる．

エラスティックス（ゴム）［エラスティックス（ゴム）］【elastics】『材料』
ブラケットの結紮や歯の移動，歯間分離などに使用する器材．エラスティックとは，ゴムのように弾力性があり伸縮するという意味である．

エラスティックセパレーター［エラスティックセパレーター］【elastic separator】『機器』『矯正』『材料』
矯正歯科用材料．弾力性のある歯間分離用のゴム．バンドを装着する歯に必要な量の隙間を開けるために用いる．

エラスティックチェーン［エラスティックチェーン］【elastic chain】『矯正』『材料』
マルチブラケット装置のブラケット間に装着し，矯正力を発揮する小さなゴムが鎖状につながっているもの．

エラスティックモジュール［エラスティックモジュール］【elastic modules】『矯正』『材料』
ブラケットにアーチワイヤーを固定する際に用いるゴム．

エラストマー［エラストマー］【elastomer】『材料』
常温付近でゴム弾性を示す高分子物質の総称．

エリオットのセパレーター［エリオットノセパレーター］【Elliott separator】『機器』『保存』
歯間分離器．臼歯部に使用するくさび型の器具．

エリスロシン［エリスロシン］【erythrosine】『生態』
人工着色料の食用赤色3号．熱や光に強く染色性に優れ，歯垢染色剤に使用されるほか，菓子，ケチャップ，農産加工品，水産加工品などにも使用される．

エリスロマイシン［エリスロマイシン］【erythromycin】『薬理』
マクロライド系抗菌薬．呼吸器感染に有効性を示す．

エレベーター［エレベーター］【elevator】
➡抜歯挺子

塩化ベンザルコニウム［エンカベンザルコニウム］【benzalkonium，benzalkonium chloride】

➡ベンザルコニウム塩化物

塩化ベンゼトニウム［エンカベンゼトニウム］【benzethonium, benzethonium chloride】

➡ベンゼトニウム塩化物

塩基［エンキ］【base】『薬理』『栄養』
アルカリ．OH^-を放出する物質である．塩基性はアルカリ性である．

塩基性非ステロイド性抗炎症薬［エンキセイヒステロイドセイコウエンショウヤク］【basic non-steroidal anti-inflammatory drug】『薬理』
塩基性NSAIDs．急性炎症に対して抗炎症作用，解熱作用，鎮痛作用を示すが，慢性炎症に対する効果は弱い．

嚥 下［エンゲ］【deglutition, swallowing】『生態』『口解・口生』『栄養』
咀嚼によって形成された食塊などを咽頭から食道を経て胃の中に送り込む過程．

嚥下訓練［エンゲクンレン］【swallowing training】『高齢』『障害』
むせや咳き込み，嗄声などの嚥下機能障害が認められる場合に行う訓練．

嚥下困難者用食品［エンゲコンナンシャヨウショクヒン］『栄養』『高齢』
嚥下を容易にし，かつ誤嚥および窒息を防ぐことを目的として，医学的・栄養学的にみて適する食品のこと．消費者庁が特別用途食品制度において許可基準を定めている．

嚥下造影検査［エンゲゾウエイケンサ］【videofluoroscopic swallowing study, videofluorography：VF】『機 器』『障害』『高齢』『放射線』
エックス線を用いて嚥下運動を撮影する検査方法．造影剤入りの食物を食べてもらい，口腔・咽頭・食道の機能・構造の異常，食塊の動きを観察評価する．
＝VF

嚥下第1期［エンゲダイイッキ］【first stage of swallowing】『口解・口生』
食塊が口腔から咽頭に送り込まれる時期．摂食嚥下の5期のうちの口腔期．

嚥下第2期［エンゲダイニキ］【second stage of swallowing】『口解・口生』
食塊が咽頭を通過し，食道に送り込まれる時期．摂食嚥下の5期のうちの咽頭期．

嚥下第3期［エンゲダイサンキ］【third stage of swallowing】『口解・口生』
食塊を胃まで押し進める反射性運動で，蠕動運動が主体の時期．摂食嚥下の5期のうちの食道期．

嚥下内視鏡検査［エンゲナイシキョウケンサ］【videoendoscopic evaluation of swallowing, videoendoscopic examination of swallowing, videoendoscopy：VE】『機器』『高齢』『障害』
摂食嚥下障害の主たる検査方法．内視鏡を鼻腔に挿入し，声門閉鎖機能，唾液や分泌物，食塊などの咽頭残留を観察・評価する検査．嚥下の瞬間は観察できないが，被曝がなく長時間使用できる．
＝VE

嚥下反射［エンゲハンシャ］【deglutition reflex, swallowing reflex】『口解・口生』
食塊などが口腔後部や咽頭の粘膜に触れると，反射的に飲み込まれること．

炎症［エンショウ］【inflammation】『病理』『薬理』『口外』
傷害や刺激に対して生体が示す防御反応．局所症状として発熱，疼痛，発赤，腫脹，機能障害の五大徴候を示す．

遠城寺式乳幼児分析的発達検査［エンジョウジシキニュウヨウジブンセキテキハッタツケンサ］【Enjoji infant analytic developmental test】『障害』
乳幼児の発達検査．乳幼児や精神遅滞で知能検査が行えない場合に発達評価に用いる検査．

炎症性修飾因子〔歯周病の〕［エンショウセイシュウショクインシ〔シシュウビョウノ〕］【inflammatory modifier】『歯周』
存在するとプラークの蓄積量が増加し炎症が亢進する因子．プラークリテンションファクター，プラーク蓄積因子ともよぶ．

遠心階段型［エンシンカイダンガタ］【distal step type】『小児』
ターミナルプレーンの型の1つ．上下の第二乳臼歯の咬合関係を示す．上顎第二乳臼歯の遠心面に対して下顎の遠心面が遠心位にある型のこと．

円錐歯［エンスイシ］【cone-shaped tooth, ped-shaped tooth, conical tooth】『口解・口生』『小児』『保存』
歯の形態異常．矮小歯のうち円錐状の形態を示すもの．

エンゼル・ケア［エンゼルケア］【angel care】『診補』『DH総論』
医師が死亡を確認してから2時間後くらいまでに行う清拭，髭剃り，化粧，体腔に脱脂綿を詰めるなどの処置．

塩素［エンソ］【chlorine】『栄養』
ハロゲン元素（塩素，フッ素，臭素，ヨウ素，アスタチン，テネシンが分類される）の1つ．

エンテロウイルス［エンテロウイルス］【enterovirus】『微生』『病理』
経口的に感染後，咽頭や腸管で増殖した後に，血中に侵入し，ウイルス血症を起こすウイルス．血流にのって体内を循環して，各ウイルスのレセプターをもつ臓器に感染・増殖してその臓器に障害を引き起こす．

エンドゲージ［エンドゲージ］【endogauge】『機器』『保存』
小孔にガッタパーチャポイントを挿入し，根管治療時の作業長の確認や根管充塡時のマスターポイントの計測に用いる器具．

エンドサイトーシス［エンドサイトーシス］【endocytosis】『微生』
外界からの物質の取り込みを行うために，細胞膜を細胞内に陥入させて取り込む機能のこと．

エンベロープ［エンベロープ］【envelope】『微生』
ウイルスのカプシドの外側にある膜構造．ウイルス粒子が宿主細胞から出芽するときに，宿主の細胞膜や核膜の一部をまとったもの．

塩味［エンミ］【saltiness】『栄養』
5つの基本味の1つ．塩化ナトリウム（食塩）が関与している．

お

応急入院［オウキュウニュウイン］『生態』
精神保健及び精神障害者福祉に関する法律に基づき，保護者の同意は得られないが，精神保健指定医の診察の結果，ただちに入院させなければ患者の医療および保護をはかるうえで著しく支障があると判定された場合に患者を入院させること．

横口蓋ヒダ［オウコウガイヒダ］【 transverse palatine folds 】『口解・口生』
硬口蓋に存在する口蓋縫線に直交するヒダ．

黄色環［オウショクカン］【 cadmium ring 】
➡**カドミウムリング**

黄色ブドウ球菌［オウショクブドウキュウキン］【 *Staphylococcus aureus* 】『微生』
化膿性感染症の主な原因菌．医療機関の院内感染が問題となっている．

往診［オウシン］【 home visit, house call, doctor's visit 】『高齢』
病態の急変時などに患者の求めに応じ，患者宅に赴き診療を行うこと．

黄体ホルモン［オウタイホルモン］【 progesterone, corpus luteum hormone 】『薬理』
天然の黄体ホルモンにはプロゲステロンがあるが，合成ホルモンとして各種のプロゲステロン誘導体がある．大量に存在すると排卵を抑制することから，経口避妊薬として使用されている．

黄疸［オウダン］【 icterus, jaundice 】『病理』
ビリルビンが組織に過剰に沈着した状態．眼球結膜や皮膚が黄色になる．

横断研究［オウダンケンキュウ］【 cross-sectional study 】『統計』『生態』
観察集団において，ある一時点での疾病の有無と何らかの要因との関係を調査検討し，その要因の関与を推定する方法．
＝**横断研究**

横断調査［オウダンチョウサ］【 cross-sectional assessment 】
➡**横断研究**

応力［オウリョク］【 stress 】『材料』
力の大きさを断面積で割って標準化したもの．

オーエンの外形線［オーエンノガイケイセン］【 Owen contour line 】『口解・口生』
象牙質の成長線のこと．歯冠象牙質の厚い部分に球間象牙質（球間区）が一定の直線や曲線に沿って配列している．

オートクレーブ［オートクレーブ］【 autoclave 】
➡**高圧蒸気滅菌器**

オーバージェット［オーバージェット］【 horizontal overlap, overjet 】『口解・口生』『矯正』
上下顎中切歯の前後的（水平的）な位置関係．前後的被蓋の程度をさす．
＝**水平被蓋**

オーバーデンチャー［オーバーデンチャー］【 overdenture 】『補綴』
歯あるいはインプラントを支持に義歯床を支える可撤性義歯．

オーバーバイト［オーバーバイト］【 vertical overlap, overbite 】『口解・口生』

『矯正』
上下顎中切歯の垂直的(上下的)な位置関係.
＝垂直被蓋

オープンコイルスプリング［オープンコイルスプリング］【open coil spring】『矯正』『材料』
矯正歯科用材料．スプリングを圧縮して装着し，バネが元に戻る力を利用して歯間の空隙をつくる.

オーラルジスキネジア［オーラルジスキネジア］【oral dyskinesia】『高齢』『障害』
顎口腔周囲筋の不随意運動．安静時に舌を突出させたり，下顎を上下左右にもぐもぐ動かすなどの不規則な運動を無意識に行う.

オーラルディアドコキネシス［オーラルディアドコキネシス］【oral diadochokinesis】『口解・口生』『高齢』
口腔の運動機能の評価の1つ．特定の発音により，舌，口唇，軟口蓋などの運動の速度や巧緻度などを評価する.

オーラルフレイル［オーラルフレイル］【oral frailty syndrome】『生態』『補綴』『予処・保指』
口腔機能の軽微な低下や食の偏りなどを含む口腔の衰え，食べる機能の障害や心身の機能低下につながるという概念.

オーラルリハビリテーション［オーラルリハビリテーション］【oral rehabilitation】
➡口腔機能回復治療

オールインワンアドヒーシブシステム［オールインワンアドヒーシブシステム］【all-in-one adhesive system】『保存』『診補』
接着システムの1つ．ワンステップシステムともよぶ．コンポジットレジン修復でエッチング，プライミングおよびボンディングのプロセスを1回の処理で行うシステム.

オールセラミッククラウン［オールセラミッククラウン］【all ceramic crown】『補綴』
セラミックのみでつくられたクラウン．従来型の陶材ジャケットクラウンのほかにジルコニアフレームの上に陶材を焼成する方法，セラミックブロックをCAD/CAMで削り出す方法などいくつかの種類がある.

オキシドール［オキシドール］【oxydol】『薬理』
2.5〜3.5％の過酸化水素(H_2O_2)を含む水溶液．強い酸化力により殺菌作用を示す．歯科領域では抜歯窩，歯肉炎や口内炎などの病変部の洗浄や殺菌に使用される.

オクルーザルフォースメーター［オクルーザルフォースメーター］【occlusal force meter】『機器』『補綴』
上下顎歯列間に圧力センサーを介在させ，個歯の咬合力を測定する機器．通常，上下顎第一大臼歯部で測定する.

悪心［オシン］【retching, nausea】『口解・口生』
嘔吐が起こりそうな切迫した感じのこと.

オゾン層［オゾンソウ］【ozone layer】『生態』
太陽からの紫外線の一部を吸収して，地表に降り注ぐ太陽光線を無害なものにしている成層圏にある層のこと．近年，フロンガスがオゾン層を破壊していることがわかっている.

おたふくかぜ [オタフクカゼ]【epidemic parotitis, mumps】
➡流行性耳下腺炎

オタワ憲章 [オタワケンショウ]【Ottawa charter】『生態』『DH総論』『予処・保指』
WHOが1986年に提唱したヘルスプロモーションに関する憲章. 当初は主に先進国向けの健康戦略であった.

オッズ比 [オッズヒ]【odds ratio】『統計』『生態』
非曝露群に対する曝露群の疾病罹患あるいは死亡リスクの比.

オッセオインテグレーション [オッセオインテグレーション]【osseointegration】『歯周』『補綴』
インプラント体が光学顕微鏡レベルで骨と密接に結合すること.

オトガイ [オトガイ]【chin, mentum】『口解・口生』
下顎の先端部.

オトガイ下三角 [オトガイカサンカク]【submental triangle】『口解・口生』
下顎骨と顎二腹筋の前腹と舌骨の間にできる三角で, オトガイ下リンパ節がある.

オトガイ棘 [オトガイキョク]【mental spine】『口解・口生』
下顎骨正中部内面にある一対の棘のような突出. オトガイ舌骨筋とオトガイ舌筋が付く.

オトガイ結節 [オトガイケッセツ]【mental tubercle】『口解・口生』
オトガイ隆起の外側にある一対の結節. 正中にあるオトガイ隆起と左右のオトガイ結節で前方へ突出をつくる. オトガイの前方への突出は人類のみの特徴である.

オトガイ孔 [オトガイコウ]【mental foramen】『口解・口生』
下顎骨外面にある下顎管の出口をさす. 下顎管の中を走ってきた下歯槽神経, 下歯槽動脈・静脈はここでオトガイ神経, オトガイ動脈・静脈と名前を変える.

オトガイ帽装置 [オトガイボウソウチ]【chin cap】
➡チンキャップ

帯グラフ [オビグラフ]【bar graph, band chart】『統計』
帯状に示したグラフ. 全体に占める要素の構成比を示し, 複数の項目を並べてデータ間の比較をする場合に適している.

オフィスブリーチ [オフィスブリーチ]【office bleaching, office whitening】『診補』『保存』『材料』
歯の漂白法の1つで, 有髄歯に適応する. 歯科医院で歯科医師もしくは歯科衛生士が行い, 過酸化水素水などの薬剤を使用する.

オフィスブリーチング剤 [オフィスブリーチングザイ]【office bleaching agent】『材料』
オフィスブリーチに用いられる薬剤. 高濃度(35%)の過酸化水素水による漂白剤や二酸化チタンなどを含む比較的低濃度の過酸化水素水, 過酸化尿素を主とするものなどがある.

オベイト型ポンティック [オベイトガタポンティック]【ovate pontic】『補綴』
あらかじめ外科的処置により歯槽堤粘膜に形成された窪みに, 基底面が接触するように半球状につくられたポンティック．審美性には優れるが清掃性に難がある．

オペラント条件づけ［オペラントジョウケンヅケ］【 operant conditioning 】『障害』『予処・保指』
本人の意思による行動(随意行動)に関連した条件づけによって適応行動を習得させていく方法．
＝**道具的条件づけ**

オリゴ糖［オリゴトウ］【 oligosaccharide 】『栄養』
単糖が複数分子結合したもの．

オルビターレ［オルビターレ］【 orbitale：Or 】『矯正』
眼窩縁の最下点．頭部エックス線規格写真の分析に用いる計測点の1つ．

オレイン酸［オレインサン］【 oleic acid 】『栄養』
不飽和脂肪酸の1つ．食事から多く摂取される．

折れ線グラフ［オレセングラフ］【 line graph 】『統計』
データの時間的推移を示す場合に用いる．プロットしたデータ間を線で結んだグラフで，事柄の変化傾向が一目でわかりやすく表現される．

オレリーのPCR［オレリーノピーシーアール］【 O'Leary PCR 】
➡**プラークコントロールレコード**

温度診［オンドシン］【 thermal test, thermal pulp test 】『保存』『予処・保指』
歯に熱刺激を与えて，痛みやその持続時間などの歯髄反応を調べること．象牙質知覚過敏症，歯髄の炎症の程度などを判断する．

音波スケーラー［オンパスケーラー］【 sonic scaler 】
➡**エアスケーラー**

音波歯ブラシ［オンパハブラシ］【 sonic tooth brush 】『機器』『予処・保指』
振動による音波エネルギーで，歯面および舌の清掃を行う歯ブラシ．毛先の届きにくい歯間部や歯周ポケット内のプラークを効果的に除去する．毛先を歯面や歯肉に軽く当て，歯列に添ってゆっくり移動させて使用する．

か

カークランドメス［カークランドメス］【Kirkland knife】『歯周』
ブレードがイチョウの葉の形をした2本1組の歯肉切除用のナイフ．

カーテン徴候［カーテンチョウコウ］【curtain sign】『高齢』『診補』『口外』
迷走神経麻痺により口蓋垂後方の口蓋咽頭弓が下垂したままとなる徴候．迷走神経・舌咽神経の一例に障害があると，発生時に口蓋垂が健側に引っ張られ，咽頭後壁はカーテンを引くときのように全体に健側に引っ張られる状態をいう．

カーバイドバー［カーバイドバー］【carbide bur】
➡タングステンカーバイドバー

χ^2検定［カイジジョウケンテイ］【chi-square test】『統計』
複数の群における頻度分布が互いに独立かどうかを確認する「独立性の検定」と各カテゴリーの頻度が期待値から外れているかどうかを検証する「適合度の検定」がある2群比較の場合，分割表をつくって，計算式によりχ^2値を求め，χ^2分布表に照らしてp値を求める．

外縁上皮［ガイエンジョウヒ］【external marginal epithelium】『口解・口生』『歯周』
歯肉上皮を歯肉の位置関係で分けた場合のよび方．内縁上皮と外縁上皮に便宜的に分けられる．外縁上皮は歯肉頂から歯肉歯槽粘膜境までの角化した重層扁平上皮．

概形印象［ガイケイインショウ］【preliminary impression, snap impression】『材料』『診補』『補綴』
おおよその形を再現する，研究用模型用の印象．

壊血病［カイケツビョウ］【scurvy】『薬理』『口外』
ビタミンCの欠乏症．血管が脆弱になり出血傾向を示す疾患で，歯肉，皮下，粘膜などに出血がみられる．

介護医療院［カイゴイリョウイン］『生態』『高齢』『法律』
長期的な医療と介護のニーズをあわせもつ高齢者を対象とし，「日常的な医学管理」や「看取りやターミナルケア」などの医療機能と「生活施設」としての機能とを兼ね備えた施設．介護保険法で規定される．

開咬［カイコウ］【open bite, anterior openbite】『矯正』『補綴』
閉口した状態で上下の歯が咬合していない状態のこと．前歯部が多いが臼歯部にもみられる．

開口器［カイコウキ］【dental mouth gag】『診補』『小児』『高齢』『障害』『機器』
開口困難な患者に対して用いられる，開口状態を維持するための器具．術者や補助者に十分な視野を与え，かつ手指の咬傷を防止するために用いる．万能開口器，バイトブロックなどがある．

開口訓練［カイコウクンレン］【opening training】『高齢』『口外』
嚥下機能訓練の1つで，最大開口させ，嚥下時の喉頭挙上に関わる筋を鍛える．

開口障害［カイコウショウガイ］【trismus,

disturbance of mouth opening, lock jaw, limitation of mouth opening】『高齢』『障害』
開口が困難なこと．原因は脳血管障害や顎関節症などさまざまである．

開口反射［カイコウハンシャ］【jaw opening reflex】『口解・口生』
三叉神経第2枝(上顎神経)，第3枝(下顎神経)の感覚神経の支配領域に強い触圧刺激あるいは痛み刺激が加わると開口が生じること．

介護給付［カイゴキュウフ］『法律』『高齢』『生態』
介護保険の給付のこと．居宅サービスを受けたときに支給される居宅介護サービス費，居宅介護支援を受けた場合の居宅介護支援サービス計画費，介護保険施設に入所している要介護者に対して支給される施設介護サービス費，2006年より創設された地域密着型介護サービス費などがある．

介護サービス［カイゴサービス］『生態』
介護保険制度において要介護1～5と判定された際，介護サービス計画に応じ受けることのできるサービス．

介護サービス計画［カイゴサービスケイカク］『高齢』
介護保険で利用者が受けるサービス計画(ケアプラン)のこと．居宅サービス計画や施設サービス計画，介護予防サービス計画などがある．

介護支援専門員［カイゴシエンセンモンイン］『法律』『DH総論』『高齢』『障害』
介護保険法において，要支援・要介護認定を受けた人からの相談を受け，居宅サービス計画(ケアプラン)を作成し，ほかの介護サービス事業者との連絡，調整などをとりまとめる職種．国家資格．
＝ケアマネジャー

介護認定審査会［カイゴニンテイシンサカイ］『法律』『高齢』
介護保険制度において介護保険給付がなされる要介護等の状態にあるかどうか，どの程度かを確認するために，市町村などに設置され，要介護認定を行う審査会．

介護福祉士［カイゴフクシシ］『法律』『DH総論』『障害』『高齢』
社会福祉士及び介護福祉士法により規定され，社会福祉の増進に寄与することを目的として高齢者施設や障害者施設，その他の社会福祉施設に勤務し，高齢者や障害者の心身の状況に合わせた入浴，食事，排泄などの介護を行う者．また，介護に関する指導なども行うことを業とする者．国家資格．

介護扶助［カイゴフジョ］『法律』
介護保険法に規定する要介護者および要支援者に対し，居宅介護(介護サービス計画に基づくものに限る)，福祉用具，住宅改修，施設介護など，介護保険と同一内容の介護サービスを給付するもの．

介護保険施設［カイゴホケンシセツ］『高齢』
介護保険制度で施設介護(入所)サービスを提供する施設．介護老人福祉施設，介護老人保健施設，介護療養型医療施設，介護医療院がある．

介護保険［カイゴホケン］『法律』『生態』

『DH総論』『高齢』
40歳以上を対象とした強制保険で，保険料を納め，介護が必要となった際に，保険給付を受けて介護サービスを利用する社会保険制度.

介護保険法［カイゴホケンホウ］『法律』『生態』『DH総論』『高齢』
1997年に成立した法律で，これにより2000年に介護保険制度が発足した．高齢者の自立を支援することを基本理念としている.

介護予防［カイゴヨボウ］『高齢』
要介護状態の予防および介護の重度化を予防すること.

介護予防ケアプラン［カイゴヨボウケアプラン］『高齢』
地域包括支援センターが作成する介護予防サービス計画.

介護予防サービス［カイゴヨボウサービス］『法律』『高齢』
介護保険制度において要支援1～2と認定された者が利用できるサービス．居宅サービスと地域密着型サービスの2つがある．施設サービスは利用できない.

介護療養型医療施設［カイゴリョウヨウガタイリョウシセツ］『生態』『高齢』
介護保険法に基づき，療養上の管理，看護，医学的管理下における介護などの世話，機能訓練，その他必要な医療を提供する施設.

介護老人福祉施設［カイゴロウジンフクシシセツ］『生態』『高齢』
介護保険法に基づき，施設サービス計画に基づく入浴，排泄，食事などの介護，機能訓練，健康管理，療養上の世話を行う施設．常時介護が必要で在宅介護が困難な要介護者を対象とする．老人福祉法に基づき認可された特別養護老人ホームを指す.

介護老人保健施設［カイゴロウジンホケンシセツ］『生態』『高齢』
介護保険法に基づき，在宅復帰を目指し，リハビリテーションなどを実施する施設．病状安定期にあり，入院治療をする必要はないが，リハビリテーションや看護・介護を必要とする要介護者を対象とする.

介在結節［カイザイケッセツ］【interstitial tubercle】『口解・口生』
上顎第一小臼歯および上顎第一大臼歯の近心辺縁隆線上にしばしばみられる小結節.

外斜切開［ガイシャセッカイ］【external bevel incision】『歯周』
歯肉切除で使われる技法．歯軸に対して約45度の角度で，歯肉外面からポケット底部に向けて行う切開.

外傷〔歯の〕［ガイショウ〔ハノ〕］【traumatic injury of tooth】『保存』『口外』
外力が一過性に作用して生じたもの．歯・歯髄の外傷(脱臼，破折など)がある.

外傷性咬合［ガイショウセイコウゴウ］【traumatic occlusion】『歯周』『病理』
歯周組織に損傷を与えるような咬合力が生じる異常な咬合.

外傷歯［ガイショウシ］【traumatized tooth】『病理』『生態』
転倒や殴打などの強い力が作用し，歯が破損したり，歯に亀裂が入った状態.

改床法［カイショウホウ］【rebasing】
➡**リベース**

外歯瘻［ガイシロウ］【external dental fistula】『病理』『保存』『口外』
瘻孔が口腔外の皮膚に存在するもの.

カイスの3つの輪［カイスノミッツノワ］【Keyes' three-cycle diagram】
➡**Keyesの3つの輪**

咳嗽訓練［ガイソウクンレン］【cough training】『高齢』
誤嚥物を排出できるように咳にかかわる筋の機能の維持・向上を目的とする.

咳嗽反射［ガイソウハンシャ］【cough reflex】『高齢』
ヒトが誤嚥した際，身体の防御反応として，誤嚥した異物を気道から排除しようとしてむせる反射．咳反射ともいう.

外側翼突筋［ガイソクヨクトツキン］【external lateral pterygoid muscle】『口解・口生』
内側翼突筋の上側にある二頭筋．下顎を前進させる．上頭は蝶形骨側頭下面から，下頭は蝶形骨翼突起外側枝から起こり，下頭は下顎頸（翼突筋窩）と上頭は関節円板につく.

改訂長谷川式簡易知能評価スケール［カイテイハセガワシキカンイチノウヒョウカスケール］【Hasegawa's dementia scale revised：HDS-R】『高齢』
認知機能の評価スケールの1つ．1974年に長谷川らが開発したHDSの改訂版．わが国で最も歴史があり，広く使用されている．認知症のスクリーニングを目的とする.
＝HDS-R
▶『高齢者歯科学』p.109参照
▶『歯科予防処置論・歯科保健指導論』p.427参照

改訂BDR指標［カイテイビーディーアールシヒョウ］【revised BDR index】『高齢者』『予処・保指』
日常生活における口腔清掃の自立度判定に用いられる．BDR指標に「口腔と義歯の清掃自立度」を加えたもの.
▶『高齢者歯科学』p.106参照／歯科予防処置論・歯科保健指導論』p.379参照

改訂水飲みテスト［カイテイミズノミテスト］【modified water swallowing test，modified water swallow test：MWST】『高齢』『障害』
摂食嚥下障害のスクリーニングテストの1つ．3mLの冷水を嚥下させて，嚥下反射の有無，むせ，呼吸の変化や嗄声を評価する検査.
＝MWST
▶『高齢者歯科学』p.208参照

回転［カイテン］【rotation】『矯正』
歯を歯軸を中心に回転すること．歯の移動様式のうち，捻転している歯の軸を中心に回転すること.

回転切削器具［カイテンセッサクキグ］【rotary cutting instruments，rotary cutting and grinding instruments】『機器』『歯周』
回転切削機器に装着して使用する器具．ハンドピース，バー，ポイントなど.

解糖［カイトウ］【glycolysis】『栄養』

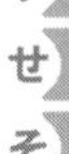
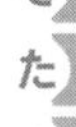
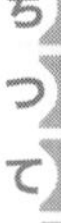
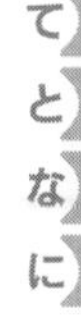

細胞に取り込まれたグルコースの代謝過程のこと．

解糖系経路［カイトウケイケイロ］【glycolytic pathway, embden-meyerhof pathway】『微生』
エネルギー産生経路のうち，グルコースなどの糖を利用してエネルギーを産生する経路のこと．

外毒素［ガイドクソ］【exotoxin】『微生』『栄養』
多くの病原性細菌が菌体外に産生するタンパク質あるいはポリペプチドの毒素．毒性は強いが，ヒトに中和抗体を産生させる免疫原性も強い．

介入研究［カイニュウケンキュウ］【intervention study】『統計』『生態』
実験疫学ともいう．仮説として挙がっている要因を人為的に与え，その集団の疾病や異常の推移を調査していく方法．野外試験，地域試験，臨床試験などがある．

外胚葉異形成症［ガイハイヨウイケイセイショウ］【ectodermal dysplasia】『小児』
先天的に毛髪，歯，爪，汗腺などの外胚葉組織に形成異常を認める疾患の総称．

外膜［ガイマク］【outer membrane】『微生』
グラム陰性菌に特有の膜様の構造物で薄いペプチドグリカン層の外側にある．グラム陽性菌には存在しない．

界面活性剤［カイメンカッセイザイ］【surfactant】『薬理』
液体の表面張力を著しく低下させる物質．洗浄，乳化，分散，発泡などの特性がある．

外来環［ガイライカン］
➡**歯科外来診療環境体制加算**

外来性色素沈着物［ガイライセイシキソチンチャクブツ］【exogenous pigmentation】『生態』
非金属性色素沈着物（お茶，コーヒー，タバコ，各種薬剤など）や金属性色素沈着物が原因となり，歯面に色素が沈着するもの．

下咽頭［カイントウ］【hypopharynx, laryngopharynx】『口解・口生』
咽頭喉頭部．のどの最下部．

カウプ指数［カウプシスウ］【Kaup index】『小児』
身長と体重のバランスを示す成長指数．6歳未満の幼児に用いられる．計算式はカウプ指数＝［体重(g)/身長(cm)^2］×10，22以上は太りすぎ，22〜19は優良，19〜15は正常，15〜13はやせ，13〜10は栄養失調，10以下は消耗症と判定する．

カウント法［カウントホウ］【counting method】『障害』
短時間しか我慢できない患者に対し，あらかじめ約束した時間（秒単位）を数を数えながら体験させ，歯科診療などへの適応行動を育てていく方法．

替刃メス［カエバメス］【surgical scalpel blade】『口外』『歯周』
抜歯や切開などの処置に使用する器具．尖刃刀，彎刃刀，円刃刀など．

窩縁［カエン］【cavity margin】『保存』
窩洞の内部（側壁）と歯の表面が交わる隅角．これらを連ねると窩洞外形となる．

火炎滅菌［カエンメッキン］【flame sterilization】『微生』
滅菌法の1つ．アルコールランプやガスバーナーなどの火炎中で微生物を焼却，死滅させる方法．

加温装置［カオンソウチ］【heating system】
➡寒天コンディショナー

過蓋咬合［カガイコウゴウ］【deep bite】『矯正』『補綴』
前歯部の垂直被蓋が大きいもの．下顎切歯の歯冠が2/3以上被覆されてしまうような状態．上顎前突と同時に発現する場合が多い．

下顎［カガク］【mandibular】『口解・口生』
下あご．

下顎安静位［カガクアンセイイ］【physiologic rest position】『口解・口生』『矯正』『補綴』
安静時に口唇を閉じて，顔を垂直にして，咀嚼筋に意識的な緊張のない状態を保つとき，上下の歯が接触せずに一定の隙間がある状態にとどまる下顎位のこと．

下顎位［カガクイ］【mandibular position, jaw position】『口解・口生』『矯正』
上顎を基準とした三次元的な下顎の位置のこと．上下歯列の関係，顎関節の形態，下顎に付く筋の活動の状態などのさまざまな要因によって決まる．

下顎運動［カガクウンドウ］【mandibular movement, jaw movement】『解剖・生理』『補綴』
咀嚼筋など多数の筋が関与する下顎の運動．

下顎窩［カガクカ］【mandibular fossa】『口解・口生』
側頭骨の頬骨突起の後方基部下面にある凹み．この凹みに下顎骨の下顎頭が入り，顎関節をつくる．

下顎角［カガクカク］【mandibular angle, gonial angle】『口解・口生』
下顎体と下顎枝の合する角．

下顎限界運動［カガクゲンカイウンドウ］【border jaw movement, mandibular border movement】『口解・口生』
下顎が動くことのできる範囲の最外側に沿う経路．

下顎孔［カガクコウ］【mandibular foramen】『口解・口生』『口外』
下顎枝内面にあり，下歯槽神経が下顎管に入る部位．ここに麻酔を行うと下顎の半側が麻痺する（下顎孔伝達麻酔）．

下顎骨［カガクコツ］【mandible, lower jaw】『口解・口生』
顔面骨の1つの無対性の骨で，顔面頭蓋の下部をつくり，歯が植立する．頭蓋と左右の顎関節によって連結する．

化学細菌説［カガクサイキンセツ］【chemico-parasitic theory】『微生』
口腔内の細菌が食物中の糖質を分解発酵し，生じた有機酸の作用がう蝕の原因であるというMillerの説．

下顎枝［カガクシ］【ramus of mandible, ramus mandibular】『口解・口生』
下顎骨を構成する板状の部分．その上端には前方に筋突起（側頭筋がつく），後方に関節突起がある．

化学重合型コンポジットレジン［カガ

クジュウゴウガタコンポジットレジン]【chemical-cured composite resin】『材料』『保存』
成形修復材．2つのペーストを練和することで化学反応が開始され重合硬化する．重合時間が設定されているが，光照射は必要ない．

下顎切痕[カガクセッコン]【mandibular notch】『口解・口生』
筋突起と関節突起の間の凹んだ部分．

下顎前突[カガクゼントツ]【mandibular prognathism, progenia, mandibular protrusion】『矯正』『口外』
上下顎前歯の咬合関係が逆被蓋を呈している状態．
＝反対咬合

下顎張反射[カガクチョウハンシャ]【mandibular stretch reflex, jaw stretch reflex】『口解・口生』
閉口筋が伸張したときに，閉口筋の収縮を引き起こす反射．

化学的清掃法[カガクテキセイソウホウ]【chemical cleaning】『生態』
薬剤を用いて，プラークの形成抑制や病原性の減弱，歯石沈着の抑制などの効果を得ようとする方法．薬剤を添加した歯磨剤や洗口剤が用いられる．

下顎頭[カガクトウ]【head of mandible, mandibular condyle】『口解・口生』『口外』
下顎枝の関節突起の先端にあるラグビーボール状に膨らんだ部分．顎関節の関節頭になる．

下顎突起[カガクトッキ]【mandibular process】『口解・口生』
顔面の形成に関与する突起で第一鰓弓から生じる．

下顎隆起[カガクリュウキ]【mandibular torus, mandibular prominence, mandibular process】『補綴』『病理』『口外』
下顎骨の臼歯部舌側面にみられる反応性の骨増生．骨腫．

化学療法薬[カガクリョウホウヤク]【chemotherapeutic agent, chemotherapeutic drug】『薬理』
病原微生物に対して作用する抗感染症薬（抗菌薬）と抗悪性腫瘍薬．

かかりつけ歯科医機能強化型歯科診療所[カカリツケシカイキノウキョウカガタシカシンリョウジョ]『診補』『生態』
2016年より新設された公的医療保険制度における歯科診療所に関する施設基準の1つ．地域完結型医療推進を行うことを目的としている．
＝か強診

下眼窩裂[カガンカレツ]【inferior orbital fissure】『口解・口生』『口外』
眼窩において視神経管の外側にある2個のL字型の切れ込みのうち下の切れ込みのこと．

過換気症候群[カカンキショウコウグン]【hyperventilation syndrome】『薬理』『口外』『診補』
精神的ストレスにより激しい発作的過換気（過呼吸）が起こると，血中の二酸化炭素分圧が低下し，手足や口唇のしびれ，筋硬直など多彩な全身症状がみられる症候群．

可逆性印象材[カギャクセイインショウザイ]【reversible impression material】『材料』
加熱，冷却を繰り返すことで物理

的に軟化，硬化する印象材．再使用することができる．

可逆性歯髄炎［カギャクセイシズイエン］【reversible pulpitis】『保存』
炎症の原因が除去されると健康歯髄に回復可能な歯髄炎.

か強診［カキョウシン］
⇒かかりつけ歯科医機能強化型歯科診療所

核［カク］【nucleus】『栄養』『微生』
真核生物の細胞内にあり，内部には，遺伝情報を担うデオキシリボ核酸(DNA)がヒストンタンパク質と結合し，染色体として存在する.

顎運動計測機器［ガクウンドウケイソクキキ］【jaw movement mesurement apparatus】『機器』
開閉口運動や咀嚼運動などの下顎運動を記録する際に用いる機器.

角化［カクカ］【keratinization】『病理』
重層扁平上皮を構成するケラチノサイト(角化細胞)が基底細胞層で分裂し，ケラチンを産生し分化，成熟しながら上層へ移行する状態.

顎外固定装置［ガクガイコテイソウチ］【apparatus of extraoral fixation】『矯正』『口外』
矯正力の固定を口腔外に求めた可撤式の矯正装置の総称.

顎下三角［ガッカサンカク］【submandibular triangle】『口解・口生』『口外』
顎二腹筋(前腹と後腹)と下顎骨でできる三角形の窪み．顎下三角の底は顎舌骨筋である．顎下腺，顎下リンパ節がある.

顎下腺［ガッカセン］【submandibular gland】『栄養』『口解・口生』『生態』
三大唾液腺の1つで混合腺．舌下部の舌下小丘に開口する.

顎下リンパ節［ガッカリンパセツ］【submandibular lymph node】『口解・口生』『口外』
顎下部の顎下三角で下顎底に沿って存在するリンパ節.

顎間空隙［ガクカンクウゲキ］【intermaxillary space】『小児』『口解・口生』
無歯期の上下歯槽堤が臼歯部で接触したときに前歯部でみられる空隙.

顎間固定［ガクカンコテイ］【intermaxillary anchorage】『矯正』
固定源が移動する歯の対顎に存在する場合のこと.

顎間ゴム［ガクカンゴム］【intermaxillary elastic】『材料』『矯正』
顎間固定に用い患者自身で交換するゴム．Ⅱ級ゴム，Ⅲ級ゴム，垂直ゴム，交叉ゴムなどがある.

顎関節［ガクカンセツ］【temporomandibular joint：TMJ】『口解・口生』『生態』
側頭骨の下顎窩と下顎骨の下顎頭などで構成される左右一対の関節.

顎関節エックス線規格撮影装置［ガクカンセツエックスセンキカクサツエイソウチ］『機器』
顎関節症による下顎頭の形態変化や開閉時の下顎窩と下顎頭の位置関係を観察する装置.

顎関節炎［ガクカンセツエン］【arthritis of TMJ, inflammation of TMJ, TMJ arthritis】『病理』『口外』
顎関節に炎症が起こる疾患．感染性と非感染性に分けられる．感染性の関節炎は，黄色ブドウ球菌，レンサ球菌などの化膿菌の感染が原因で生じる．非感染性の関節炎には，全身の関節を侵す自己免疫疾患である関節リウマチが顎関節に及んだ場合がある．

顎関節症［ガクカンセツショウ］【temporomandibular disorder, TMJ disorder】『病理』『生態』『薬理』『口外』
開口障害や運動障害，開口時の雑音，顎関節や咽頭筋の疼痛などを伴う顎関節のさまざまな障害の包括的診断名．若い女性に好発する．原因は，咬合異常，ブラキシズム，心的ストレス，顎関節自体の傷害によるものなど．

顎義歯［ガクギシ］【maxillary prosthesis】『補綴』『口外』
歯，歯槽骨および顎骨を含む欠損を有する顎に適用される義歯．

顎骨壊死［ガッコツエシ］【necrosis of jaw】『高齢』『口外』
疼痛や軟組織の腫脹および感染，歯の動揺，排膿，顎骨の露出が生じる病変．ビスフォスフォネート系製剤（BP）や骨吸収抑制剤，血管新生阻害薬の長期服用により，リスクが高まる．

顎骨骨髄炎［ガッコツコツズイエン］【osteomyelitis of jaw】『病理』『口外』
炎症が顎骨骨髄にあり，広範囲に拡大している病変．ビスフォスフォネート製剤投与による顎骨壊死から骨髄炎に移行することもある．

顎骨骨膜炎［ガッコツコツマクエン］【periostitis of jaw】『病理』『口外』
化膿性炎症が歯槽部から顎骨骨体部に拡大し，骨体部骨膜に炎症がある場合のこと．

核酸［カクサン］【nucleic acid】『栄養』
ヒトの体を構成する成分の1つ．リボ核酸（RNA）とデオキシリボ核酸（DNA）の総称．

核酸合成阻害薬［カクサンゴウセイソガイヤク］【nucleic acid synthesis inhibitor】『薬理』
細菌のDNA，RNA合成に関与する酵素を阻害することにより抗菌力を発揮する薬剤．

拡散法［カクサンホウ］【diffusion method】『微生』
薬剤感受性試験の1つ．菌株を寒天平板に塗布し，その上に一定量の薬剤をしみ込ませた濾紙（感受性ディスク）を載せて培養する方法．感受性ディスク法ともいう．

学習障害［ガクシュウショウガイ］【learning disabilities, learning disorders】『障害』『小児』
基本的には全般的な知的発達には遅れはないが，聞く，話す，読む，書く，計算するまたは推論する能力のうち特定のものの習得と使用に著しい困難を示すさまざまな状態の障害．
＝LD

核小体［カクショウタイ］【nucleolus】『栄養』
核に存在しRNAを含む．

覚せい剤取締法［カクセイザイトリシマリホウ］『法律』
覚せい剤および覚せい剤原料の輸入，輸出，所持，製造，譲渡，譲受および使用に関して必要な取り締まりを行うための法律．

顎舌骨筋［ガクゼッコツキン］【mylohyoid muscle】『口解・口生』

下顎骨（顎舌骨筋線）から起こり，舌骨につく扇状の筋．

角線［カクセン］【rectangular wire】『矯正』
ブラケットやバッカルチューブを介して歯に矯正力を加えるアーチワイヤーの断面形態による分類．正方形のスクエアワイヤーと長方形のレクタンギュラーワイヤーがある．

拡大床［カクダイショウ］【expansion plate】『矯正』
歯列弓の狭窄を改善する矯正装置．スプリングワイヤーで拡大するコフィンタイプとスクリュータイプがある．

顎堤［ガクテイ］【residual ridge】『補綴』
歯が喪失したあとに歯根を覆っていた部分が徐々に吸収されて堤防状になった顎骨．
＝**歯槽堤**

顎動脈［ガクドウミャク］【maxillary artery】『口解・口生』『口外』
外頸動脈の2終枝の1つで，側頭下窩，上顎，下顎，鼻腔，口蓋などに分布する．

獲得被膜［カクトクヒマク］【acquired pellicle, pellicle】『生態』『予処・保指』
歯の表面に形成される無色透明な薄い膜（厚さ約0.1～1 μm）．唾液由来の糖タンパク質からなる．細菌を含まないが，プラーク形成の足がかりとなる．
＝**ペリクル**

獲得防御機構［カクトクボウギョキコウ］【acquired defence mechanism】
➡**特異的防御機構**

獲得免疫［カクトクメンエキ］【acquired immunity】『栄養』『薬理』『微生』
特異的防御機構の1つ．侵入した異物を排除する生体反応．感染を繰り返すと抵抗力が高まる．

顎内固定装置［ガクナイコテイソウチ］【intramaxillary anchorage appliance】『矯正』
矯正力の固定を顎内に求めた可撤式の矯正装置の総称．

顎二腹筋［ガクニフクキン］【digastric muscle】『口解・口生』
舌骨上筋群の筋の1つ．前腹と後腹をもつ二腹筋である．

顎反射［ガクハンシャ］【mandibular reflex】『口解・口生』
下顎の動きを制御する筋活動に現れる反射．

隔壁［カクヘキ］【matrix】『保存』
隔壁法に使用する窩洞と隣接歯の間に置く金属製あるいはポリエステルフィルムの薄板．
＝**マトリックス**

隔壁法［カクヘキホウ］【matrix system】『保存』
隣接面や頰側面などに開いた窩洞を封鎖し，複雑窩洞を単純窩洞化して成形修復を容易にする．

顎放線菌症［ガクホウセンキンショウ］【mandibular actinomycosis】『微生』『病理』『口外』
口腔内常在菌で弱毒菌である放線菌の感染による骨髄炎．咀嚼筋部に広がると開口障害をきたすことがある．

過形成［カケイセイ］【hyperplasia】『病理』
組織や臓器を構成する細胞が数を

増すことによって，組織や臓器の容積が増すこと．
＝増生

可決アミノ酸［カケツアミノサン］【non-essential amino acid】
➡非必須アミノ酸

過錯角化症［カサッカクカショウ］【over parakeratosis】『病理』
角質層に細胞核が残存する錯角化現象により，口腔粘膜上皮が過剰に肥厚すること．

過酸化水素［カサンカスイソ］【hydrogen peroxide】『微生』『薬理』『保存』
活性酸素により強い殺菌作用を示す消毒薬．2.5～3.5％の過酸化水素を含む水溶液がオキシドール．高濃度の過酸化水素水はグルタラールに匹敵する殺菌作用を示す．

可視光線重合型コンポジットレジン［カシコウセンジュウゴウガタコンポジットレジン］【visible light-cured composite resin】
➡光重合型コンポジットレジン

下歯槽神経［カシソウシンケイ］【inferior alveolar nerve】『口解・口生』『口外』
下顎神経の最大枝で，下歯槽動・静脈とともに下顎孔から下顎管に入り，歯に分布する神経．下歯槽神経はオトガイ孔を出るとオトガイ神経と名を変え，オトガイ部，下唇に分布する．

下歯槽動脈［カシソウドウミャク］【inferior alveolar artery】『口解・口生』『口外』
下顎孔から下歯槽神経とともに下顎管に入り，小臼歯の直下でオトガイ孔から出る動脈．オトガイ孔から出ると下歯槽動脈はオトガイ動脈と名前を変え，下唇に分布する．

菓子屋う蝕［カシヤウショク］【confectioner's dental caries】『生態』
菓子製造業において，製造過程で糖類を味見する機会が多いため，長年にわたって毎日頻回に甘味飲食物を摂取した場合と同じ状態になり，う蝕が多発する．

過剰歯［カジョウシ］【supernumerary tooth】『病理』『生態』『小児』『矯正』
正規の数を超えて過剰に形成された歯．形や大きさは正常歯に似たものから結節状，円錐状などさまざまである．

過剰毒性［カジョウドクセイ］【excessive toxicity】『栄養』
栄養素の過剰摂取による害のこと．

下唇小帯［カシンショウタイ］【frenulum of lower lip】『口解・口生』
下唇の中央部の口腔前庭に存在する粘膜ヒダ．

下垂体［カスイタイ］【pituitary gland, pituitary hypophysis】『口解・口生』
プロラクチンなどのホルモンを分泌する内分泌器官．蝶形骨に囲まれており，間脳とつながっている．

ガスクロマトグラフ［ガスクロマトグラフ］【gas chromatograph：GC】『機器』『臨検』『診補』
ガスクロマトグラフィーを行う装置．口臭の主な原因物質である揮発性硫化化合物（VSCs）濃度を測定できる．

ガスクロマトグラフィ［ガスクロマトグラフィ］【gas chromatography】『機器』『臨検』

気体や液体の化合物を分離，定量する分析法.

ガス麻酔薬［ガスマスイヤク］【gas anesthetic】『薬理』
常温で気体として存在する吸入麻酔薬. 亜酸化窒素などがある.

化生［カセイ］【metaplasia】『病理』
ある分化（成熟）した細胞や組織が，ほかの分化した細胞や組織に変化すること.

仮性球麻痺［カセイキュウマヒ］【pseudobulbar palsy】『高齢』
球麻痺に似た症状だが，延髄に病変がなく大脳皮質または核上性経路の両側性損傷による麻痺症状をいう. 偽性球麻痺ともよぶ. 認知症や失語症，失認症などの高次脳機能障害をしばしば伴う.

仮性口臭症［カセイコウシュウショウ］【pseudo-halitosis】『生態』
患者は口臭を訴えるが，社会的な容認限度を超えるような口臭は認められず，医療従事者の説明によって訴えの改善が期待できる口臭.

加生歯［カセイシ］【accessional tooth, additional tooth】『口解・口生』『小児』
大臼歯のこと. 乳歯列後方に加わるため，そうよばれる.

仮性肥大［カセイヒダイ］【pseudohypertrophy】『病理』
細胞の実質組織は萎縮するが，線維性結合組織や脂肪などの間質組織が増加し，組織や臓器の容積が増すこと.

仮性ポケット［カセイポケット］【false pocket, relative pocket】
➡歯肉ポケット

仮想咬合平面［カソウコウゴウヘイメン］【tentative occlusal plane】『補綴』
最終義歯の咬合平面の基準となるよう，咬合堤上に表現される平面. カンペル平面と平行に設定する.

家族歴［カゾクレキ］【family history】『予処・保指』『矯正』『小児』
患者の家族が過去に罹患した疾病の症状や治療内容など.

仮着［カチャク］【temporary cementation】『材料』『補綴』『診補』
テンポラリークラウンや最終的歯冠補綴装置を，仮着材を用いて暫間的に口腔内に装着すること. 審美性や機能を回復する，またその程度や装着感を確認するなどの目的で行われる.

仮着用セメント［カチャクヨウセメント］【temporary cement】『材料』
仮着に使用されるセメント.

脚気［カッケ］【beriberi】『薬理』『栄養』
代表的なビタミンB_1欠乏症. 神経機能障害を起こす.

喀血［カッケツ］【hemoptysis】『病理』
肺や気管からの出血が口から出ること.

学校医［ガッコウイ］『生態』
学校保健安全法により，すべての学校におかれ，健康相談や健康診断に従事したり，学校における保健管理に関する指導などに従事する医師.

学校教育法［ガッコウキョウイクホウ］『生態』
学校教育制度を定める法律.

学校健康診断［ガッコウケンコウシンダン］『生態』

学校保健安全法に基づく健康診断．就学児の健康診断，定期の健康診断，臨時の健康診断の3種がある．

学校三師［ガッコウサンシ］『生態』
学校保健安全法により配置される学校医，学校歯科医，学校薬剤師のこと．学校の非常勤の保健専門職員である．

学校歯科医［ガッコウシカイ］『生態』
学校保健安全法により，大学以外の学校に配置され，学校における保健管理に関する専門的事項に関し，技術および指導に従事する歯科医師．

学校歯科健康診断［ガッコウシカケンコウシンダン］『生態』
学校保健安全法に基づく学校健康診断のうち，学校歯科医が実施する「歯・口腔の疾病および異常の有無」のスクリーニング検査．

学校保健安全法［ガッコウホケンアンゼンホウ］『法律』『生態』『DH総論』
児童生徒や教職員の健康の保持増進，安全の確保をはかり，学校教育の円滑な実施とその成果の確保に資することを目的とした法律．

学校薬剤師［ガッコウヤクザイシ］【school pharmacist】
学校保健安全法により大学以外の学校に配置され，健康相談や保健指導などに従事する薬剤師．

活性型ビタミンD［カッセイガタビタミンディー］【active form vitamine D】『栄養』
カルシウム代謝に関与するビタミン．ビタミンDが肝臓と腎臓で変化を受けて産生されるため，現在はむしろホルモンと考えられている．

活性酸素［カッセイサンソ］【oxygen free radical】『微生』
スーパーオキサイド(O_2^-)や過酸化水素(H_2O_2)．殺菌作用を示す．殺菌活性は非常に強力であり，貪食される細菌のほとんどは死滅する．

活性酸素分解酵素［カッセイサンソブンカイコウソ］【superoxide dismutase】『栄養』
細菌が分泌するスーパーオキシドジスムターゼ(SOD)やカタラーゼ．好中球やマクロファージが生成する活性酸素を分解する．

ガッタパーチャ［ガッタパーチャ］【gutta-percha】『材料』
仮封材のテンポラリーストッピングなどの主成分．アカテツ科の樹木から得られる天然ゴムで，加熱することで軟化させて使用する．

ガッタパーチャポイント［ガッタパーチャポイント］【gutta-percha point】『保存』
ガッタパーチャ材を細いポイント状に加工した根管充塡材．

カッティングエッジ［カッティングエッジ］【cutting edge】
➡**切縁〔スケーラーの〕**

カットオフ値［カットオフチ］【cut off value】『統計』
スクリーニング検査で陽性と陰性を分ける値のこと．
＝**カットオフポイント**

カットオフポイント［カットオフポイント］【cut off point】
➡**カットオフ値**

可撤式矯正装置［カテツシキキョウセイソウチ］【removable orthodontic appliance】『矯正』『歯周』
患者自身が着脱できる矯正装置．床矯正装置，機能的矯正装置，顎外固定装置など．

可撤式保定装置［カテツシキホテイソウチ］【removable retainer】『矯正』
患者自身が着脱できる保定装置で矯正治療後，咬合状態を維持し，安定するまで使用する装置．ホーレーリテーナーやトゥースポジショナーがある．

可撤式補綴装置［カテツシキホテツソウチ］【removable prosthesis】『歯周』『補綴』
着脱可能な補綴装置．全部床義歯，部分床義歯やコーヌステレスコープ義歯などがある．

果糖［カトウ］【fructose】
➡**フルクトース**

窩洞［カドウ］【cavity】『保存』
修復材料を保持するために，一定の条件に基づいて歯質内に形成される形態．

窩洞形成［カドウケイセイ］【cavity preparation】『保存』
歯に窩洞を形成すること．

カドミウムリング〔歯の〕［カドミウムリング〔ハノ〕］【cadmium ring】『生態』
カドミウムを含む化合物の粉塵などによる曝露作業が原因で，慢性中毒の初期症状として発症する．前歯部のエナメル質歯頸部に特有の黄金色が輪状に取り巻く．
＝**黄色環**

加熱滅菌［カネツメッキン］【sterilization by heat】『微生』
簡便で効果的な加熱による滅菌方法．水分を含んだ状態での加熱(湿熱)と乾燥状態での加熱(乾熱)がある．

痂皮［カヒ］【crust】『微生』
かさぶたのこと．皮膚表面の発疹が小水疱となり，その後濃く褐色に乾燥して凝固した状態．

過敏症［カビンショウ］【hypersensitiveness】
➡**アレルギー**

カフ［カフ］【cuff】
➡**マンシェット**

仮封［カフウ］【sealing, temporary sealing】『材料』『診補』『保存』
仮の材料で暫間的に修復すること．

仮封材［カフウザイ］【temporary sealing material】『材料』
仮封に使用される歯科材料．セメント系仮封材，水硬性仮封材，レジン系仮封材，テンポラリーストッピング，サンダラックバーニッシュなど．それぞれ物性が異なり，使用する目的も異なる．

カフェイン［カフェイン］【caffeine】『薬理』
コーヒー，茶，ココアに含まれる．主として大脳皮質に作用して精神機能を興奮させる．中枢神経興奮作用により，眠気や疲労感が低下して思考力が上がるが，過量に投与すると脊髄の興奮性を上昇させて痙攣を起こす．連用すると，軽度の習慣性と精神的依存がある．

カプシド［カプシド］【capsid】『微生』
ウイルス粒子の中心にある，ウイルス核酸を取り囲むタンパク質の殻．

窩壁［カヘキ］【cavity wall】『保存』
窩洞を構成する壁．側面に位置する壁は側壁，底面は窩底ともよぶ．

芽胞［ガホウ］【spore】『微生』
*Bacillus*属や*Clostridium*属の細菌が，栄養状態が悪くなると形成する細胞構造．乾燥・高温・光線・消毒薬などにも抵抗する．

過飽和［カホウワ］【oversaturation】『栄養』
限界状態である飽和よりも多く含まれる不安定な状態．

カポジ肉腫［カポジニクシュ］【Kaposi sarcoma】『病理』『口外』
免疫が低下したエイズ患者の末期にみられる血管の悪性腫瘍．

鎌型スケーラー［カマガタスケーラー］【sickle type scaler】『歯周』
➡シックル型スケーラー

ガマ腫［ガマシュ］【ranula】『病理』『口外』
粘液嚢胞．顎下腺や舌下腺の排出管の障害によって口底に生じる．外見がガマガエルの喉頭嚢に似ている．最近はラヌーラとよぶ．

ガミースマイル［ガミースマイル］【gummy smile】『矯正』
上顎の垂直的過成長や上顎切歯の萌出不全または過萌出に起因して，笑った時に上顎の歯肉がみえること．

噛ミング30［カミングサンマル］『栄養』
地域における食育を推進するための一助として，より健康な生活を目指すという観点から，どのような食べ物でも一口30回以上かむことを目標としてつくられた標語で，2009年に厚生労働省から発表された．

ガムラビング［ガムラビング］【gum rubbing】『障害』
歯肉マッサージによる嚥下促進訓練．嚥下運動の誘発，口腔内の感覚機能の向上，唾液分泌の促進などを目的とする．

ガラクトース［ガラクトース］【galactose】『栄養』
乳糖，寒天，ペクチンの構成成分．甘味はスクロース(ショ糖)の1/2以下．

ガラスバッジ［ガラスバッジ］【glass badge】『放射線』
放射線の被曝線量を測定する個人モニタリング用線量計．

カラベリー結節［カラベリーケッセツ］【Carabelli cusp, cusp of Carabelli】『口解・口生』『病理』『小児』
上顎乳臼歯，大臼歯の近心口蓋側咬頭の口蓋側に出現する結節．

カリウム［カリウム］【potassium】『栄養』
浸透圧の調節や酸塩基平衡の維持に関わっている多量ミネラルの1つ．筋肉の収縮や神経の伝達にも関与している．

カリエスリスク［カリエスリスク］【caries risk】
➡う蝕リスク

カリエスリスク・テスト［カリエスリスクテスト］【caries risk test】
➡う蝕活動性試験

カリオスタット®［カリオスタット］【cariostat®】『生態』『予処・保指』
う蝕活動性試験の1つ．プラークを検体とし，プラーク中の主として*S.mutans*と*Lactobacilli*の酸産生能を培地の色調変化でみる試験

法．（2020年11月販売終了）

カリニ肺炎［カリニハイエン］【carinii pneumonia】『病理』
化学療法やステロイド薬の長期服用，後天性免疫不全症候群などによる免疫低下時に発症する肺炎．日和見感染症の1つ．

カルシウム［カルシウム］【calcium】『栄養』
生体に含まれるミネラルで最も多い．カルシウムが不足すると，小児では成長の遅れ，成人では骨粗鬆症などを引き起こす．

カルシウムイオン［カルシウムイオン］【calcium ion】『栄養』『薬理』
カルシウムがイオン化したもので，2価の陽イオンCa^{2+}と表す．カルシウムイオンは血液，筋肉，神経などの軟組織に存在している．

カルシウム拮抗薬［カルシウムキッコウヤク］【calcium antagonist】『薬理』
降圧薬．薬理作用は強力だが，副作用は比較的少ない．

カルシトニン［カルシトニン］【calcitonin】『栄養』『生態』『薬理』
甲状腺で生成され，血液中のカルシウム濃度を低下させるホルモン．＝CT

カルテ［カルテ］【karte（独）】『倫理』
➡**診療録**

カルニチン［カルニチン］【carnitine】『栄養』
脂質代謝において，脂質から生じた脂肪酸と結合し，脂肪酸を脂肪酸代謝分解を行うミトコンドリア内に運搬する物質．体内でアミノ酸から合成される．

ガルバニーショック［ガルバニーショック］【galvanic shock】『材料』
口腔内で対合歯あるいは隣接歯を異種合金で修復した場合，唾液などを介して，電池が形成され，電気化学的腐食が起こる．このとき発生する電流（ガルバニー電流）によって痛みを感じること．口腔内の金属修復物にスプーンが触ったとき口唇や舌がチカッとしたり，いやな味がするのはこの現象のためである．

カルボキシレートセメント［カルボキシレートセメント］【carboxylate cement】
➡**ポリカルボキシレートセメント**

カルボン酸系セメント［カルボンサンケイセメント］【polycarboxylate cement】
➡**ポリカルボキシレートセメント**

加齢［カレイ］【aging】『高齢』
歳を重ねること．

過労死［カロウシ］『生態』
強度の精神的・身体的負荷や長時間労働などの過重な業務が原因となって，疾病を悪化させ，脳血管疾患や心疾患により突発的に死に至る状態のこと．労働災害補償の対象となっている．

カロリー［カロリー］【calorie】『栄養』
エネルギーの量を表す単位．1calは純粋な水1gを1気圧のもとで，14.5℃～15.5℃まで，1℃上昇させるのに必要なエネルギーの量．

がん［ガン］【cancer】『病理』『診補』
悪性腫瘍全般をさす．

肝炎［カンエン］【hepatitis】『診補』
肝臓が炎症のために機能低下を起こした状態．

肝炎ウイルス［カンエンウイルス］【hepatitis virus】『微生』

肝細胞を標的として増殖するウイルスの総称．現在，7種のA～G型肝炎ウイルスの存在が確認されている．

感音性難聴［カンオンセイナンチョウ］【sensorineural hearing loss】『高齢』『障害』
内耳から大脳聴覚野までの異常による難聴．

眼窩［ガンカ］【orbit】『口解・口生』
頭蓋の顔面部にある凹みで，眼球とその付属器を入れる部分．

感覚［カンカク］【sensation】『解剖・生理』
聴覚，視覚，味覚，嗅覚，触覚のこと．

間隔尺度［カンカクシャクド］【interval scale】『統計』
データの尺度の分類の1つ．日数などのように等間隔性が保たれている場合の尺度(変数)．摂氏や華氏で示される温度など．

感覚障害［カンカクショウガイ］【disorder of sensation, sensory disturbance, sensory disorder】『解剖・生理』
視覚障害，聴覚障害，盲聾，味覚障害など感覚神経の異常反応を生じる障害．

眼窩上孔［ガンカジョウコウ］【supraorbital foramen】
眼窩の上縁にある孔(穴)．
＝眼窩上切痕

眼窩上切痕［ガンカジョウセッコン］【supraorbital notch】
➡眼窩上孔

管間象牙質［カンカンゾウゲシツ］【intertubular dentin, intertubular matrix】『口解・口生』
象牙細管周囲の象牙質で，管周象牙質以外の部分．

顔弓［ガンキュウ］【face-bow】
➡フェイスボウ

環境基本法［カンキョウキホンホウ］『生態』
1993年に成立した環境保全に向けた枠組みを示した基本的な法律．①健全で恵み豊かな環境の享受とその継承，②環境への負荷が少なく持続的発展の可能な社会の構築，③国際協調による地球環境保全の積極的推進を基本理念として掲げている．

桿菌［カンキン］【bacillus】『微生』
細菌のうち長軸が1～5 μm程度，短軸が0.5～1 μm程度のもの．大腸菌，サルモネラ菌，炭疽菌，紡錘菌，ジフテリア菌，結核菌，コレラ菌など．

還元力［カンゲンリョク］【reduction power】『栄養』
物質が酸化され電子が奪われるときに放出する電気エネルギーのこと．

肝硬変［カンコウヘン］【liver cirrhosis】『病理』『診補』
過剰な脂肪を蓄えた肝細胞が壊死して減少し，肝臓が硬化すること．

看護師［カンゴシ］【nurse】『法律』『DH総論』
保健師助産師看護師法に規定され，傷病者もしくはじょく婦に対する療養上の世話または診療の補助を行うことを業とする者．国家資格．

観察計画〔歯科衛生過程における〕

[カンサツケイカク〔シカエイセイカテイニオケル〕]【observation plan：OP】『DH総論』『予処・保指』
歯科衛生士の働きかけによって，生じる対象者の反応・変化についての観察に関する計画のこと．
＝O-P

観察研究[カンサツケンキュウ]【observational study】『統計』『生態』
観察集団の健康状態，疾病発生状態，生活習慣，社会環境などを観察し，疾病の発生，予後に関与する要因を明らかにする研究手法．記述疫学と分析疫学に大別される．

含歯性嚢胞[ガンシセイノウホウ]【dentigerous cyst】『病理』
代表的な発育性の歯原性嚢胞．顎骨内に発生する．

カンジダ・アルビカンス[カンジダアルビカンス]【*Candida albicans*】
➡***Candida albicans***

カンジダ菌[カンジダキン]【candida】『病理』
真菌．*Candida albicans*など．

カンジダ症[カンジダショウ]【candidiasis，candidosis】『診補』『生態』
*Candida albicans*などのカンジダ菌による感染症で，口腔内にもよくみられる．

カンジダ性口内炎[カンジダセイコウナイエン]【candidal stomatitis】『高齢』
カンジダ菌の口腔粘膜への感染により，生じる口内炎．

眼耳平面[ガンジヘイメン]【eye-ear plane】
➡**フランクフルト平面**

患者対照研究[カンジャタイショウケンキュウ]【case-control study】『統計』『生態』
横断研究の1つ．目的とする疾病がある者の集団とない者の集団とを比較し，疾病の発生とそれに関与する因子との関連性を頻度あるいは量的に検討する研究．代表的な後向き研究．

患者調査[カンジャチョウサ]【patients survey】『統計』『生態』
基幹統計．病院，一般診療所，歯科診療所を利用する患者の傷病名，入院期間，退院の事由などを調査する．医療施設静態調査と同時期に3年に1回実施．

患者の権利[カンジャノケンリ]『倫理』
医療利用者がもつとされる権利．国際的規範としては，世界医師会のリスボン宣言がある．

癌腫[ガンシュ]【cancer，carcinoma】『病理』『口外』
上皮性の悪性腫瘍．

管周象牙質[カンシュウゾウゲシツ]【peritubular dentin】『口解・口生』
象牙細管周囲の象牙質．象牙質基質の石灰化度が特に高い部分である．

緩衝液[カンショウエキ]【buffer solution】『栄養』
緩衝作用をもつ液体のこと．生体液は緩衝液である．

緩衝作用[カンショウサヨウ]【buffer action】『栄養』『生態』
酸やアルカリが侵入してもpHが大きく変わらない作用．

緩衝タンパク質[カンショウタンパクシツ]【buffer protein】『栄養』
特定の物質を結合・解離することで，その物質の環境中の濃度が大きく変動することを防ぐタンパク質.

冠状縫合[カンジョウホウゴウ]【coronal sulcus】『口解・口生』
前頭骨と左右の頭頂骨の間の縫合のこと.

緩徐拡大装置[カンジョカクダイソウチ]【slow expansion appliance】『矯正』
狭窄歯列弓改善のための矯正装置のうち，弱い力を長期間作用させ，比較的ゆっくり拡大していく装置．主に傾斜移動が生じる．可撤式の拡大床と固定式のクワドヘリックス，バイヘリックスがある.

間食[カンショク]【intermediate meals, snack】『栄養』『予処・保指』
食事と食事の間にとるおやつなど.

緩徐歯間分離法[カンジョシカンブンリホウ]【gradual teeth separation instrument】『保存』
時間をかけて徐々に歯間を分離させる方法．通常は臼歯部で行われる．弾性ゴム(エラスティック)，木片，ガッタパーチャ・ストッピング，結紮線などを使用する.

緩徐歯間分離法用機器[カンジョシカンブンリホウヨウキキ]『機器』
緩徐歯間分離法に使用する器材．弾性ゴム(エラスティック)や結紮線，デンタルフロス，ストッピングなど.

眼神経[ガンシンケイ]【ophthalmic nerve】『口解・口生』
三叉神経第1枝．眼窩内，前頭部，鼻腔などの感覚を伝える.

関節円板[カンセツエンバン]【articular disc】『口解・口生』『口外』
顎関節の一部．下顎頭と下顎窩の間の関節腔の中央にある密な線維性結合組織でできた固いクッションのような構造物.

間接訓練[カンセツクンレン]【indirect training】『障害』
摂食嚥下障害のリハビリテーションにおいて飲食物を使わずに機能の改善をはかる訓練.

関節結節[カンセツケッセツ]【articular eminence, articular tubercle】『口解・口生』
側頭骨の下顎窩前方の高まり．顎関節を構成する.

関節突起[カンセツトッキ]【condyloid process】『口解・口生』『口外』
下顎骨の一部で下顎枝の上端の後方にある突起．顎関節を構成する.

間接覆髄法[カンセツフクズイホウ]【indirect pulp capping】『保存』
う蝕や外傷などにより象牙質が歯髄に近接した際，物理的刺激，化学的刺激を遮断するとともに，象牙芽細胞に第三(修復)象牙質の形成を促進させ，歯髄組織の健康を維持する治療法.

関節包[カンセツホウ]【articular capsule】『口解・口生』『口外』
関節の周りを囲んでいる結合組織性の構造物.

間接法修復[カンセツホウシュウフク]【indirect restoration】『保存』
窩洞の形態を印象して再現した石膏模型上で，修復物を製作して，後日，患歯の窩洞にセメントなどで合着する修復法.

関節リウマチ[カンセツリウマチ]【rheumatoid arthritis：RA】『診補』『病理』『障害』『口外』

関節内面を覆う滑膜に炎症を起こし，関節の痛みや腫れ，こわばりなどを引き起こす自己免疫性疾患．女性に好発する．関節の腫脹，疼痛，発赤皮下結節で，重症になると関節が変形して動かなくなる．血液検査でリウマチ因子が指標となる．

感染経路 [カンセンケイロ]【route of infection】『生態』『口外』
病原体が病原巣から出発して，感受性のある新たな宿主に侵入するまでの道筋．

感染源 [カンセンゲン]【source of infection】『生態』『口外』
感染の原因となる病原体が直接的にどこから由来したのかを指す．感染者や動物，土壌などの病原巣自体の場合が多いが，病原体に汚染された食物，排泄物，器具などの場合もある．

感染根管治療 [カンセンコンカンチリョウ]【infected root canal treatment】『保存』
根尖病変に対し，拡大形成によって根管内の腐敗分解産物(感染源)を除去し，細菌を消毒すること．

感染症 [カンセンショウ]【infectious disease】『微生』『生態』『口外』
細菌，原虫，真菌，ウイルス，異常プリオンなどの病原体が体内に侵入して増殖することにより発症する疾患の総称．

感染症の予防及び感染症の患者に対する医療に関する法律 [カンセンショウノヨボウオヨビカンセンショウノカンジャニタイスルイリョウニカンスルホウリツ]『生態』『DH総論』
新興感染症や再興感染症の出現，医学の進歩，人権尊重の要請，国際交流の活発化など，近年の感染症を取り巻く環境の変化に対応するため，従来の伝染病予防法などを全面的に見直し，1999年に施行された．
＝感染症法

感染症法 [カンセンショウホウ]
➡感染症の予防及び感染症の患者に対する医療に関する法律

感染性心内膜炎 [カンセンセイシンナイマクエン]【infective endocarditis】『高齢』『小児』『微生』『口外』
血液中に入った病原微生物が損傷のある心臓弁に付着・増殖することによって起こる感染症．心臓弁の炎症性破壊を起こす．

感染性廃棄物 [カンセンセイハイキブツ]【infectious waste】『生態』『診補』
付着物により感染する可能性のある廃棄物．ほかの廃棄物と分別して，さらに鋭利なもの，固形状のもの，液状・泥状のものとを区別し，適切な容器に収納し，バイオハザードマークを付す．

含嗽 [ガンソウ]【gargling】『予処・保指』
水や薬剤などの液体でうがいをすること．

肝臓 [カンゾウ]【liver】『解剖・生理』『栄養』
右上腹部にある消化腺．毒性のあるものを分解(解毒)したり，余分な栄養を蓄えたりするなどさまざまな機能をもつ．

寒天・アルジネート連合印象 [カンテンアルジネートレンゴウインショウ]【agar alginate combined impression】

『材料』『診補』『保存』
寒天印象材をシリンジで被印象体の周囲に盛り，その上にアルジネート印象材を圧接して同時に接着，硬化させる印象．

寒天印象材［カンテンインショウザイ］【 agar impression material, agar based impression material 】『材料』『補綴』
熱可逆性ハイドロコロイド印象材．テングサから抽出した寒天を水の中に数%含んでいる．

寒天コンディショナー［カンテンコンディショナー］【 agar conditioner 】『機器』『材料』『診補』
寒天印象材を溶融（ゾル化），保存するために用いる装置．ボイリング 100 ℃ 10分，ストレージ 60℃ 10分で行う．
＝加温装置

陥入歯［カンニュウシ］【 dens invaginatus 】『病理』『小児』
歯の形成の早期に，歯冠部のエナメル質と象牙質が歯髄側に陥入したもの．
＝歯内歯，重積歯

乾熱滅菌［カンネツメッキン］【 dry heat sterilization 】『微生』『診補』
乾熱滅菌器を用いて，微生物を死滅させる方法．高温に耐えられる器材に限られる．

カンファーキノン［カンファーキノン］【 camphorquinone：CQ 】『材料』『保存』
光増感剤．光重合型コンポジットレジンに含まれ，光照射によって励起され，光重合を開始させる．

カンペル平面［カンペルヘイメン］【 Camper's plane 】『口解・口生』『補綴』
外耳道下縁と鼻翼の下縁を結ぶ平面で，解剖学的咬合平面とほぼ平行とされる．
＝鼻聴道線

漢方薬［カンポウヤク］【 chinese medicine, chinese indigenous medicine 】『薬理』
天然に存在する植物や昆虫などを材料としてつくられた薬物．漢方医学における診断によって処方される．

γ-アミノ酪酸［ガンマアミノラクサン］【 γ-aminobutyric acid 】
中枢神経系の抑制性の神経伝達物質である．
＝GABA

γ-GT［ガンマジーティー］【 γ-glutamyltransferase の略 】『高齢』『臨検』
肝臓，腎臓，膵臓，小腸などに含まれている解毒に関する酵素．肝臓や胆管の細胞が障害された場合，特にアルコール性肝障害や，脂肪肝で高値となる．

甘味［カンミ］【 sweetness 】『栄養』
5つの基本味の1つ．甘味物質にはショ糖，ブドウ糖，果糖などがある．

顔面筋［ガンメンキン］【 facial muscle 】
➡表情筋

顔面神経［ガンメンシンケイ］【 facial nerve 】『解剖・生理』『口解・口生』
第二鰓弓に由来する第7脳神経．顔面神経（狭義）と中間神経からなる．

顔面神経麻痺［ガンメンシンケイマヒ］【 facial palsy, facial nerve paralysis 】『口解・口生』『口外』『高齢』『微生』
運動神経の伝導障害．傷害を受け

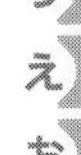
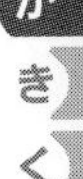
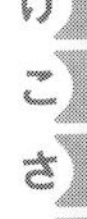
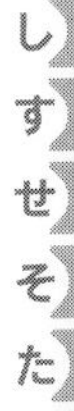

た部位により，顔面筋の麻痺，障害側の舌前2/3の味覚消失，涙，唾液の分泌障害，聴覚過敏が起こる．末梢性顔面神経麻痺（Bell麻痺）などがある．

肝門脈［カンモンミャク］【hepatic portal vein】
⇒門脈

間葉［カンヨウ］【mesenchyme】『口解・口生』
胎児の結合組織．

がん抑制遺伝子［ガンヨクセイイデンシ］【tumor suppressor gene】『病理』『口外』
遺伝子異常により生じる細胞がん化を防ぐために細胞に備わっている遺伝子．細胞周期の調節やDNA修復などの機能があり，変異・欠失することでがん化が導かれる．

乾酪壊死［カンラクエシ］【caseous necrosis】『病理』
肉眼的に黄色くチーズ様にみえる凝固壊死の特殊な型．結核や梅毒などで出現する．

管理栄養士［カンリエイヨウシ］『栄養』『障害』
栄養士法に規定され，主に施設や病院に勤務し，疾病や障害のある人に対して全身状態や活動状況に合わせた栄養管理を行う者．栄養サポートチーム（NST）のメンバーとして，摂食嚥下障害のある人に対して，食内容，食形態，調理法，カロリー（エネルギー）などについて，専門的に指導や助言を行っている．国家資格．

管理区域［カンリクイキ］【controlled area】『放射線』
放射線障害の防止を目的に，放射線診療従事者以外が立ち入らないように規制される区域．

寒冷刺激法［カンレイシゲキホウ］
⇒アイスマッサージ

緩和ケア［カンワケア］【palliative care】『高齢』『診補』
生命を脅かす病に関連する問題に直面している患者とその家族のQOLを，痛みやその他の身体的・心理社会的・スピリチュアルな問題を早期に見出し的確に評価を行い対応すること．

き

奇異呼吸［キイコキュウ］【paradoxical breathing, paradoxical respiration】『口外』
上気道閉塞時の症状で，吸気時に胸部が陥凹して腹部が膨らむ状態．

偽陰性［ギインセイ］【false negative】『統計』
スクリーニング検査で，本来は疾病であるのに，誤って陰性と判定されるもの．

記憶障害［キオクショウガイ］【memory disorder】『高齢』
新しいことを覚えられない，以前のことを思い出せない障害．

機械的消化［キカイテキショウカ］【mechanical digestion】『栄養』
食物を口の中でよくかみ砕くこと．

気管［キカン］【trachea】『解剖・生理』
空気の通り道(気道)の一部．喉頭に始まり，左右の肺に向けて二本に分岐するまでをいう．

気管支［キカンシ］【bronchus】『解剖・生理』
気管が左右の肺へ分岐した後を気管支とよぶ．

気管支喘息［キカンシゼンソク］【bronchial asthma】『診補』
喘息．アレルギー性反応の急性化，炎症の慢性化などにより，気道が狭窄し，ヒューヒュー・ゼイゼイという喘鳴，激しい咳などの呼吸困難症状が現れる疾患．

基幹統計［キカントウケイ］【fundamental statistical survey】『統計』
公的統計のうち，行政機関が作成し総務大臣が重要なものとして指定した統計．

貴金属合金［キキンゾクゴウキン］【noble metal alloy, precious alloy】『材料』
貴金属元素(金，銀，白金，パラジウム)が主成分の合金．

義歯床［ギシショウ］【denture base】『材料』『補綴』
義歯の構成要素．床下粘膜と接触する粘膜面，頰や舌と接する研磨面(筋圧面)，粘膜面と研磨面が移行する部分(床縁)で構成される．材質からレジン床と金属床がある．

義歯床用裏装材［ギシショウヨウリソウザイ］【denture reilining material】
➡リライン材

義歯性エプーリス［ギシセイエプーリス］【denture epulis】『病理』『補綴』
義歯床の刺激で生じる線維性のエプーリス．

義歯性潰瘍［ギシセイカイヨウ］【denture ulcer】『補綴』『口外』
口腔内に生じる炎症性，有痛性の潰瘍のうち義歯によるもの．原因を除去することで数日で治癒することが多い．

義歯性口内炎［ギシセイコウナイエン］【denture sore mouth, denture stomatitis】『補綴』『微生』『口外』
義歯に付着したデンチャープラーク中の *Candida albicans* などが異常に増殖して生じた口腔粘膜の炎症(口内炎)．

義肢装具士［ギシソウグシ］『法律』『診補』
義歯装具士法に規定され，義肢装具士の名称を用い，医師の指示の下に，義肢および装具の装着部位の採型ならびに義肢および装具の製作および身体への適合を行うことを業とする者．国家資格．

器質化［キシツカ］【organization】『病理』
異物に対して肉芽組織が増生し，徐々に異物を吸収置換すること．

器質性構音障害［キシツセイコウオンショウガイ］【organic articulation disorders】『口解・口生』『口外』
構音器官の形態や構造の異常によって起こる障害．先天的な原因は，口蓋裂，先天性鼻咽腔閉鎖不全症，舌小体短縮症など，後天的な原因は，口腔癌や外傷による顎口腔顔面の欠損など．

基質特異性［キシツトクイセイ］【substrate specificity】『栄養』
酵素反応において，酵素ごとに触媒する代謝反応が決まっており，基質を厳密に区別すること．

希釈法［キシャクホウ］【dilution method】『微生』
2倍ごとに希釈した薬剤を含む寒天平板培地，あるいは液体培地に菌株を接種して培養し，どの希釈段階で菌の発育が阻止されたかを判定する薬剤感受性試験の方法．

記述疫学［キジュツエキガク］【descriptive epidemiology】『統計』『生態』
記述的研究．集団における疾病分布の特徴を「人」，「場所」，「時間」に関する正確な記述に基づき，疫学特性を解明し，発生要因に関する仮説の設定を行うことを目的とする研究．

義歯用ブラシ［ギシヨウブラシ］【denture brush, denture tooth brush】『補綴』『予処・保指』
義歯の清掃に用いる専用ブラシ．

キシリトール［キシリトール］【xylitol】『栄養』『薬理』『予処・保指』
代用甘味料の1つ．プラム，イチゴ，カリフラワーなど多くの果物や野菜に含まれている糖アルコール．ショ糖と同程度の甘味度だが，口腔内細菌による酸産生がないため，う蝕になりにくいとされている．

既製トレー［キセイトレー］【stock impression tray, stock tray】『機器』『材料』『補綴』
印象採得をする際に印象材を盛る既製のトレー．成人用，小児用，上顎用，下顎用など，数種類のものがある．

基礎代謝量［キソタイシャリョウ］【basal metabolic rate】『栄養』
「身体的，精神的に安静な状態で代謝されるエネルギー量であって，生きていくために必要な覚醒時の最小限のエネルギー量」と定義され，早朝空腹時に快適な室内において，安静仰臥位・覚醒状態で測定される．

基礎年金［キソネンキン］『法律』
国民年金である．全国民を対象に共通に支給される基礎的な年金で，老齢基礎年金，障害基礎年金，遺族基礎年金の3種類がある．
＝国民年金

拮抗作用［キッコウサヨウ］【antagonism】『薬理』
2種類以上の薬物を併用したときに，一方の薬物の作用が弱められること．

拮抗薬［キッコウヤク］【antagonist】『薬

理』
受容体に結合するが薬理作用を発現しない薬物.
＝アンタゴニスト

基底結節［キテイケッセツ］【cingulum, basal tubercle, lingual tubercle】『口解・口生』
前歯の舌面歯頸隆線(基底隆線)の発育が明瞭となってできる結節. 舌面歯頸結節ともよばれる.

気道確保［キドウカクホ］【airway management】『診補』『口外』
気道が閉塞・狭窄されたときに, 酸素が通る道を得るための方法.

機能性構音障害［キノウセイコウオンショウガイ］【functional articulation disorders】『口解・口生』『口外』
構音器官の形態や運動性には問題がないが, 発達・成長の過程で誤った構音の方法や特異な構音操作を習得したために起こる障害. 『カ』行が『タ』行に, 『ガ』行が『ダ』行に置き換わる場合などがある.

機能性不正咬合［キノウセイフセイコウゴウ］【functional malocclusion】『矯正』『小児』
下顎骨が安静位から中心咬合位へ閉じていく経路(閉鎖経路)上で, 早期接触や咬頭干渉により下顎が偏位し, 不正咬合となるもの. かむという機能を営むために起こった不正咬合.

機能性モノマー［キノウセイモノマー］【functional monomer】『材料』
化学的に歯質などと接着するモノマー.

機能的自立度評価表［キノウテキジリツドヒョウカヒョウ］【functional independence measure】『高齢』
高齢者の自立度の評価方法の1つ. Barthel Indexが「できる」ADLを評価するのに対し, 実際に「している」ADLを記録することで, 介助量の測定が可能である. 運動ADL13項目と認知ADL5項目から構成されている.
＝FIM
▶『高齢者歯科学』p.103参照

機能鉄［キノウテツ］【functional iron】『栄養』
体内の鉄の60〜70％を占め, 血液中のヘモグロビンの中に存在しているヘム鉄. 酸素を運ぶ働きをしている.

偽嚢胞［ギノウホウ］【pseudocyst】『病理』
嚢胞様の形態をとるが, 裏装上皮をもたない病的空洞.

揮発性硫黄化合物［キハツセイイオウカゴウブツ］【volatile sulfide compound】『栄養』
口臭の原因物質の1つ. タンパク質やアミノ酸が口腔内の嫌気性菌によって分解されて生じる.
＝VSC

基本味［キホンミ］【basic taste, fundamental taste, primary taste】『口解・口生』
飲食物がもつさまざまな味を構成する基本の味質. 甘味, 塩味, 酸味, 苦味, うま味の5種類(5つの基本味)がある.

偽膜性潰瘍［ギマクセイカイヨウ］【pseudomembranous ulcer】『高齢』『病理』
炎症のため壊死した粘膜上皮と凝固した滲出液が混合して薄皮のようになった偽膜で被覆された潰

瘍.

気密容器［キミツヨウキ］【air tight container】『薬理』
通常の取り扱い，運搬，保存状態において，固形または液状の異物が侵入せず，内容医薬品の損失，風解，潮解，蒸発を防ぐことができる容器．ガラス瓶，プラスチック容器などがある．

帰無仮説［キムカセツ］【null hypothesis】『統計』
統計的仮説検定の際に検定における差がないとする仮説．帰無仮説が棄却（否定）されると，偶然に起こりにくい，有意差ありと判定される．

逆根管充填［ギャクコンカンジュウテン］【retrograde filling of root canal, retrofilling, root-end filling】『保存』
根尖切除をしたとき露出した根管を根尖方向から根管充填すること．

逆性石けん［ギャクセイセッケン］【invert soap】『薬理』
水溶液中で陽イオンを生じる界面活性剤が成分の石けん．殺菌作用を示す．

虐待［ギャクタイ］【abuse, abusement】『障害』
両親や家族から身体的（暴行）・性的（わいせつ行為）・心理的（心理的外傷を与える言動）な酷い扱いを受けたり，あるいはネグレクト（放置，無視）を受けること．

逆転写［ギャクテンシャ］【reverse transcription】『微生』
DNAの塩基配列がRNAに転写され，次にそのRNAがタンパク質に翻訳されるという分子生物学におけるセントラルドグマに反し，逆転写酵素により一本鎖RNAを鋳型としてDNAを合成する反応．

逆パームグリップ［ギャクパームグリップ］『診補』
パームグリップを逆手で持つ器具の把持法．
⇔パームグリップ

キャスタブルセラミックス［キャスタブルセラミックス］【castable ceramics】『保存』
専用のガラスを溶解し鋳造した後に，焼結してセラミックス化する材料．インレーやクラウンの製作に用いる．

キャストクラスプ［キャストクラスプ］【cast clasp】『補綴』
⇒鋳造鉤

客観的情報［キャッカンテキジョウホウ］【observation date】『DH総論』『予処・保指』
他者の観察や検査によって得られる情報．
＝Oデータ

キャビテーション［キャビテーション］【cavitation】『予処・保指』
真空泡沫現象．噴霧状の水滴は内部が真空で，その気泡が瞬時に破裂する際にエネルギーを発散する現象．これによって，歯周ポケット内に残った歯石や沈着物を洗浄する．

キャリア［キャリア］【carrier】『微生』『生態』
臨床症状を示さない持続感染者．
＝保菌者

嗅覚［キュウカク］【olfaction, olfactory sensation】『口解・口生』『栄養』

においを感じる感覚．空気中の化学物質(におい分子)が嗅細胞を刺激して生じる．味覚とあわせて化学感覚と総称される．

嗅覚障害 [キュウカクショウガイ]【dysosmia, olfactory disturbance】『口解・口生』『口外』
嗅覚の障害で，においを弱くしか感じられない(嗅覚減退)，全くにおいを感じられない(嗅覚脱失)，刺激がないのににおいがする(幻臭)，いつも不快臭がある(カコスミア)といった種類がある．原因としては，鼻炎，副鼻腔炎などの鼻腔・副鼻腔疾患，感冒罹患後，頭部外傷の割合が高い．

球間象牙質 [キュウカンゾウゲシツ]【interglobular dentin】『口解・口生』
歯冠部象牙質の表層側にみられる構造物．石灰化球に囲まれて残った低石灰化部．

救急救命士 [キュウキュウキュウメイシ]『診補』
救急救命士法に規定され，医師の指示の下に，救急救命処置を行うことを業とする者．国家資格．

球菌 [キュウキン]【coccus】『微生』
0.5～1 μm程度で，双球菌(肺炎球菌)，四連球菌，連鎖状(レンサ球菌)，ブドウの房状にならんだもの(ブドウ球菌)などがある．

臼後結節 [キュウゴケッセツ]【distomolar tubercle】『口解・口生』『病理』
第三大臼歯に出現する過剰結節．

嗅細胞 [キュウサイボウ]【olfactory cell】『口解・口生』
鼻腔上後部に存在する嗅覚受容細胞．嗅細胞の末梢突起先端にある線毛部でにおい物質を受容し，中枢突起は無髄の嗅神経として第一次中枢の嗅球に情報を送る．

臼歯結節 [キュウシケッセツ]【mesiobuccal ridge, mesiobuccal tubercle】『口解・口生』
乳臼歯近心頬面歯頸部付近にみられる結節．上下顎ともに第一乳臼歯において特に著明である．

吸指癖 [キュウシヘキ]【finger-sucking habit】『小児』『矯正』
指しゃぶり．指をくわえ，吸引する習癖のこと．拇指を吸う拇指吸引癖が最も多い．

吸収 [キュウシュウ]【absorption】『栄養』
消化で得られた低分子が小腸微絨毛膜から体内に移行すること．

嗅診 [キュウシン]【smelling test】『歯周』『保存』
嗅覚を使った診査．

吸唇癖 [キュウシンヘキ]【lip sucking habit】『矯正』『小児』
口唇を吸う癖のこと．下唇を吸うものが多い．

吸水膨張 [キュウスイボウチョウ]【hygroscopic expansion】『材料』
水を吸うことで膨張すること．石膏の硬化反応の進行中に水を加えると膨張量が2倍以上に達する現象．

急性う蝕 [キュウセイウショク]【acute caries】『保存』
歯質深部に向かって急激な進行を示す穿通性のう蝕．軟化象牙質の量が多く，軟化の程度も著しく，罹患象牙質はチーズ様の色と硬さを示す．

急性灰白髄炎 [キュウセイカイハクズイエン]

【acute poliomyelitis】『微生』『生態』
ポリオウイルスの中枢神経感染による疾患．発熱，頭痛，頸背部の硬直などを呈し，重症例では筋麻痺が残る．二類感染症．
＝ポリオ

急性顎骨骨髄炎 [キュウセイガッコツコツズイエン]【acute osteomyelitis of jaws, acute mandibular osteomyelitis】『微生』『口外』
成人では下顎に，新生児や小児では上顎にみられる化膿性の骨髄炎．口腔からの細菌感染症．

急性化膿性骨髄炎 [キュウセイカノウセイコツズイエン]【acute suppurative osteomyelitis】『病理』『口外』
原因は黄色ブドウ球菌やレンサ球菌などの化膿菌であり，好中球浸潤と炎症の五大徴候が，顕著に現れる骨髄炎．

急性化膿性根尖性歯周炎 [キュウセイカノウセイコンセンセイシシュウエン]【acute apical suppurative periodontitis, acute suppurative apical periodontitis】『病理』『口外』『保存』
急性単純性（漿液性）根尖性歯周炎から移行することが多い．強い疼痛が生じ，歯の挺出感や弛緩動揺，炎症が拡大すると，所属リンパ節の腫脹や圧痛が出現し，発熱，食欲不振，全身倦怠感や悪寒などの全身症状を伴うこともある．細菌感染に起因する．
＝急性歯槽膿瘍

急性肝炎 [キュウセイカンエン]【acute hepatitis】『微生』
肝炎ウイルスの感染，薬剤，アルコールなどの外来因子によって急性の肝細胞障害をきたし，食欲不振，悪心・嘔吐，黄疸，全身倦怠感などの臨床症状を呈する疾患．肝炎ウイルスとしてはA，B，C，E型のいずれでも起こる．一般的に経過は良好だが，まれに劇症化する．

急性偽膜性カンジダ症 [キュウセイギマクセイカンジダショウ]【acute pseudomembranous candidiasis】『微生』
*Candida albicans*感染による口腔カンジダ症の1つで，患部の口腔粘膜表面への灰白色あるいは乳白色の白苔（偽膜）の付着を特徴とする．

急性根尖性歯周炎 [キュウセイコンセンセイシシュウエン]【acute apical periodontitis】『病理』『保存』
根尖性歯周炎の1つ．急性単純性（漿液性）根尖性歯周炎，急性化膿性根尖性歯周炎（急性歯槽膿瘍）など．

急性歯周膿瘍 [キュウセイシシュウノウヨウ]【acute periodontal abscess】『歯周』
歯周組織内に急激に生じた限局性化膿性炎症により膿が貯留した状態．

急性歯髄炎 [キュウセイシズイエン]【acute pulpitis】『病理』『保存』
経過が短く，循環障害に続く滲出性変化が顕著な歯髄炎．

急性歯槽膿瘍 [キュウセイシソウノウヨウ]【acute alveolar abscess】
➡急性化膿性根尖性歯周炎

急性単純性（漿液性）根尖性歯周炎 [キュウセイタンジュンセイ（ショウエキセイ）コンセンセイシシュウエン]【acute apical simple periodontitis, acute simple

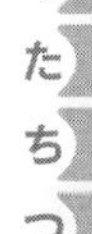
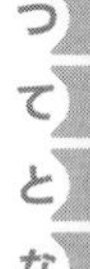
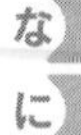

apical periodontitis】『病理』『保存』
根尖孔周囲の歯根膜に充血や漿液性滲出液がみられる．自発痛や咬合痛は軽度である．

急性中毒発現量［キュウセイチュウドクハツゲンリョウ］『生態』
急性中毒が発現する量．

急性疱疹性歯肉口内炎［キュウセイホウシンセイシニクコウナイエン］【acute herpetic gingivostomatitis】『病理』『口外』
単純ヘルペスウイルス(HSV)の感染で起こる．小児に好発し，口腔粘膜に小水疱が多数発現する．1～2週間で自然治癒する．

急速拡大装置［キュウソクカクダイソウチ］【rapid expansion appliance，rapid maxillary expansion appliance】『矯正』
狭窄歯列改善のための矯正装置の1つ．顎整形力により短期間(2～4週)に正中口蓋縫合を離開させる固定式の装置である．

吸啜［キュウテツ／キュウセツ］【suckling】
➡**哺乳**

吸啜反射［キュウテツ／キュウセツハンシャ］【suckling reflex】『口解・口生』
乳首などが口の中に入ると口唇・舌で乳首をとらえ，ただちにリズミカルに吸啜を開始する反射．生後6カ月頃に消失する．

吸入麻酔薬［キュウニュウマスイヤク］【inhalation anesthetics】『薬理』
気道から肺胞へ吸入させるガス状の麻酔薬．ガス麻酔薬と揮発性麻酔薬がある．

臼傍結節［キュウボウケッセツ］【paramolar cusp，paramolar tubercle】『口解・口生』『病理』『小児』
大臼歯の近心頰側咬頭の頰側面の過剰結節．上下顎の第二・第三大臼歯に好発する．

球麻痺［キュウマヒ］【bulbar paralysis, bulbar palsy】『高齢』
延髄運動核の障害による麻痺で，咀嚼，嚥下，構音の障害がみられる．進行性球麻痺は舌の萎縮が著明である．

キュレット型スケーラー［キュレットガタスケーラー］【curette type scaler】『歯周』『予処・保指』
歯肉縁上・縁下歯石の除去や根面の滑沢化に使用するスケーラー．
＝**鋭匙型スケーラー**

共感的態度［キョウカンテキタイド］【emphathetic attitude】『予処・保指』
カウンセリングの基本的態度の1つ．対象者の境遇や心情を察知し，偏見をもたず，喜び，悲しみやつらさを理解する態度のこと．

共凝集［キョウギョウシュウ］【coagglutination】『微生』『栄養』
異種細菌同士の結合による凝集のこと．典型的な細菌の凝集像としてコーンコブが知られている．

凝固壊死［ギョウコエシ］【coagulation necrosis】『病理』
組織の主成分であるタンパク質が凝固し，灰白色にみえる壊死．心筋梗塞や腎梗塞などの貧血性梗塞でみられる．

共済組合［キョウサイクミアイ］『法律』
国家公務員共済組合法，地方公務員等共済組合法，市私立学校教職員共済組合法に基づく公的社会保障を運営する社会保険組合．組合は医療保険等の役割を担っており，公務員や私立学校の教職員とその扶養家族を対象としている．

胸鎖乳突筋［キョウサニュウトツキン］【sternocleidomastoid muscle】『口解・口生』
側頸部を斜めに走る大きな筋．

凝集反応［ギョウシュウハンノウ］【agglutination reaction】『微生』
粒子状の抗原に抗体を反応させると，抗体が抗原をつなぎ合わせるように結合し，肉眼でも観察できるような凝集塊が形成されること．

狭心症［キョウシンショウ］【angina pectoris，angina】『高齢』
冠状動脈の狭窄により心筋への血液供給が不足し，労作時による前胸部の圧迫感，絞扼感が3～5分継続する虚血性心疾患．安静により寛解することが多い．

強心薬［キョウシンヤク］【cardiac stimulant，cardiotonic agent】『薬理』
心筋の収縮力を増強させて心拍出量を増加させる薬物．

偽陽性［ギヨウセイ］【false positive】『統計』
スクリーニング検査で，本来は健康であるのに，誤って陽性と判定されるもの．

矯正力［キョウセイリョク］【orthodontic force】『矯正』
矯正歯科治療において，動かしたい歯あるいは顎に作用させ，目的の位置まで移動させる外力のこと．

京都議定書［キョウトギテイショ］【Kyoto protocol】『生態』
1997年に開催された地球温暖化防止京都会議で，長期的・継続的な温室効果ガス削減の第一歩として採択された．

教育計画〔歯科衛生過程における〕［キョウイクケイカク〔シカエイセイカテイニオケル〕］【educational plan：EP】『DH総論』『予処・保指』
対象者の健康行動変容のために歯科衛生士が行う教育・指導に関する計画のこと．口腔衛生指導，禁煙指導，口腔機能向上のための訓練などが含まれる．
＝E-P

莢膜［キョウマク］【capsule】『栄養』『微生』
菌体の表層を覆う多糖を主成分とした粘液性の厚い構造物．細菌は白血球の食作用から逃れることができ，粘着性があるため，組織への定着因子にもなる．

業務記録〔歯科衛生士の〕［ギョウムキロク〔シカエイセイシノ〕］【work report】
➡**歯科衛生士業務記録**

業務独占［ギョウムドクセン］【occupational】『DH総論』
有資格者しか特定の業務を行えないと法律で定められていること．

協力作用［キョウリョクサヨウ］【synergism】『薬理』
薬物の併用により効果が大きくなる作用．

希ヨードチンキ［キヨードチンキ］【dilute iodine tincture】『薬理』
ヨードチンキを同量の70％のエタノールで希釈した薬剤．創傷部位の消毒に使用される．

寄与危険［キヨキケン］【attributable risk】『統計』『生態』

あ い う え お か き く け こ さ し す せ そ た ち つ て と な に

疫学における指標の1つで，危険因子の曝露群と非曝露群における疾病発生頻度の差．曝露群の発生頻度から非曝露群の発生頻度を引いたものである．

局所応用［キョクショオウヨウ］『薬理』『生態』
薬物を適用部位に限局して応用すること．

局所性修飾因子［キョクショセイシュウショクインシ］【 local modified factor 】『歯周』
細菌因子による歯周病の発症においてその速度と進行を修飾する局所的な因子．プラークリテンションファクターと外傷性修飾因子がある．

局所麻酔［キョクショマスイ］【 local anesthesia，regional anesthesia 】『診補』
局所麻酔薬を末梢の感覚神経に作用させて興奮伝導を遮断し，局所の外科的処置における疼痛を抑制する方法．

局所麻酔薬［キョクショマスイヤク］【 local anesthetic 】『薬理』
一般にエステル型とアミド型に分類される．歯科で使用されているものの多くはアミド型である．

局所薬物配送システム［キョクショヤクブツハイソウシステム］【 local drug delivery system：LDDS 】『薬理』『歯周』
薬物の効果を病巣局所で長期間持続させることを目的に開発されたもの．歯科治療に用いる局所投与抗菌薬などがある．
＝LDDS

棘突起［キョクトッキ］【 spinous process 】『口解・口生』
前歯舌面歯頸隆線の中央から舌面窩へ向かう小突起．上顎の中切歯や犬歯にみられる．

局部床義歯［キョクブショウギシ］【 removable partial denture 】
➡部分床義歯

局部トレー［キョクブトレー］【 sectional impression tray 】『補綴』
印象採得用のトレー．既製トレーの1つで，歯列の一部分の印象保持に用いる．

虚血［キョケツ］【 ischemia 】『病理』
局所の血液量の減少のこと．血管の圧迫や塞栓症による血流の阻止で生じる．

虚血性心疾患［キョケツセイシンシッカン］【 ischemic disease，ischemic heart disease 】『高齢』
冠動脈の狭窄や閉塞により心筋の虚血状態が原因の心疾患．狭心症，心筋梗塞など．加齢とともに増加する．高血圧症，脂質異常症，糖尿病および肥満などとの関連性が指摘されている．

巨細胞［キョサイボウ］【 giant cell 】『微生』『病理』
多数の核が集まって，あるいは融合して巨大な核をつくる細胞のこと．多核巨細胞．

巨細胞性エプーリス［キョサイボウセイエプーリス］【 giant cell epulis 】『病理』『口外』
多数の多核巨細胞が肉芽組織中にみられるエプーリス．欧米人に多い．

巨細胞肉芽腫［キョサイボウニクゲシュ］【 giant cell lesion，giant cell granuloma 】『病理』『口外』

限局性の顎骨の膨隆と骨吸収が生じる多核巨細胞を含む病変．比較的若い女性の下顎骨に好発する．

巨赤芽球性貧血［キョセキガキュウセイヒンケツ］【megaloblastic anemia】『薬理』『口外』
ビタミンB_{12}，葉酸の欠乏により赤血球の生成が阻害されることによって起こる貧血．

巨舌症［キョゼツショウ］【macroglossia】
➡巨大舌

巨大歯［キョダイシ］【giant tooth, macrodont, megadont】『病理』『生態』『小児』
歯冠部が著しく大きい歯のこと．上顎中切歯や犬歯，第一大臼歯にみられる．

巨大舌［キョダイゼツ］【macroglossia】『病理』『口外』
舌が著しく巨大化した疾患．発音障害，摂食障害，呼吸障害をきたすことがある．
＝大舌症，巨舌症

居宅療養管理指導［キョタクリョウヨウカンリシドウ］『法律』『高齢』
通院困難な要介護者のために病院，診療所などの医師，歯科医師，薬剤師，歯科衛生士などが要介護者を訪問し，療養上の管理と指導を行う介護保険サービス．

去痰薬［キョタンヤク］【expectorant, expectorator】『薬理』
痰を除去する薬剤．

キラーT細胞［キラーティーサイボウ］【killer T cell】『微生』『栄養』『病理』
CD8分子を発現し，ウイルス感染細胞，腫瘍細胞，あるいは主要組織適合性遺伝子複合体（MHC）が不適合な移植臓器の細胞を破壊する細胞．
＝細胞傷害性T細胞

起立性低血圧［キリツセイテイケツアツ］【orthostatic hypotension, postural hypotension】『高齢』
急に立ったときに，血圧が低下し，立ちくらみやめまい，失神を起こすこと．

キレート作用［キレートサヨウ］【chelate bond】『栄養』『保存』
1分子内の2つ以上の基が金属イオンと配位結合すること．この性質をもつ物質をキレート剤という．

筋（圧）形成［キン（アツ）ケイセイ］【muscle trimming, border molding】『補綴』
機能時の頰・口唇・舌の動きに調和した有床義歯の辺縁形態を得るために，それらの動的な状態をモデリングコンパウンドなどを用いて記録する印象操作．辺縁形成ともいう．

筋萎縮性側索硬化症［キンイシュクセイソクサクコウカショウ］【amyotrophic lateral sclerosis：ALS】『診補』
神経に何らかの障害・症状を呈する神経難病．運動ニューロンが，進行性に変性消失していく原因不明の疾患である．
＝ALS

禁煙（指導）ガイドライン［キンエン（シドウ）ガイドライン］『歯周』『予処・保指』
日本口腔衛生学会・日本口腔外科学会などの合同研究班により報告され，歯科における禁煙治療の特徴を収載したガイドライン．

禁煙ステージ［キンエンステージ］『予処・保指』『歯周』

対象者の禁煙における段階を無関心期，関心期，準備期，実行期，維持期に分類したもの．

金銀パラジウム合金 [キンギンパラジウムゴウキン]【gold-silver-palladium alloy, silver-palladuim-gold alloy】『材料』
銀を主成分とし，パラジウム，銅，金を含有する合金．日本では12%金銀パラジウム合金が保険医療用材料として使用されている．

菌血症 [キンケツショウ]【bacteremia】『微生』『口外』『病理』
何らかの理由で微生物が血流中に侵入し，循環している状態．

筋減少症 [キンゲンショウショウ]【sarcopenia】
➡**サルコペニア**

金合金 [キンゴウキン]【gold alloy, gold dental alloy】『材料』
金を主成分とする合金．

銀合金 [ギンゴウキン]【silver alloy】『材料』
銀を主成分とする合金．

菌交代現象 [キンコウタイゲンショウ]【microbial substitution】『微生』『薬理』『病理』
抗菌薬の長期使用で，主に正常な腸内細菌のバランスが崩れてある種の細菌が異常に増えること．

筋弛緩薬 [キンシカンヤク]【muscle relaxant, muscle relaxant agent】『薬理』『口外』
全身の骨格筋を弛緩させる薬物．

筋刺激訓練法 [キンシゲキクンレンホウ]『障害』
嚥下障害に対するリハビリテーションにおいて，口唇，頬，舌の筋群を刺激することで，筋力の維持や回復・増強，関節の可動域の拡大，運動コントロールの改善をはかることを目的に行う訓練．

筋ジストロフィー [キンジストロフィー]【muscular dystrophy, progressive muscular dystrophy】『障害』
全身の筋肉(骨格筋)線維が萎縮・変性する進行性の疾患．デュシェンヌ型と福山型が多い．

近心階段型 [キンシンカイダンガタ]【mesial step type】『小児』
ターミナルプレーンの型の1つ．上顎第二乳臼歯の遠心面に対して下顎の遠心面が近心位にある型．

金属アレルギー [キンゾクアレルギー]【metal allergy】『補綴』『保存』
免疫を司る細胞が引き起こす遅延型アレルギー．金属に接触する口腔内粘膜の炎症だけでなく，全身の皮膚に発赤，腫脹，湿疹を生じる(掌蹠膿疱症など)ことが多い．

金属床 [キンゾクショウ]【metal base, metal plate】『材料』『補綴』
コバルトクロム合金，チタン合金，金合金などで製作される義歯床のこと．

金属性色素沈着物 [キンゾクセイシキソチンチャクブツ]【metallic exogenous stains】『生態』『口外』
歯の沈着物のうち，マンガン，水銀，鉄，銅などによるもの．職域における金属性粉塵を原因とする場合が多い．

金属接着性プライマー [キンゾクセッチャクセイプライマー]【metal adhesive primer】『保存』
金属修復物とレジンの接着力を高

めるための表面処理に使用する歯科材料．

菌体外多糖［キンタイガイタトウ］【 extracellular polysaccharide 】『栄養』『微生』『生態』
細菌が菌体の外に産生する多糖類．ミュータンスレンサ球菌（*Streptococcus mutans*）がショ糖から合成する不溶性・粘着性のグルカン（ムタン）や可溶性グルカン（デキストラン）やフルクタンなどを含む．

菌体内多糖［キンタイナイタトウ］【 intracellular polysaccharide 】『栄養』
ホモ多糖．多くの細菌によって菌体内部につくられる．ヒトが糖を摂取していないときでも，酸が産生される．

緊張性迷路反射［キンチョウセイメイロハンシャ］【 tonic labyrinthine reflex 】『障害』
頭部の位置変化によって生じる反射．頭部が前屈すると全身と上下肢が屈曲し，後屈すると全身と上下肢が伸展する．

筋電計［キンデンケイ］【 electromyograph 】『機器』
筋の電気的な活動状態を計測し，筋肉の状況を把握する機器．記録したものを筋電図（EMG）という．

筋電図［キンデンズ］【 electromyogram：EMG 】『機器』
筋電計で筋肉の状況を記録したもの．
＝EMG

筋突起［キントッキ］【 coronoid process 】『口解・口生』
下顎骨にある突起の1つ．下顎枝の上端には前方に筋突起が，後方には関節突起がある．筋突起には咀嚼筋の1つである側頭筋が付着する．

筋肉内注射［キンニクナイチュウシャ］【 intramuscular injection 】『薬理』『口外』
大腿筋や三角筋などの大きな筋肉内に薬物を直接注入する方法のこと．

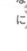

筋紡錘［キンボウスイ］【 muscle spindle 】『口解・口生』
筋の伸展を受容する感覚受容器．錘内筋とよばれる小さな筋があり，その周囲に感覚神経の終末が付いている．

く

グアニン［グアニン］【 guanine 】『栄養』
DNAの4種の塩基の1つ.「G」で表される.

隅角［グウカク］【 angle 】『保存』
窩壁と窩壁が接してつくられる角のこと. 線角（2面によってつくられる）と点角（3面によってつくられる）がある.

隅角徴［グウカクチョウ］【 angle symbol 】『口解・口生』
遠心切縁（咬合縁）隅角が, 近心切縁（咬合縁）隅角よりも鈍角で丸みをもっていること.

空気感染［クウキカンセン］【 airborne infection 】『微生』『口外』
飛沫よりさらに小さい微粒子（飛沫核：直径5 μm以下の超微粒子）による感染.

空隙歯列［クウゲキシレツ］【 spaced arch, spaced dental arch 】『矯正』
空隙（隙間）がある歯列のこと.

クエン酸回路［クエンサンカイロ］【 citric acid cycle 】
➡**クレブス回路**

矩形絞り［クケイシボリ］【 rectangular collimation 】『放射線』
口内法エックス線撮影において, 入射前に照射範囲を限定し, 不要な被曝を防ぐ工夫がなされているもの.

くさび状欠損［クサビジョウケッソン］【 wedge shaped defect 】『歯周』『病理』『保存』
歯頸部にみられるくさび状の欠損（摩耗）のこと.

組合管掌健康保険［クミアイカンショウケンコウホケン］『法律』
大手企業などの社員とその扶養家族が加入する医療保険. 企業単独あるいは複数の企業が共同で健康保険組合を保険者として運営している.

くも膜下出血［クモマッカシュッケツ］【 subarachnoid bleeding, subarachnoid hemorrhage 】『高齢』『障害』『診補』
脳動脈瘤などが破裂して, くも膜下腔に出血した状態. 激しい頭痛, 悪心, 嘔吐, 意識障害が起こる.

クラインフェルター症候群［クラインフェルターショウコウグン］【 Klinefelter syndrome 】『障害』
X染色体を2本以上有する男性に発症する症候群. 性腺機能低下症を伴い, 女性化乳房, 手足が長く, やせ型, 高身長の傾向がある.

クラウン［クラウン］【 crown 】『材料』『補綴』
う蝕などで歯質の欠損が大きくなり, 充填処置だけでは修復困難になった歯に装着される, 歯冠を覆う形態をした固定性補綴装置.

クラウンフォーム［クラウンフォーム］【 crown form 】『材料』『診補』『小児』
歯冠崩壊が著しい乳前歯, 多歯面にう蝕のある乳前歯の修復に使用するプラスチック製の型. クラウンフォーム内にコンポジットレジンを入れて患歯に圧接, 適合させる.

クラウンループ［クラウンループ］【 crown loop 】『小児』
保隙装置の1つ. 第一乳臼歯の1歯欠損で, 第二乳臼歯を支台歯として利用できる場合に適用する.

グラスアイオノマーセメント［グラスアイオノマーセメント］【glass ionomer cement】『材料』『診補』『保存』『薬理』
成形修復材，合着材，小窩裂溝塡塞材．歯質に対する弱い接着性を有し，審美的で歯髄刺激性も低い．通常，ガラス粉末とアクリル酸水溶液を紙練板上でプラスチックスパチュラを用いて練和する．レジンを添加したレジン添加型グラスアイオノマーセメントもある．

グラスアイオノマーセメント修復［グラスアイオノマーセメントシュウフク］【glass ionomer cement restoration】『保存』
グラスアイオノマーセメントを使用した修復法．

クラスプ［クラスプ］【clasp】『補綴』『矯正』
可撤式補綴装置や矯正装置の一部で，歯にかける金属製の維持装置．

クラミジア［クラミジア］【*Chlamydia*】『微生』
偏性細胞内寄生性細菌．ヒトに病原性を示す*Chlamydia*属として，*C.trachomatis*, *Chlamydophila*属として*C.psittaci*, *C.pneumoniae*がある．

グラム陰性桿菌［グラムインセイカンキン］【gram-negative bacillus】『微生』
グラム染色法で陰性を示す桿菌．*Porphyromonas gingivalis*, *Prevotella intermedia*, *Fusobacterium nucleatum*, などがある．

グラム染色法［グラムセンショクホウ］【gram stain, gram staining】『微生』
細菌やプラーク中の微生物を観察する一般的な菌の染色法．赤色や青色で染色され，染色されるかどうかによりグラム陽性とグラム陰性に分けられる．

グラム陽性桿菌［グラムヨウセイカンキン］【gram-positive bacillus】『微生』
グラム染色法で陽性を示す桿菌．破傷風菌，ボツリヌス菌，結核菌，らい菌，放線菌属など．

グラム陰性球菌［グラムインセイキュウキン］【gram-negative cocci】『微生』
グラム染色法で陰性を示す球菌．髄膜炎菌，淋菌など．

グラム陽性球菌［グラムヨウセイキュウキン］【gram-positive cocci】『微生』
グラム染色法で陽性を示す球菌．黄色ブドウ球菌，肺炎球菌，化膿レンサ球菌，口腔レンサ球菌，腸球菌属など．

クランプ［クランプ］【clamp】
➡**ラバーダムクランプ**

グリーフケア［グリーフケア］【grief care】『DH総論』
家族や親しい人が亡くなった喪失感や悲しみから立ち直り，日常生活に適応できるように支援すること．

グリコーゲン［グリコーゲン］【glycogen】『栄養』
グルコースが多数結合した多糖類．動物の肝臓や筋肉，貝類に含まれる．

グリセリン［グリセリン］【glycerin】『栄養』
歯磨剤の湿潤剤として使用される．
＝**グリセロール**

グリセロール［グリセロール］【glycerol】
➡**グリセリン**

クリック音［クリックオン］【click, clicking】『補綴』『口外』
「カクカク」「ガクガク」と表現される関節雑音．Ⅲ型の顎関節症で開口時に前方にずれた関節円板が元の位置に戻る際に発生する．

グリッド［グリッド］【grid】『放射線』
格子のこと．薄い鉛の壁がエックス線の照射方向と平行に並んだ構造をしているため，散乱線として方向を変えたエックス線は，その多くがグリッドの壁で吸収され減少する．

クリティカルシンキング［クリティカルシンキング］【critical thinking】『DH総論』
論理的に思考する態度や技術，独自で考えて分析する力．
＝**批判的思考**

クリミア・コンゴ出血熱［クリミアコンゴシュッケツネツ］【Crimean-Congo hemorrhagic fever：CCHF】『生態』
クリミア・コンゴ出血熱ウイルスを保有したダニ（*Hyalomma*属）の刺咬，患者の血液や体液との接触により感染する急性熱性疾患．アフリカ大陸から東欧，中近東，中央アジア，中国西部にかけて広く分布しており，致死率は15～30％．わが国での発生報告はない．一類感染症．

グループファンクション［グループファンクション］【group function】『矯正』『補綴』
咬合誘導様式の1つ．側方運動時に，作業側の接触歯が非作業側の歯を離開させる際に，作業側犬歯小臼歯あるいは大臼歯も含めて上顎頬側咬頭内斜面と下顎頬側咬頭外斜面が接触しながら誘導する様式．

グループホーム［グループホーム］『高齢』『DH総論』『障害』
認知症対応型共同生活介護施設と障害者の共同生活援助施設がある．要介護者であった認知症である者あるいは障害者のうち，少人数による共同生活を営むことに支障がない者を対象に，共同生活のための住居において，家庭的な環境と地域住民との交流の下に日常生活上の世話や機能訓練が受けられることを目的としている施設．

グルカゴン［グルカゴン］【glucagon】『栄養』『薬理』
膵臓から分泌されるホルモン．インスリン拮抗薬であり血糖値をコントロールする．

グルカン［グルカン］【glucan】『栄養』『微生』『生態』
菌体外多糖の1つ．グルコースのホモ多糖．

グルコース［グルコース］【glucose】『栄養』『微生』
果物，植物組織やヒトの血液中に含まれる成分．デンプン，ショ糖，乳糖の構成成分．生体のエネルギー源として重要である．単糖類．
＝**ブドウ糖**

グルコース・クリアランス・テスト［グルコースクリアランステスト］【glucose clearance test】『予処・保指』
唾液分泌速度を測定するための評価テスト．グルコース溶液で洗口した後，口腔内に残留したグルコースが消失するまでの時間（グルコース・クリアランス）を測定する．

グルココルチコイド［グルココルチコイド］【glucocorticoid】
➡糖質コルチコイド

グルコサミン［グルコサミン］【glucosamine】『栄養』
グルコースの一部がアミノ基に置き換わったもの．

グルコシルトランスフェラーゼ［グルコシルトランスフェラーゼ］【glucosyltransferase】『栄養』『微生』
スクロースからグルカンを生成する酵素．

グルコン酸クロルヘキシジン［グルコンサンクロルヘキシジン］【chlorhexidine gluconate】
➡クロルヘキシジングルコン酸塩

グルタミン酸［グルタミンサン］【glutamic acid】『薬理』
興奮性神経伝達物質．

グルタラール［グルタラール］【glutaral】
➡グルタルアルデヒド

グルタルアルデヒド［グルタルアルデヒド］【glutaraldehyde】『薬理』
高水準消毒薬．消毒薬のなかで最も強い殺菌作用を有している．すべての微生物に効果があり，B型・C型肝炎ウイルスに対して重要である．人体には使用できない．
＝グルタラール

くる病［クルビョウ］【rickets, rachitis】『薬理』『口外』
子どものビタミンD欠乏症．骨や軟骨の石灰化が障害され生じる．典型的な症状は乳幼児の骨格異常である．

グレーシー型キュレット［グレーシーガタキュレット］【Gracey type curette】
歯肉縁下のスケーリング・ルートプレーニング（SRP）に用いられるスケーラー．両頭の7本セットで，すべての歯面に適合しやすいようにシャンクの角度が異なる14種類を基本とする．第1シャンクに対して刃部の内面が70度に傾いており，傾いた下側（片側）にだけ切縁がついている．
＝グレーシータイプキュレット

グレーシータイプキュレット［グレーシータイプキュレット］【Gracey type curette】
➡グレーシー型キュレット

クレーン・カプランのポケットマーカー［クレーンカプランノポケットマーカー］【Crane-Kaplan pocket marking forceps】『歯周』
歯周外科手術において切開位置の決定に用いる器具．歯肉外面にポケット底部の位置を出血点として印記する．

クレゾール［クレゾール］【cresol】『薬理』
中水準消毒薬．フェノールより2～3倍強い殺菌作用を示す．クレゾール石けん液は，殺菌力が強く，有機物の存在下でも効力が減弱しない．

クレピタス［クレピタス］【crepitus】
➡クレピテーション

クレピテーション［クレピテーション］【crepitus, crepitation】『補綴』『口外』
顎関節症における症状の1つで顎関節の雑音．「ザラザラ」「ミシミシ」という言葉で表される．
＝クレピタス，捻髪音

クレブス回路［クレブスカイロ］【Krebs cycle，TCA cycle】『微生』『栄養』
糖や脂質の代謝分解などに由来するアセチルCoAが，オキサロ酢酸と結合してクエン酸になる反応から始まる多段階の反応．最終的には酸素を消費しながら2分子のピルビン酸から30分子のATPが産生されるため，非常に効率よくエネルギーを産生することができる．
＝TCA回路，クエン酸回路

クレンザー〔抜髄用器具の〕［クレンザー〔バツズイヨウキグノ〕］【cleanser】『機器』『保存』
専用のホルダーに装着して，歯髄組織や根管内容物の除去に用いる器具．
＝抜髄針

クレンチング［クレンチング］【clenching】『予処・保指』『歯周』
くいしばり．かみしめ．

クローズドコイルスプリング［クローズドコイルスプリング］【closed coil spring】『材料』『矯正』
矯正歯科用材料．コイル状に巻かれたスプリングで矯正力を発生するもの．スプリングを引き伸ばした状態で装着し，バネが元に戻る力を利用して空隙の閉鎖に使う．

クローニング［クローニング］【cloning】『倫理』
生殖的クローニング．クローンの作製のこと．クローン人間作製はヒトに関するクローン技術等の規制に関する法律で禁止されている．

クロルヘキシジングルコン酸塩［クロルヘキシジングルコンサンエン］【chorhexidine gluconate】『薬理』『微生』
低水準消毒薬．手指や皮膚，手術野，器具などの消毒に広く使用する．歯周病予防として洗口液にも配合される．
＝グルコン酸クロルヘキシジン

クワドヘリックス［クワドヘリックス］【quad-helix，quad-helix appliance】『矯正』
緩徐拡大装置の1つ．固定歯である上顎第一大臼歯の捻転を改善しながら歯列弓を側方拡大できる装置．

け

ケア計画〔歯科衛生過程における〕［ケアケイカク〔シカエイセイカテイニオケル〕］【 care plan 】『予処・保指』
歯科衛生士が実施する処置・ケアに関する計画のこと．フッ化物局所応用，スケーリング・ルートプレーニング，PMTCなどが含まれる．
＝C-P

ケアハウス［ケアハウス］
➡軽費老人ホーム

ケアプラン［ケアプラン］『高齢』
介護保険制度において，利用者が，居宅介護支援事業者に依頼して，本人の心身の状況や希望などを勘案して介護サービス事業者などとの連絡調整を介護支援専門員に行ってもらい，利用する在宅サービスの種類や内容を定めた居宅サービス計画．

ケアマネジャー［ケアマネジャー］
➡介護支援専門員

経管栄養［ケイカンエイヨウ］【 tube feeding 】『高齢』『口外』
消化管に管（チューブ）を挿入し，必要な栄養を直接注入する方法．

経口維持加算［ケイコウイジカサン］『診補』『高齢』
現に経口により食事をする者であり，摂食嚥下障害を有し，誤嚥が認められる入所者に対して，多職種が共同し，食事の観察および会議等を行い，経口による継続的な食事摂取を支援する介護保険の1つ．

経口栄養法［ケイコウエイヨウホウ］【 oral nutrition 】『障害』『口外』
口から食物や水分・液体を摂取する方法．

経口感染［ケイコウカンセン］【 oral infection 】『微生』『口外』
汚染された水や食物などを介する感染．

経口気管挿管［ケイコウキカンソウカン］【 orotracheal intubation 】『高齢』『口外』
全身麻酔を要する手術や自発呼吸が困難な患者に口腔内に気管カニューレを入れて酸素を送ること．

経口鎮静法［ケイコウチンセイホウ］【 oral sedation 】『障害』『口外』
鎮静薬（ジアゼパム）を内服させて鎮静を得る方法．

経口投与［ケイコウトウヨ］【 oral administration 】『薬理』『口外』
内服．薬剤を口から投与すること．

刑事責任［ケイジセキニン］【 criminal responsibility 】『DH総論』
歯科医療において，注意義務を怠り，医療過誤を犯した結果，他人を死に至らしめたり，傷害を与えた場合，刑事上は業務上過失致死罪（刑法第211条）に該当する．

形質細胞［ケイシツサイボウ］【 plasma cell, plasmacyte 】『解剖・生理』『微生』『薬理』
抗原刺激を受けたB細胞から分化した，抗体を産生する細胞．結合組織の中で移動しながら働いている．

傾斜〔歯の〕［ケイシャ〔ハノ〕］【 tipping, inclination 】『矯正』
歯の長軸（歯軸）が正常な位置よ

り角度を変えた状態．近心傾斜，遠心傾斜，唇側傾斜，舌側傾斜などがある．

傾斜移動［ケイシャイドウ］【tipping movement】『矯正』
矯正力で歯軸が傾斜すること．近遠心的傾斜移動と唇(頬)舌的傾斜移動がある．

茎状突起［ケイジョウトッキ］【styloid process】『口解・口生』
側頭骨の錐体下面の後下部にある細長い突起．

形態異常〔歯の〕［ケイタイイジョウ〔ハノ〕］【tooth morphological abnormality】『歯周』
形態に異常をきたした歯．口蓋裂溝(斜切痕)，根面溝，エナメル真珠，エナメル突起など．

経腸栄養法［ケイチョウエイヨウホウ］【enteral nutrition】『高齢』『障害』『口外』
経管によって直接胃や十二指腸，空腸に栄養剤を注入する方法．

系統抽出法［ケイトウチュウシュツホウ］【systematic sampling】『統計』
単純無作為抽出法の原理を変えずに，簡便にした方法．母集団に通し番号をつけ，無作為に一点目の標本を抽出し，その点から等間隔で標本を抽出する方法．

系統的脱感作法［ケイトウテキダツカンサホウ］【systematic desensitization technique】『障害』『小児』
不安や恐怖を生じさせる対象について，その刺激の弱いものから強いものへ並べた不安階層表を作成し，それに従って患者自身に刺激の弱いものから順に想い起こさせ，緊張を解除してリラックスさせる方法を修得させる技法．

経鼻経管栄養［ケイビケイカンエイヨウ］【naso-gastric tube feeding】『高齢』『口外』
外鼻孔からチューブを挿入する栄養法．

経皮的動脈血酸素飽和度［ケイヒテキドウミャクケツサンソホウワド］【percutaneous arterial oxygen saturation：SpO_2】『臨検』『診補』『高齢』『口外』
呼吸状態の簡便な指標としてパルスオキシメータで測定する．SpO_2の基準値は96～99％とされる．
＝SpO_2

軽費老人ホーム［ケイヒロウジンホーム］『法律』『高齢』
老人福祉法に規定される無料または低額な料金で，身体機能の低下などにより，自立した生活を営むことに不安があり，家族による援助を受けることが困難な60歳以上の者が利用する入所施設．
＝ケアハウス

頸部前屈嚥下［ケイブゼンクツエンゲ］【chin down swallow/chin tuck swallow】『高齢』
軽く顎を引いて嚥下を行わせること．誤嚥のリスクが減る．

頸部聴診［ケイブチョウシン］【cervical auscultation】『高齢』
摂食嚥下障害の有無を判定するための聴診．安静時の呼吸音，嚥下後の呼吸音，嚥下したときの嚥下音を頸部から聴診する．

ゲーツグリデンドリル［ゲーツグリデンドリル］【gates glidden drill】『機器』『保存』
回転切削器具．根管口を拡げるた

めの器具でエンジン用．短い刃部で，先端に刃が付与されていない．

劇症肝炎［ゲキショウカンエン］【fulminant hepatitis】『微生』
肝炎ウイルス感染，薬物アレルギー，自己免疫性肝炎などが原因で，肝細胞が急激に広汎に壊死し，進行性の黄疸，出血傾向および精神神経症状（肝性脳症）などの肝不全症状が出現する病態．

劇物［ゲキブツ］『法律』『薬理』
毒物及び劇物取締法で規制され，医薬品・医薬部外品以外のもので，日常流通している有用な化学物質のうち，主に急性毒性による健康被害が発生するおそれが高い物質のこと．過酸化水素，クレゾール，水酸化ナトリウム，フェノール，ホルムアルデヒド，メタノールなど．

劇薬［ゲキヤク］『薬理』『法律』『口外』
ヒトなどの健康に害を与えるおそれがあるため，医薬品医療機器等法の規定に基づき厚生労働大臣が指定する医薬品．

化粧品［ケショウヒン］『薬理』『法律』
医薬品医療機器等法における化粧品は，人の身体を清潔にし，美しさと魅力を増して肌や毛を健やかにすることが重要視され，医薬部外品より成分の効果が穏やかなものをさす．

血圧［ケツアツ］【blood pressure】『臨検』『高齢』『口外』
心臓のポンプ作用により血液が全身に送られるときの圧力が動脈壁に及ぼす圧力．基本的に末梢にいくほど低くなる．血圧には個人差があり，加齢により変化する．

血液寒天培地［ケツエキカンテンバイチ］【blood agar media】『微生』
ブイヨンや普通寒天培地に血液や血清を加えた培地．

血液凝固因子［ケツエキギョウコインシ］【blood clotting factor, blood coagulation factor】『臨検』『薬理』『口外』
血液の凝固過程に関わる12個の因子のこと．

結核［ケッカク］【tuberculosis】『生態』『病理』『微生』『口外』
結核菌による感染症．咳などで飛散した結核菌を含む飛沫を直接吸入するか，飛沫核を吸入することで空気感染する．多剤耐性結核の発生や新規結核患者に占める高齢者の割合の高まりが懸念されている．二類感染症．

血管腫［ケッカンシュ］【hemangioma】『病理』『口外』
口腔領域では，頬粘膜などに好発する赤色または青紫色の腫瘤．圧迫すると血液が移動して褪色する．

血管収縮薬［ケッカンシュウシュクヤク］【vasoconstrictor】『薬理』『口外』
血管を収縮させる薬物．局所麻酔薬の効果を増強するために交感神経刺激薬を血管収縮薬として添加する．

血管性認知症［ケッカンセイニンチショウ］【vascular dementia：VaD】『高齢』
認知症の1つ．65歳以上では2番目に多い．脳血管障害に引き続き現れる．

血管迷走神経反射［ケッカンメイソウシン

ケイハンシャ]【vasovagal reflex】『口外』
歯科治療中最も多い全身的偶発症．症状は悪寒，悪心，めまい，脱力感，血圧低下，徐脈，顔面蒼白，冷汗，嘔吐，意識レベル低下などである．

結紮線[ケッサツセン]【ligature wire】『材料』『矯正』
アタッチメントにアーチワイヤーを固定する際に使う細いステンレス鋼．
＝リガチャーワイヤー

血腫[ケッシュ]【hematoma】『病理』『口外』
組織内の血液貯留．

血漿[ケッショウ]【blood plasma】『栄養』『薬理』『口外』
血液から血球成分(赤血球，白血球，血小板)を除いた血液の液体成分．

血漿タンパク質[ケッショウタンパクシツ]【plasma protein】『薬理』『口外』『病理』
血漿の約7%を占めるタンパク質．アルブミン，グロブリン，フィブリノーゲンなどが含まれる．

血清[ケッセイ]【serum】『薬理』『口外』『病理』
血液が凝固したのち上澄みにできる淡黄色の液体成分．アルブミンとグロブリンが主成分で，フィブリノーゲンは含まれない．

血清カルシウム調節ホルモン[ケッセイカルシウムチョウセツホルモン]【serum calcium regulating hormone】『栄養』
血清カルシウムの恒常性維持に関わるホルモン．副甲状腺ホルモン，副甲状腺)，カルシトニン(甲状腺)，活性型ビタミンD(腎臓)の3つがある．

血清療法[ケッセイリョウホウ]【serotherapy，serum therapy】『微生』『病理』
人工的につくられたポリクローナル抗体を多く含む血清を，ジフテリア，破傷風，ボツリヌス，ハブ咬傷などの治療に用いる療法．血清には菌の産生する毒素に対する抗体を含む抗毒素血清(抗毒素)と，菌体に対する抗体を含む抗菌血清(抗血清)とがある．

結石[ケッセキ]【calculus】『病理』『口外』
カルシウムなどの無機塩が主に管腔や体腔内に硬い固形物として沈着したもの．

結節〔歯の〕[ケッセツ〔ハノ〕]【tubercle】『口解・口生』
臼歯部の咬合面に出現する境界不明瞭な突出部．咬頭より小さい．

結節性硬化症[ケッセツセイコウカショウ]【tuberous sclerosis】『障害』
全身に過誤組織と過誤腫を生じる常染色体優性遺伝性の神経皮膚症候群．精神遅滞，てんかんおよび顔面の血管線維腫を三主徴とする．

血栓[ケッセン]【thrombus】『病理』『口外』
血管内で形成された血液凝固物．血小板，線維素，白血球，赤血球からなる．

血栓塞栓症[ケッセンソクセンショウ]【thromboembolism，thromboembolic disorder】『病理』
血管壁に生じた血栓の一部が剥離して血流で運ばれ，ほかの部位の血管を閉塞すること．

欠損補綴［ケッソンホテツ］【prosthetic treatment for tooth loss】『補綴』『歯周』
歯の欠損部分に，固定性ブリッジや有床義歯やインプラントを装着すること．

血糖値［ケットウチ］【blood glucose, plasma glucose】『臨検』『栄養』
血液中のブドウ糖（グルコース）の濃度．

血友病［ケツユウビョウ］【hemophilia】『病理』『薬理』『診補』
血液凝固因子の第Ⅷ・第Ⅸ因子が欠損しているために，血液凝固が正常に起こらず出血傾向をきたす伴性劣性遺伝の疾患．患者のほとんどは男性である．血友病A（第Ⅷ因子が欠損している場合），血友病B（第Ⅸ因子が欠損している場合）の2つがある．スケーリングやブラッシング時には注意を要する．

ケミカルメディエーター［ケミカルメディエーター］【chemical mediator】『病理』『薬理』『口外』
炎症時に生体内で産生されるヒスタミン，ブラジキニン，プロスタグランジンなどの総称．発熱，疼痛，発赤，腫脹，機能障害（炎症の5大徴候）などをもたらし，炎症の進展に関わる．

ケミクレーブ［ケミクレーブ］【chemiclave】『診補』
高圧アルコール蒸気滅菌器．高圧のアルコールの蒸気により滅菌する機器．現在は製造・販売しておらず，修理も難しくなっている．

原因句〔歯科衛生過程における〕［ゲンインク〔シカエイセイカテイニオケル〕］【etiology】『予処・保指』『DH総論』
歯科衛生上の問題の原因や要因を表現したもの．歯科衛生診断文を構成し，診断句と合わせて「〜に関連した」などと表現される．

牽引側［ケンインソク］【tension side】『矯正』
歯に矯正力が加わるときに牽引される移動方向の反対側のこと．

原因療法［ゲンインリョウホウ］【causative treatment, causal treatment】『薬理』
疾病の原因そのものを取り除く療法．抗菌薬，抗ウイルス薬などがある．

原核生物［ゲンカクセイブツ］【procaryote, prokaryote】『微生』
核膜がなく，有糸分裂を行わず，染色体が1つ（1本の環状分子）で，DNAが塩基性タンパク質と結合していない生物．細菌，マイコプラズマ，リケッチアおよびクラミジアなどをさす．

嫌気性グラム陰性菌［ケンキセイグラムインセイキン］【gram negative anaerobe】『栄養』
グラム染色で陰性を示し，生育に酸素を必要としない細菌．*Porphyrmonas, Prevotella, Fusobacterium*といった歯周炎に関連する細菌に多い．

嫌気培養［ケンキバイヨウ］【anaerobic culture】『微生』『口外』
酸素の存在しない状況下での培養のこと．嫌気性細菌の培養に用いる．

研究用模型［ケンキュウヨウモケイ］【study cast, study model】『材料』『補綴』『診補』
上下顎の歯・歯列をアルジネート印象材などで概形印象して製作した模型．患者説明用および咬合診査に使用する．
＝スタディモデル

健康教育［ケンコウキョウイク］【health education】『生態』
心身の健康の保持増進をはかるために必要な知識および態度の習得に関する教育のこと．保健活動において，実習を設け体験させたり，相互に話し合ったりして，情報の整理や判断，学びについて着目した教育方法．

健康寿命［ケンコウジュミョウ］【healthy life expectancy】『生態』『予処・保指』『高齢』
人が一生のうちで健康面の支障なく日常生活を送ることのできる期間．

健康信念モデル［ケンコウシンネンモデル］【health belief model】『DH総論』『予処・保指』
RosenstockやBeckerらを中心として考案され，発展してきたモデル．対象者の保健行動は個々人の主観的な認識に基づいているとされ，対象者が健康によいとされる行動をとるには，心の関与を総合的に判断して予防的保健行動が起こることとしている．

肩甲舌骨筋［ケンコウゼッコツキン］【omohyoid muscle】『口解・口生』
頸部の舌骨下筋群の1つ．上腹と下腹からなり，中間腱で結合される二腹筋．斜めに走る．

健康増進法［ケンコウゾウシンホウ］『法律』『生態』『高齢』『栄養』
健康寿命の延伸や生活の質の向上実現のための健康づくりや疾病予防を積極的に推進するため，21世紀における国民健康づくり運動（健康日本21）の法的根拠として，2002年に成立した．

健康日本21（第二次）［ケンコウニッポンニジュウイチ（ダイニジ）］『生態』『栄養』
「21世紀における国民健康づくり運動（健康日本21）」（2000～2012年度）のうち，「健康日本21（第二次）」（2013～2023年度）として，①健康寿命の延伸と健康格差の縮小，②主要な生活習慣病の発症予防と重症化予防，③社会生活を営むために必要な機能の維持および向上，④健康を支え，守るための社会環境の整備，⑤栄養・食生活，身体活動・運動，休養，飲酒および歯・口腔の健康に関する生活環境および社会環境の改善の5つが基本的な方向として提案された．

健康保険［ケンコウホケン］『法律』
健康保険法に基づく医療保険．

言語聴覚士［ゲンゴチョウカクシ］『法律』『診補』『DH総論』『障害』
言語聴覚士法に規定され，言語聴覚士の名称を用いて，音声機能，言語機能または聴覚に障害のある者についてその機能の維持向上をはかるため，言語訓練その他の訓練，これに必要な検査および助言，指導その他の援助を行うことを業とする者．国家資格．

＝ST

言語野［ゲンゴヤ］【speech area】『口解・口生』
大脳皮質における言語によるコミュニケーションに関連する運動野，連合野，感覚野のこと．

犬歯結節［ケンシケッセツ］【canine tubercle】
➡**切歯結節**

原始反射［ゲンシハンシャ］【primitive reflex】『小児』
新生児期や乳児期の早期にみられる無条件反射．モロー反射や把握反射などがある．

原生セメント質［ゲンセイセメントシツ］【primary cementum】
➡**無細胞セメント質**

原生象牙質［ゲンセイゾウゲシツ］【primary dentin】『口解・口生』
象牙質の形成時期による分類で，歯根が完成する前につくられた象牙質のこと．

現像液［ゲンゾウエキ］【developing solution, developer】『放射線』
ハロゲン化銀を還元して金属銀にすることで潜像を可視像にする液．ハイドロキノンとフェニドンの2剤を組み合わせたもの．エックス線が照射された部分に黒い像をつくる．

原虫［ゲンチュウ］【protozoa】『微生』
単細胞性の真核生物．原生動物ともいう．ゾウリムシ，マラリア原虫，赤痢アメーバなど．

原発性う蝕［ゲンパツセイウショク］【primary caries】『病理』
最初に生じたう蝕．一次う蝕．

現病歴［ゲンビョウレキ］【history of present illness】『予処・保指』『小児』
主訴に関連する，症状の始まりから現時点までの経過についての情報．

研磨材〔歯科における〕［ケンマザイ〔シカニオケル〕］【polishing agent, polishing material】『補綴』
補綴装置などを最終的に仕上げるのに使う材料．磨き砂，酸化亜鉛，アルミナ粉末など．水に混和して使う．

研磨剤〔歯科における〕［ケンマザイ〔シカニオケル〕］【abrasive】『生態』
歯磨剤に含有される清掃剤の1つ．プラークや外来性色素沈着物の除去に用いる．研磨の対象により種類や形態が異なる．研磨性が高いほど除去効果に優れるが，歯の表面を傷つけてしまうおそれがある．

こ

コイルスプリング[コイルスプリング]【coil spring】『材料』『矯正』
矯正歯科用材料．らせん状に巻かれたバネで矯正力を発生するもの．

高圧蒸気滅菌器[コウアツジョウキメッキンキ]【autoclave】『機器』『診補』『微生』
適切な温度（121～134℃）と圧力をかけた飽和水蒸気中で10～50分間，滅菌する機器．安全性が高く低コスト．ほとんどすべての金属製品，ガラス製品，ガーゼや綿球，耐熱性のあるプラスチック，水，培地などを短時間で確実に滅菌できる．
＝オートクレーブ

高位[コウイ]【elevation】『矯正』
個々の歯の位置異常で，咬合平面を越えた状態をさす．

構音[コウオン]【articulation】『口解・口生』『補綴』『口外』
声帯より上位（口唇まで）の音声器官によって個々の言語音（母音と子音）をつくり出すこと．

恒温槽[コウオンソウ]【thermostatic bath】
➡ウォーターバス

構音様式[コウオンヨウシキ]【manner of articulation】『口解・口生』『口外』
呼気の調節によって音をつくる方法．

口窩[コウカ]【stomodeum】『口解・口生』
前頭隆起と第一鰓弓の間に存在する．口窩の底の口咽頭膜が破れて原腸とつながり，消化管の入口となる．

口蓋[コウガイ]【palate】『口解・口生』『予処・保指』
口腔と鼻腔を境し，固有口腔の天井と鼻腔の床をつくる部位．前方2/3を硬口蓋，後方1/3を軟口蓋とよぶ．

口蓋咽頭筋[コウガイイントウキン]【palatopharyngeal muscle】『口解・口生』
軟口蓋後部の口峡を構成する筋の1つ．

口蓋筋[コウガイキン]【palatine muscle】『口解・口生』
軟口蓋を構成する口蓋帆挙筋，口蓋帆張筋，口蓋垂筋，口蓋舌筋，口蓋咽頭筋のこと．

口蓋骨[コウガイコツ]【palatine bone】『口解・口生』
有対性の骨で，垂直板と水平板によりL字形をしている．

口蓋床[コウガイショウ]【palatal plate】『小児』
上顎に裂があって鼻咽腔閉鎖がうまくいかず，十分な哺乳ができない場合に使用する器具．
＝ホッツ床

口蓋垂[コウガイスイ]【uvula】『口解・口生』
軟口蓋の後方に存在する突起．のどちんこ．

口蓋帆挙筋[コウガイハンキョキン]【levator veli palatini muscle】『口解・口生』『口外』
軟口蓋をもち上げる筋．

口蓋扁桃[コウガイヘントウ]【palatine tonsil】『口解・口生』
口蓋舌弓と口蓋咽頭弓の間の扁桃窩にあり，アーモンド状をしている．

口蓋隆起［コウガイリュウキ］【palatal torus】『口外』
骨の増生からなる病変．硬口蓋正中部にみられる．骨腫．

口蓋裂［コウガイレツ］【cleft palate, palatoschisis】『口解・口生』『矯正』『口外』
口蓋の形成過程の障害で生じる，両側の外側口蓋突起の癒合不全のこと．

光化学スモッグ［コウカガクスモッグ］【photochemical smog】『生態』
オキシダントを含んだ空気が夏の高温，無風などの気象条件と重なると発生するスモッグ．

口角結節［コウカクケッセツ］【oral angular eminence】
➡**モダイオラス**

口角鉤［コウカクコウ］【cheek retractor, mouth retractor, retractor of mouth angle】『機器』『矯正』『診補』『口外』
口唇，口角を牽引し，口腔内写真撮影時など，視野を拡大するために使用する器具．
＝**口唇鉤，扁平鉤，アングルワイダー**

硬化時間［コウカジカン］【setting time】『材料』
歯科材料の硬化までの時間．歯科用石膏の硬化時間は混水比，練和条件，添加剤などに影響を受ける．

高カリウム血症［コウカリウムケッショウ］【hyperkalemia, hyperpotassemia】『高齢』『口外』
カリウム過剰症．症状は筋力低下，知覚障害，悪心，嘔吐，心停止などがある．

交感神経［コウカンシンケイ］【sympathetic nerve】『薬理』
自律神経系で，日常生活の活動中，生体にとって緊急事態のときに働く神経系．瞳孔の散大，心拍数の増加，血圧の上昇，皮膚血管の収縮などを起こす．

抗感染症薬［コウカンセンショウヤク］【anti-infective agent】『薬理』『口外』
感染症の治療に用いる薬剤．生体に対して毒性がなく，病原微生物に対しては高い選択毒性を示す．

後期高齢者［コウキコウレイシャ］『生態』
75歳以上の高齢者．

後期高齢者医療制度［コウキコウレイシャイリョウセイド］『法律』『高齢』
2008年に，「老人保健法」が「高齢者の医療の確保に関する法律」に改正されたことに伴い，後期高齢者を対象に新たに創設された制度．高齢者の疾病，負傷または死亡に関して必要な給付を行う．

口峡［コウキョウ］【fauces, oropharyngeal isthmus】『口解・口生』
口腔の後方部分．口蓋舌弓，口蓋咽頭弓，軟口蓋，舌根で囲まれる部位．口腔と咽頭の境．

咬筋［コウキン］【masseter muscle】『口解・口生』
頬骨弓とその付近から起こり，下顎角外面（咬筋粗面）に停止して下顎を挙上する筋．筋線維の走行により，浅層と深層の2層に分けられる．

抗菌作用［コウキンサヨウ］【antibacterial action】『生態』『栄養』『口外』

細菌を殺菌したり，細菌の発育を抑制する作用のこと．

抗菌スペクトル［コウキンスペクトル］【antibacterial spectrum】『薬理』『微生』
化学療法薬が抗菌力を発揮する微生物の種類の範囲のこと．

口腔衛生管理［コウクウエイセイカンリ］【oral rehabilitation and functional care】『生態』『予処・保指』『高齢』『障害』
口腔清掃を含む口腔環境の改善など口腔衛生に関わるセルフケア，コミュニティケアおよびプロフェッショナルケアの総称．ブラッシング，機械的歯面清掃(PTC，PMTC)，歯石除去，フッ化物や抗菌薬の応用などがある．

口腔衛生管理体制加算［コウクウエイセイカンリタイセイカサン］『診補』
歯科訪問診療における介護保険の1つ．介護保険施設または居住系施設において，歯科医師の指示を受けた歯科衛生士が，介護職員に対する口腔ケアに関わる技術的助言および指導を月1回以上行い，その助言に基づき，入所者または入院患者の口腔ケア・マネジメントにかかる計画を作成する．

口腔衛生指導［コウクウエイセイシドウ］【oral health instruction】『歯周』
口腔内や全身の健康の維持・増進を目的とした患者教育ならびにプラークコントロール指導のこと．

口腔衛生手［コウクウエイセイシュ］『DH総論』
わが国における歯科衛生士の前身．神谷市太郎(ライオン歯磨小林商店)が，日本の情勢を鑑み歯科保健志向に沿ったライオン児童歯科院を開設し，1922年から1938年の閉院までに29名の口腔衛生手を養成した．

口腔外固定［コウクウガイコテイ］【extra-oral fixation】『歯周』『予処・保指』
スケーリングなどをする際，患者の頬や顎などの口腔外に手指固定をとること．

口腔外バキューム［コウクウガイバキューム］【extra-oral vacuum】『機器』『診補』
口腔内バキュームで吸引できない切削粉塵や注水噴霧，細菌が含まれているエアロゾルを吸引する機器．

口腔がん［コウクウガン］【oral cancer】『口外』『高齢』『生態』
口腔領域のがんのこと．舌がん，歯肉がん，頬粘膜がん，口蓋がん，口底がんなどがある．舌がんが多い．

口腔カンジダ症［コウクウカンジダショウ］【thrush，oral candidiasis】『微生』『高齢』『口外』
真菌感染症．*Candida albicans, Candida glabrata, Candida tropicalis*などの*Candida*菌種によって引き起こされる．舌や口蓋などの口腔粘膜上に白斑がみられる．治療には抗真菌薬が用いられる．

口腔乾燥［コウクウカンソウ］【xerostomia】『高齢』『薬理』
加齢や疾患などに伴う唾液分泌量の低下や，服用薬剤の副作用，病気の症状(シェーグレン症候群など)が原因で口腔が乾燥する状態．

＝ドライマウス

口腔期[コウクウキ]【oral stage】『口解・口生』
摂食嚥下の5期のうちの嚥下第1期．食塊が口腔から咽頭に送り込まれる時期．

口腔機能回復治療[コウクウキノウカイフクチリョウ]【oral rehabilitation】『歯周』
歯周治療のうちの1つ．咬合治療，修復・補綴治療，歯周補綴，歯周-矯正治療，インプラント治療を含む総合的な治療．
＝オーラルリハビリテーション

口腔機能管理[コウクウキノウカンリ]【oral hygiene care,oral health care】『生態』『予処・保指』『高齢』『障害』
口腔機能の回復および維持・増進に関わるセルフケア，コミュニティケアおよびプロフェッショナルケアの総称．摂食機能療法，嚥下体操，舌のストレッチ訓練などがある．

口腔機能向上サービス[コウクウキノウコウジョウサービス]『生態』
高齢化に伴って生じる口腔機能の低下を防止するために行われる介護予防サービス．通所デイサービス等の場で，食事前に口腔周囲筋などへの適度な刺激と，食後の口腔ケアの実施など．

口腔機能低下症[コウクウキノウテイカショウ]【oral hypofunction】『高齢者』『生態』『予処・保指』
日本老年歯科医学会が2016年に定義し，2018年に歯科病名として保険収載された．加齢や疾患などにより，口腔衛生状態の不良や口腔乾燥，口腔機能低下など複合的に低下すること．

口腔機能発達不全症[コウクウキノウハッタツフゼンショウ]【developmental failure of oral function】『小児』
定型発達児が獲得し得る機能を獲得できていない状態．平成30年度の診療報酬改定において，新たに疾患名が新設された．

口腔筋機能療法[コウクウキンキノウリョウホウ]【oral myofunctional therapy：MFT】『矯正』
歯列を取り巻く口腔周囲筋の機能改善のための訓練法．
＝MFT

口腔健康管理[コウクウケンコウカンリ]【oral health care】『生態』『予処・保指』『高齢』『障害』
口腔清掃を含む口腔環境の改善など口腔衛生に関わる「口腔衛生管理」と口腔機能の回復および維持増進に関わる「口腔機能管理」からなる．

口腔細菌叢[コウクウサイキンソウ]【oral flora】『微生』
口腔内の環境に適応した種々の細菌が定着している生態系のこと．

口腔清掃用具[コウクウセイソウヨウグ][oral cleaning tool]『高齢』『予処・保指』
歯ブラシに代表される口腔内の清掃を行う用具．補助清掃用具として，スポンジブラシ，歯間ブラシ，デンタルフロス，舌ブラシ，軟毛ブラシ，義歯ブラシなどがある．

口腔清掃実行度[コウクウセイソウジッコウド]【patient hygiene performance：PHP】『予処・保指』『統計』
歯面を5分割し，歯垢染色剤を用

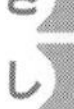
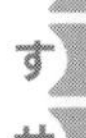
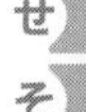
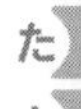
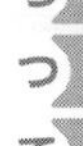

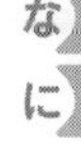

いてプラークの付着している範囲を評価する．6|，1|，|6，|1番歯の唇頬側と|6，6|番歯の舌側を対象歯とし，1つの区画が染色された場合スコア1とする．

$$\mathrm{PHP} = \frac{\text{被検歯面のスコアの合計}}{\text{被検歯面数（通常6）}}$$

＝PHP

▶『歯科予防処置論・歯科保健指導論』p.160参照

▶『保健情報統計学』p.58

口腔清掃自立度判定基準［コウクウセイソウジリツドハンテイキジュン］【assessment of independence for brushing, denture wearing, mouth rinsing：BDR】

➡BDR指標

口腔前庭［コウクウゼンテイ］【oral vestibule, vestibule of mouth】『口解・口生』

口唇，頬と歯列弓の間の部位．上唇小帯・下唇小帯，頬小帯，耳下腺乳頭がある．

口腔底［コウクウテイ］【floor of oral cavity】『口解・口生』

固有口腔の底．舌で覆われる．口腔底の本体は顎舌骨筋である．

口腔トリコモナス［コウクウトリコモナス］【*Trichomonas tenax*】『微生』

西洋ナシ型あるいは紡錘型を示す原虫．ヒトの口腔内に存在し，歯周病の進行とともに検出率が高くなるが，病原性は明らかではない．

口腔内固定［コウクウナイコテイ］【intra-oral fixation】『歯周』『予処・保指』

スケーリングなどをする際，施術歯，隣在歯または対合歯などの口腔内に固定をとること．

口腔内スキャナ［コウクウナイスキャナ］【intraoral scanner】『機器』『補綴』

印象採得をする代わりに，口腔内を直接撮影して，デジタルデータに変換することができる光学印象のための機器．正式にはデジタル印象採得装置とよぶ．

口腔内バキューム［コウクウナイバキューム］【intra-oral vacuum】『診補』

口腔内の水や切削粉塵，唾液，血液などの吸引に加え，粘膜の圧排や保護を行うことができる装置．

口腔粘膜［コウクウネンマク］【oral mucosa】『口解・口生』『予防・保指』

口腔を覆う粘膜で，被覆粘膜（裏層粘膜），咀嚼粘膜，特殊粘膜の3種に分けられる．機能は，保護，感覚，分泌，熱の調整など．

口腔粘膜疾患［コウクウネンマクシッカン］【disease of oral mucosa】『生態』『口外』

アフタ，褥瘡性潰瘍，紅板症，口腔扁平苔癬，口腔白板症，口腔カンジダ症，口腔乾燥症など．

口腔白板症［コウクウハクバンショウ］【leukoplakia of oral cavity】『高齢』『口外』

前がん病変．潜在的悪性疾患．粘膜の角化異常で摩擦しても除去できない白色病変．偽膜性カンジダ症，肥厚性カンジダ症，扁平苔癬などの白色病変との鑑別が重要．境界不明瞭で，上皮性異形成を認めるものはがん化の可能性がある．

＝白板症

口腔扁平苔癬［コウクウヘンペイタイセン］【oral lichen planus：OLP】『口

外』
口腔粘膜に生じる扁平苔癬で慢性炎症性角化病変．薬物や歯科金属アレルギー，ストレスなどが原因とされている．潜在的悪性疾患．

口腔保健支援センター［コウクウホケンシエンセンター］『法律』
歯科口腔保健法により，都道府県，保健所を設置する市および特別区が設置できる．歯科口腔保健推進施策の実施のため，歯科医療等業務に従事する者等に対する情報の提供，研修の実施等の支援を行う．

後継永久歯［コウケイエイキュウシ］【succedaneous tooth, successive permanent tooth】『小児』
乳歯の後に生え代わる永久歯（中切歯，側切歯，犬歯，第一小臼歯，第二小臼歯）のこと．
＝**代生歯**

合計特殊出生率［ゴウケイトクシュシュッセイリツ］【total fertility rate：TFR】『生態』
粗再生産率．15～49歳の女子の年齢別出生率の合計で，1人の女子がその年次の年齢別出生率で一生の間に産むと考えられる平均子ども数を表す．

高血圧症［コウケツアツショウ］【hypertension】『生態』『高齢』『口外』
2回測定値の平均収縮期血圧が140mmHg以上または平均拡張期血圧が90mmHg以上，もしくは降圧薬服用者．原因疾患の明らかではない本態性高血圧と腎疾患，内分泌疾患，心臓疾患などに伴って起こる二次性高血圧とに分類される．

抗原［コウゲン］【antigen】『微生』『病理』
免疫機構が非自己として認識する物質（異物）のこと．

抗原抗体反応［コウゲンコウタイハンノウ］【antigen-antibody reaction】『微生』『病理』
抗原が対応する特定の抗体と反応し抗原抗体複合物を形成すること．

抗原提示細胞［コウゲンテイジサイボウ］【antigen-presenting cell：APC】『病理』『薬理』
マクロファージや樹状細胞など．貪食により取り込んだ抗原を提示する．

膠原病［コウゲンビョウ］【collagen disease】『診補』『歯周』
自己免疫疾患．免疫系が過剰に反応し抗体が産生され，全身に炎症を初めとする障害が発生する病態．全身性エリテマトーデス，関節リウマチ，全身性強皮症，多発性筋炎・皮膚筋炎，混合性結合組織病などがある．

咬合［コウゴウ］【bite, occlusion, articulation】『歯周』『矯正』『補綴』
上下顎を閉じたときの歯の接触関係．咬み合わせのこと．

咬合圧［コウゴウアツ］【biting force, occlusal force, biting pressure, occlusal pressure】『矯正』『生態』
かみしめたときの対合する歯の間の圧力．

硬口蓋［コウコウガイ］【hard palate】『口解・口生』『予処・保指』
口蓋の前方2/3．骨に裏打ちされる可動性のない部分のこと．

咬合干渉［コウゴウカンショウ］【occlusal

interference】『補綴』
咬合の変化によって正常な下顎運動が妨げられること．また，正常な下顎運動を妨げる咬合接触のこと．

咬合器［コウゴウキ］【articulator】『機器』『補綴』『機器』
生体の顎位や顎運動を再現するための機器．補綴装置の製作や咬合診断に用いる．

咬合挙上板［コウゴウキョジョウバン］【bite raising plate，anterior bite plate】『矯正』
過蓋咬合に用いる矯正装置．閉口時，上下顎臼歯が離開することによる下顎臼歯の挺出と，下顎前歯のわずかな圧下によりオーバーバイトの減少をはかる．

咬合採得［コウゴウサイトク］【maxillomandibular relationship record, maxillomandibular registration】『補綴』『保存』
生体における上下顎間の位置関係を咬合器上で再現するために，上顎に対する下顎の立体的位置関係を記録すること．

咬合紙［コウゴウシ］【articulating paper】『機器』『保存』
咬合の状態を確認するために使用する赤色または青色のインクが染み込ませてある紙．咬合面の咬合接触部が印記される．

咬合紙ホルダー［コウゴウシホルダー］【articulating paper holder】『機器』『保存』
多数歯の咬合状態を確認する際に咬合紙を側方から把持する器具．垂れ下がらないよう水平面を確保する．

咬合斜面板［コウゴウシャメンバン］【jumping plate】『矯正』
機能的矯正装置の一種．オーバージェットが大きい過蓋咬合の症例に用いる．下顎骨の前方成長と下顎臼歯の挺出を促進させることによりオーバージェット，オーバーバイトの減少をはかる．

咬合床［コウゴウショウ］【occlusion rim】『補綴』
顎堤粘膜に触れる基礎床と顎堤部分につくられる咬合堤により構成され，有床義歯製作時の咬合採得に用いられる．義歯床．

咬合性外傷［コウゴウセイガイショウ］【occlusal trauma】『病理』『予処・保指』『生態』
組織の抵抗性と咬合圧のアンバランスにより起こるセメント質，歯根膜および歯槽骨の外傷性の変化．歯の動揺，歯根膜腔の拡大，垂直性骨吸収が特徴である．
＝二次性咬合性外傷

咬合調整［コウゴウチョウセイ］【occlusal adjustment, occlusal equilibration】『歯周』
歯の位置異常，咬合不全などにより，歯周組織に咬合性外傷が生じている歯の歯冠の一部を削除して負担を軽減し，咬合力を多数歯に分散させること．義歯などの補綴装置においても咬合力を維持させるために行われる．

咬合堤［コウゴウテイ］【occlusion rim, record rim】『補綴』
咬合床のうち基礎床の上に乗り人工歯が排列される部分で，ワックスで製作される．

咬合平面［コウゴウヘイメン］【occlusal plane】『補綴』『口解・口生』『放射線』
下顎左右側中切歯の近心隅角間の中点（切歯点）と，下顎左右側第二大臼歯の遠心頬側咬頭頂を含む平面として規定される基準面．一般に健常者の天然歯列ではカンペル平面とほぼ平行となる．

咬合法用フィルム［コウゴウホウヨウフィルム］【occlusal dental film】『放射線』
口内法エックス線撮影の咬合法に用いるフィルムの3種類の1つ．

咬合面う蝕［コウゴウメンウショク］【occlusal caries】
➡**小窩裂溝う蝕**

咬合誘導［コウゴウユウドウ］【occlusal guidance】『小児』
正常な咬合への育成をはかるための診察・検査・診断，処置のこと．

咬合力［コウゴウリョク］【occlusal force, bite force】『歯周』
かむ力，咬合する力．

口呼吸［コウコキュウ］【mouth breathing, oral respiration, oral breathing】『矯正』『歯周』
鼻呼吸ではなく，口を開け，舌を低位として口で呼吸すること．

抗コリン薬［コウコリンヤク］【cholinergic blocking agent, cholinolytic】『薬理』
抗ムスカリン作用を有する薬物で，副交感神経を抑制する．気管内分泌を抑制し，心機能を亢進する．

交叉咬合［コウサコウゴウ］【cross bite, reverse articulation】『矯正』『補綴』
上下歯列弓の関係の不正のうち，左右方向の異常のこと．

交叉ゴム［コウサゴム］【cross-elastics】『矯正』
顎間固定に用いる顎間ゴムの1つ．交叉咬合症例に用い，咬合面を越えて斜めにかけて使う．

交叉耐性［コウサタイセイ］【cross-tolerance】『薬理』
1つの薬物に対して耐性を獲得した場合，化学構造が類似するほかの薬物に対しても耐性を生じること．

好酸球［コウサンキュウ］【eosinophil, eosinophilic leukocyte】『微生』『薬理』『病理』
顆粒白血球のうち，顆粒が酸性色素で染まるもの．寄生虫など大型の寄生体を殺滅する．

高脂血症［コウシケッショウ］【hyperlipemia, hyperlipidemia】
➡**脂質異常症**

硬質石膏［コウシツセッコウ］【dental stone】『材料』
歯科用石膏．普通石膏より少ない混水比で練和でき，硬化後の物性に優れている．

高脂肪食［コウシボウショク］【high-fat meal】『栄養』
脂肪エネルギーの割合が大きい食品．

公衆衛生［コウシュウエイセイ］【public health, community health】『生態』
明治時代の初頭に急性伝染病の対策としてのpublic healthが翻訳されたもの．近年は住民の保健・医療・福祉を充実することを重視し，「地域保健」が使われることが多い．ただし，大規模災害などの健康危機が増えたこともあり，新たな公衆衛生の視点が必要といわれている．

口臭恐怖症［コウシュウキョウフショウ］【halitophobia】『生態』
口臭症の1つ．真性口臭症や仮性口臭症に対する治療では訴えの改善が期待できないもの．心身症や統合失調症の初期症状にみられる対人恐怖の形をとるものなどがある．

口臭症［コウシュウショウ］【halitosis, ozostomia】『生態』
真性口臭症，仮性口臭症，口臭恐怖症に大別され，この分類が国際的基準となっている．

咬傷［コウショウ］【bite wound】『小児』『口外』
故意に，あるいは無意識にかむことによって起こる口腔粘膜の局所の浮腫および潰瘍．

溝状舌［コウジョウゼツ］【fissured tongue, plicated tongue, scrotal tongue, furrowed tongue】『病理』『口外』
舌背部粘膜に多数の亀裂が生じた状態．裂溝部は発赤やびらんにより疼痛が生じる．顔面神経麻痺，肉芽腫性口唇炎と合併する病態には，メルカーソン・ローゼンタール症候群がある．

甲状舌骨筋［コウジョウゼッコツキン］【thyrohyoid muscle】『口解・口生』
舌骨下筋群の1つ．甲状軟骨から起こり，舌骨に付く短い筋である．

甲状腺［コウジョウセン］【thyroid gland】『解剖・生理』『口解・口生』
喉頭の前面で甲状軟骨の上にある内分泌器官．甲状腺ホルモンなどを分泌し，細胞の新陳代謝を高める．

甲状腺防護カラー［コウジョウセンボウゴカラー］【thyroid protector】『放射線』『診補』
エックス線撮影をする際に甲状腺を放射線から防護するため首に装着する防護衣．

甲状腺ホルモン［コウジョウセンホルモン］【thyroid hormone】『解剖・生理』
甲状腺で産生されるホルモン．チロキシン，サイロキシンは細胞の新陳代謝を高める．

甲状軟骨［コウジョウナンコツ］【thyroid cartilage】『口解・口生』
喉頭軟骨の1つ．前方が船首（舟のへさき）のように合わさり，体の外からは“のど仏”として触れることができる部分．

紅色斑丘疹［コウショクハンキュウシン］【erythematous papule】『微生』
鮮紅色やバラ色の発疹．軽い掻痒感を伴うが，色素沈着はみられない．

口唇［コウシン］【lip】『口解・口生』
くちびる．口裂の周囲にあり，ほかの皮膚より赤みのある部分をさす．

口唇・口蓋裂［コウシンコウガイレツ］【cleft lip and palate】『矯正』『生態』『口外』
日本人において約500人に1人といわれる比較的多い先天異常．内側鼻突起と上顎部を形成する上顎突起，両側の上顎突起内面の外側口蓋突起の癒合不全に起因して裂が生じる．

抗真菌薬［コウシンキンヤク］【antifungal drug，antimycotic drug】『微生』『口外』『薬理』
真菌による感染症に対して用いる薬剤．

口唇鉤［コウシンコウ］【lip retractor】
➡**口角鉤**

口唇反射［コウシンハンシャ］【lip reflex】『口解・口生』
口唇に触刺激を加えると上下口唇を丸めて前方に突き出し，乳首を挟み込むように口唇を開閉する反射．生後6カ月頃に消失する．

咬唇癖［コウシンヘキ］【lip biting habit】『小児』『口解・口生』
上顎乳前歯の舌側に下唇をかみ込もうとする癖．上唇をかみ込もうとする場合もある．

口唇ヘルペス［コウシンヘルペス］【herpes labialis，cold sore】『微生』『口外』
口唇疱疹．紫外線，疲労，感冒などが原因で，体内に潜伏していた単純疱疹（単純ヘルペス）ウイルス（HSV）が再感染する．口腔周辺に小水疱を形成し，やがてびらんや痂皮を形成した後，1週間程度で治癒する．

向精神薬［コウセイシンヤク］【psychotropic drug】『薬理』
中枢神経に作用し，精神機能，情動面に影響を与える薬物の総称．抗精神病薬，抗不安薬，催眠薬，中枢神経興奮薬など．麻薬及び向精神薬取締法で指定されている．

酵素［コウソ］【enzyme】『栄養』
タンパク質からできており，消化，分解，合成などの化学反応に作用する．

咬爪癖［コウソウヘキ］【nail biting habit】『小児』
爪をかむ癖．精神的緊張の高まりが一因である．歯列への影響としては，正中離開や叢生がみられることがある．

梗塞［コウソク］【infarct，infarction】『病理』
血管の閉塞により生じる局所的虚血性壊死のこと．

抗体［コウタイ］【antibody】『病理』『微生』
抗原に対して生体内でつくられる糖タンパク質．免疫グロブリンというタンパク質からなる．

合着［ゴウチャク］【cementation】『保存』
合着材などを利用して2つの物体を機械的ないし力学的効果によって固定すること．

合着材［ゴウチャクザイ］【cementing agent，luting agent，luting material】『材料』『診補』『補綴』
合着に使用する歯科材料．グラスアイオノマーセメント，レジン添加型グラスアイオノマーセメント，ポリカルボキシレートセメント，リン酸亜鉛セメントなど．

好中球［コウチュウキュウ］【neutrophil，neutrophilic leukocyte】『微生』『薬理』『口外』『病理』
体液中に最も多く存在する（末梢血白血球の約60%）食細胞．初期段階の感染防御作用を担う．

公的年金制度［コウテキネンキンセイド］『法律』
憲法第25条の社会保障に基づいて，将来に訪れる経済的困窮の際に給付される公的年金の制度．国民年金（基礎年金）を基礎として，社会保険方式により保険料を基本に運営されている．

抗てんかん薬［コウテンカンヤク］【anti-convulsant, antiepileptic drug】『薬理』
てんかんの予防と治療に用いられる抗痙攣薬．

後天性免疫不全症候群［コウテンセイメンエキフゼンショウコウグン］【acquired immunodeficiency syndrome：AIDS】
⇒AIDS

咬頭［コウトウ］【cusp】『口解・口生』
臼歯部の咬合面にあり，垂直方向に明瞭に突出する突起．

喉頭［コウトウ］【larynx】『解剖・生理』
咽頭から続く気道の入口．嚥下や発声にも関わる．甲状軟骨，喉頭蓋軟骨，披裂軟骨，輪状軟骨と靱帯で構成される．喉頭の背側には消化管である咽頭喉頭部・食道が通る．

喉頭蓋［コウトウガイ］【epiglottis】『口解・口生』『予処・保指』
喉頭口に覆いかぶさり，蓋をする部分で，気管への食物の進入（誤嚥）が防止される．

喉頭蓋軟骨［コウトウガイナンコツ］【epi-glottic cartilage】『口解・口生』
喉頭蓋の中にある軟骨で，嚥下時に喉頭口を塞ぐための喉頭蓋の芯となる．

咬頭嵌合位［コウトウカンゴウイ］【maxi-mal intercuspal position】『口解・口生』『矯正』『補綴』
口を閉じたときに上下歯列の咬合面が最大面積で接触・嵌合し，安定した状態のときの上顎に対する下顎の位置．

咬頭干渉［コウトウカンショウ］【cuspal interference】『歯周』
下顎の基本運動や機能運動に際して，運動経路を妨げる咬頭の接触またはその現象のこと．

喉頭筋［コウトウキン］【laryngeal mus-cle】『口解・口生』
喉頭口を狭くする筋，声帯を閉鎖する筋，声帯を開く筋，声帯を緊張させる筋で構成され，迷走神経支配により支配されている．

行動変容法［コウドウヘンヨウホウ］【behav-ioral modification】『障害』『予処・保指』『小児』
学習理論に基づいて個人の行動や感情を有用な方向へ変えようとする行動療法．

口内炎［コウナイエン］【stomatitis】『生態』『薬理』『予処・保指』『口外』
口腔粘膜や舌に生じる炎症の総称．アフタ性，カタル性，潰瘍性，ウイルス性などの種類がある．

口内法エックス線撮影［コウナイホウエックスセンサツエイ］【intraoral X-ray photography】『放射線』
撮影対象の歯に接するように専用フィルムまたはエックス線センサーを口腔内に位置づけ，口腔外からエックス線を照射する撮影法．歯や歯周組織，歯槽骨を詳細に写し出す．

口内法エックス線フィルム［コウナイホウエックスセンフィルム］【intraoral ra-diographic film】『放射線』
口内法エックス線撮影に用いる

フィルム．標準型フィルム，小児用フィルム，咬合法用フィルムの3種類がある．

高ナトリウム血症［コウナトリウムケッショウ］【hypernatremia】『高齢』
血液中のナトリウムの濃度が高い状態．原因は脱水，薬の副作用，腎疾患などがある．主な症状は，口渇，水分多飲，痙攣，頭痛，嘔吐，倦怠感，意識障害，高血圧，息切れ，興奮などである．

更年期障害［コウネンキショウガイ］【climacteric disturbance】『診補』
加齢やストレスに伴い，女性ではエストロゲン，男性ではテストステロン分泌が低下して，自律神経症状や精神症状などさまざまな症状がみられる疾患である．症状は，のぼせ，ほてり(ホットフラッシュ)，発汗，冷えのほか，めまい，不眠，動悸，頻脈，頭痛，腹痛，耳鳴り，ヒステリー，うつ，情緒不安定，意欲低下，不安，記憶力低下，倦怠感，皮膚掻痒感などがある．

抗パーキンソン病薬［コウパーキンソンビョウヤク］【antiparkinson drug, antiperkinsonian】『薬理』
パーキンソン病の治療に用いられる薬剤．ドパミンの補充療法で使用するレボドパのほか，中枢性抗コリン薬などがある．

広汎型侵襲性歯周炎［コウハンガタシンシュウセイシシュウエン］【generalised aggressive periodontitis】『微生』
全顎にわたり，急速な歯槽骨吸収が認められ，歯肉に著明な炎症症状を呈する侵襲性歯周炎．

紅板症［コウバンショウ］【erythroplakia】『病理』『口外』
前がん病変．潜在的悪性疾患．口腔粘膜がビロード状の鮮紅色の斑状ないし板状を呈する．

広汎性発達障害［コウハンセイハッタツショウガイ］【pervasive developmental disorder】『障害』『診補』
自閉性障害，アスペルガー障害，小児期崩壊性障害，レット症候群，特定不能の広汎性発達障害(非定型自閉症)など社会性やコミュニケーション能力に関連する領域にみられる発達障害の総称である．2013年のDSM-5や2018年ICD-11の公開以降，広汎性発達障害は自閉スペクトラム症になり，用いられていない．

紅斑熱［コウハンネツ］【spotted fever】『微生』『口外』
*Rickettsia rickettsii*が，ダニが媒介者となり感染した疾患．感染3～4日後から，発熱と頭痛，体幹へ広がる皮膚発疹を生じる．

抗ヒスタミン薬［コウヒスタミンヤク］【antihistamine drug, antihistaminic, histamine antagonist】『薬理』『口外』
ヒスタミンのH_1受容体拮抗薬．アレルギー疾患の対症療法に使用される．副作用は，眠気，めまい，耳鳴り，倦怠感，悪心，嘔吐，食欲不振などがある．

抗プラスミン薬［コウプラスミンヤク］【antiplasmin agent】『薬理』
全身性止血薬．ε-アミノカプロン酸やトラネキサム酸などがある．

興奮作用［コウフンサヨウ］【excitation】『薬理』

薬物が特定の細胞・組織・器官の機能を高めること.
⟺抑制作用

咬 耗［コウモウ］【attrition, occlusal wear】『高齢』
摩耗のうち，咬合により切縁，咬合面が摩滅した状態をさす.

咬耗症［コウモウショウ］【attrition】『保存』
臼歯の咬合面，下顎前歯切縁にみられる歯質の病的損耗である．咬合が原因.

咬翼法撮影［コウヨクホウサツエイ］【bite wing method】『放射線』
上下顎臼歯部の隣接面う蝕の検出，歯槽骨頂の吸収状態を観察する撮影法．臼歯部の咬合状態，補綴装置の近遠心的な適合状態，歯石付着の有無なども観察できる.

口輪筋［コウリンキン］【orbicularis oris muscle】『口解・口生』
口の周りをリング状に取り巻く筋．口裂を閉じたり，口笛を吹いたり，口唇を前方に尖らせたりする際に働く.

高齢者医療確保法［コウレイシャイリョウカクホホウ］
➡高齢者の医療の確保に関する法律

高齢社会［コウレイシャカイ］【aged society】『高齢』
その国の全人口に占める65歳以上の人口比率が14％に達した社会のこと.

高齢者歯科医学［コウレイシャシカイガク］【gerodontlogy, geriatric dentistry】
➡老年歯科医学

高齢者の医療の確保に関する法律［コウレイシャノイリョウノカクホニカンスルホウリツ］『法律』『生態』『DH総論』
高齢期における適切な医療の確保をはかるため，医療費の適正化の推進計画，健康診査などの実施，後期高齢者に対する適切な医療の給付（後期高齢者医療制度）により，国民保健の向上および高齢者の福祉の増進をはかることを目的として2008年に施行された法律.
＝高齢者医療確保法

誤 嚥［ゴエン］【aspiration】『口解・口生』『高齢』
本来，食道に入るべき食物や唾液が気管に入ること.

誤嚥性肺炎［ゴエンセイハイエン］【aspiration pneumonia, inhalation pneumonia】『高齢』『生態』『診補』『予処・保指』『歯周』
咳反射の低下などによって誤嚥が起こり，口腔内細菌が直接気管内に侵入することによって起こる肺炎のこと.

ゴードンのプライヤー［ゴードンノプライヤー］【Gordon pliers】『機器』『小児』
乳歯用既製冠の歯頸部辺縁の形態調整器具.

コーヌステレスコープ義歯［コーヌステレスコープギシ］【cone-crown-telescope prosthesis】『歯周』
クラスプを使わず支台歯に内冠を，義歯に外冠を組み込んだ可撤式補綴装置.

コーピング［コーピング］【coping】『予処・保指』
直面する問題に対する不安や怒り

を鎮めたり，解決するための対処のこと．

コーピング［コーピング］【coping】『補綴』
支台歯根面を覆う金属のキャップ，または前装鋳造冠の金属部分やオールセラミッククラウンのコアの部分をさす．

ゴールデンハー症候群［ゴールデンハーショウコウグン］【Goldenhar syndrome】『病理』『矯正』『口外』
第一・第二鰓弓（さいきゅう）に異常が生じる鰓弓症候群に頸部脊椎異常などを合併したもの．顔面非対称や交叉咬合，叢生などが起こる．

ゴールドプラン21［ゴールドプランニジュウイチ］『高齢』
2000～2004年度までの5か年間の高齢者保健福祉施策の方向を策定したもの．介護予防，生活支援などを推進することにより高齢者の尊厳の確保と自立支援をはかろうとしたもの．

コーンカット［コーンカット］【cone-cutting】『放射線』
中心線（主線）が対象歯をとらえていないためにフィルムにエックス線が照射されず，白い部分ができること．コーンカッティング．

五感［ゴカン］【five senses】『栄養』
視覚，触覚，味覚，聴覚，嗅覚の5つの感覚のこと．

黒化度［コッカド］【optical density, blackness, photographic density】『放射線』
エックス線写真の黒さの程度のこと．「黒化度1」とは，エックス線写真を透過した光の量が，透過前の10%であることを表す．

国際歯科衛生士連盟［コクサイシカエイセイシレンメイ］【International Federation of Dental Hygienists：IFDH】『DH総論』『生態』『倫理』
口腔衛生サービスを国際的に供与していくことを念頭に，FDIやWHOと連携し口腔衛生の諸問題に対応することを目的とした機関．所属している国は28カ国である．
＝IFDH

国際障害分類［コクサイショウガイブンルイ］【International Classification of Impairments, Disabilities, and Handicaps：ICIDH】『障害』『高齢』
1980年にWHOが提唱した国際障害分類．障害は「機能・形態障害」，「能力低下」，「社会的不利」の3つの階層からなるものとしてとらえられるとした分類のこと．
＝ICIDH

国際生活機能分類［コクサイセイカツキノウブンルイ］【International Classification of Functioning, Disability and Health：ICF】『障害』『高齢』『生態』『予処・保指』
2001年にWHOが提唱した，障害というマイナス面のみならず，健康というプラス面も含んだ人間のすべての状態を表す生活機能の分類として示したもの．
＝ICF

コクサッキーウイルス［コクサッキーウイルス］【Coxsackie virus】『微生』『病理』『口外』
口腔領域ではヘルパンギーナと手足口病の原因ウイルスとして知ら

れている．1948年にニューヨーク州のコクサッキー地区で，ポリオの調査時に小児の便から分離されたことから名づけられた．

国勢調査［コクセイチョウサ］【population census】『生態』『統計』
基幹統計の性・年齢・職業など国の人口静態を把握するための全数調査で，最も基本的な人口統計．1920年から10年ごとに大規模調査，その中間年次の5年目に簡易調査が行われている．

国保連［コクホレン］
➡**国民健康保険団体連合会**

国民医療費［コクミンイリョウヒ］『統計』『法律』
当該年度内の医療機関などにおける傷病の治療に要する費用を推計したもの．

国民健康・栄養調査［コクミンケンコウエイヨウチョウサ］『栄養』『統計』『予処・保指』
一般統計．国民の健康増進を総合的にはかるための基礎資料として，国民の身体の状況，栄養素摂取量および生活習慣の状況を明らかにするために毎年11月に実施されている調査．

国民健康保険［コクミンケンコウホケン］『法律』
国民健康保険法に基づく医療保険．農林漁業，商工業などの自営業者，被用者保険の適用を受けない事業所の従業員，外国人登録法に基づく登録で在留期間が1年以上の外国人が対象．保険者は原則として市町村および特別区である．

国民健康保険団体連合会［コクミンケンコウホケンダンタイレンゴウカイ］『法律』
請求者である保険医療機関と支払者（国民健康保険）の間の第三者的な診療報酬請求および調剤報酬請求の審査支払機関のこと．
＝**国保連**

国民生活基礎調査［コクミンセイカツキソチョウサ］『統計』
基幹統計．「厚生行政基礎調査」，「国民健康調査」，「国民生活実態調査」，「保健衛生基礎調査」を統合し，新たに保健，医療，福祉，年金，所得等国民生活の基礎的事項を世帯面から総合的に把握するために1986年から3年ごとに大規模に実施されている調査．

国民年金［コクミンネンキン］
➡**基礎年金**

黒毛舌［コクモウゼツ］【black hairy tongue】『病理』『口外』
糸状乳頭が角化亢進によって延長して舌背表面に毛が生えたようにみえる病変．多くの場合は褐色から黒褐色を呈する．
＝**毛舌**

鼓形空隙［コケイクウゲキ］【embrasure】『口解・口生』
歯列を頰側または舌側からみたときに接触点を中心に，上下にある三角形の領域部分のこと．

固形食［コケイショク］【solid food】『小児』
形のある食品，かんで摂取できる食物のこと．咀嚼できる人に用いる．

ココアバター［ココアバター］【cocoa butter】『材料』
①セメントや充填材料の硬化の

際，感水を防止するために歯面に使用する防湿剤．②暫間修復物を製作するときに，レジンが歯質に固着するのを防ぐために支台歯に塗布する分離剤．

鼓索神経 [コサクシンケイ]【chorda tympani nerve】『口解・口生』
顔面神経が茎乳突孔より頭蓋外に出る直前に出す枝．顎下腺と舌下腺の分泌性線維と膝神経節に由来する舌前2/3を支配する味覚線維が含まれる．

ゴシックアーチ描記 [ゴシックアーチビョウキ]【gothic arch tracing】『補綴』
顎運動の水平面での軌跡の描記．口内法と口外法がある．

ゴシックアーチ描記装置 [ゴシックアーチビョウキソウチ]【gothic arch tracing】
➡**ゴシックアーチトレーサー**

ゴシックアーチトレーサー [ゴシックアーチトレーサー]【gothic arch tracer】『補綴』『機器』
ゴシックアーチを描記するための装置で，描記針と描記板からなる．
＝**ゴシックアーチ描記装置**

鼓室神経 [コシツシンケイ]【tympanic nerve】『口解・口生』
舌咽神経の枝．下神経節から起こり，鼓室に入り，鼓室神経叢をつくる．

個歯トレー [コシトレー]【individual tooth tray, individual tray for abutment impression】『材料』『補綴』『診補』
支台歯の精密印象採得に使用されるキャップ型のトレー．通常は常温重合レジンで作製される．形成辺縁を明確に再現した寸法精度のよい印象を採得するため，印象前にトレー辺縁部や内面の調整を行う．

50％致死量 [ゴジュッパーセントチシリョウ]【lethal dose$_{50}$, median lethal dose, half lethal dose】『薬理』
用量と死亡率の関係を示した曲線において，50％の動物が死亡する量のこと．
＝LD_{50}

50％有効量 [ゴジュッパーセントユウコウリョウ]【effective dose$_{50}$, median effective dose】『薬理』
用量と効果を示した曲線において，50％の動物やヒトに効果を発現する用量のこと．薬物の作用強度を示す指標となる．
＝ED_{50}

孤食 [コショク]【lonely meal】『予処・保指』
1人で食事をすること．

個人識別〔歯による〕 [コジンシキベツ〔ハニヨル〕]【dental identification】『生態』
災害や事故などで身元が不明な人を，歯の治療痕や歯髄の細胞，歯槽骨，口腔粘膜など，歯科的所見から身元を特定すること．
＝**身元確認**

個人情報の保護に関する法律 [コジンジョウホウノホゴニカンスルホウリツ]『倫理』『統計』
個人情報の取扱いに関する法律で，一部を除き，2003年に施行された．
＝**個人情報保護法**

個人情報保護法 [コジンジョウホウホゴホウ]
➡**個人情報の保護に関する法律**

個人トレー [コジントレー]【individual

tray 】『機器』『材料』『診補』『補綴』
印象採得を行う際に使用する患者個人に合わせて個別に製作されたトレー.

孤束核 [コソクカク]【 nucleus tractus solitarii 】『口解・口生』
延髄に存在する神経核. 味覚・内臓感覚の一次中継核であり, 唾液核にも連絡している.

五大栄養素 [ゴダイエイヨウソ]【 five components nutrient 】『栄養』
糖質, 脂質, タンパク質, ミネラル, ビタミンの5つの栄養素.

骨縁下ポケット [コツエンカポケット]【 infrabony pocket 】『歯周』
ポケット底部が歯槽骨頂より根尖側に位置するポケット.

骨縁上ポケット [コツエンジョウポケット]【 suprabony pocket 】『歯周』
ポケット底部が歯槽骨頂より歯冠側に位置するポケット.

骨芽細胞 [コツガサイボウ]【 osteoblast 】『解剖・生理』『栄養』『矯正』
骨をつくる細胞のこと. 間葉組織の細胞が分化したものである.

国家統計調査 [コッカトウケイチョウサ]【 national census 】『統計』
国家が行う統計調査, および公的機関が作成する統計全般のこと. 基幹統計と一般統計とがある.

骨鉗子 [コツカンシ]【 rongeur forceps 】『機器』『口外』
骨鋭縁部の除去, 骨瘤の除去, 骨折骨片の把持, 分割された埋伏歯冠の摘出など硬組織に使用する鉗子のこと.
＝破骨鉗子

骨吸収〔歯周組織の〕 [コツキュウシュウ〔シシュウソシキノ〕]【 bone resorption 】『矯正』『歯周』
歯に加わる矯正力やプラーク炎症によって生じる歯槽骨の吸収. 水平性骨吸収と垂直性骨吸収がある.

骨形成性エプーリス [コツケイセイセイエプーリス]【 osteoplastic epulis 】『病理』『口外』
線維性組織の中に骨組織の形成があるエプーリス.

骨硬化症 [コツコウカショウ]【 osteosclerosis 】『生態』
重度のフッ化物の過剰症. わが国では8ppm前後を骨硬化症が現れる境界域としている.

骨性癒着 [コツセイユチャク]【 osseous ankylosis 】『保存』『小児』
歯槽骨と歯根が直接結合している状態.
＝アンキローシス

骨粗鬆症 [コツソショウショウ]【 osteoporosis 】『診補』『栄養』『生態』『口外』
骨の変形などは認められないが, 骨量が減少し骨内部に間隙ができた状態. 骨密度と骨質が低下して骨折しやすくなる. 65歳以上で閉経後の女性に多くみられる.

骨添加 [コツテンカ]【 bone deposition, bone apposition 】『矯正』
歯の矯正力が加わった際に牽引側で起こる変化. 歯槽骨表面で骨芽細胞が現れ, 骨が造成されること.

ゴットリーブの垂直法 [ゴットリーブノスイチョクホウ]【 gottlieb method 】『予処・保指』
歯ブラシの脇腹を使ったブラッシング法の1つ. 歯ブラシの毛先を

歯面に当て，空隙が大きい場合，歯間部に毛束を入れて上下に細かい圧迫振動を加える方法.
＝ゴットリーブの縦磨き

ゴットリーブの縦磨き【gottlieb method】
➡ゴットリーブの垂直法

骨年齢［コツネンレイ］【bone skeletal age, bone age, skeletal age】『小児』『矯正』
身体の成熟の指標．手根骨の化骨数を計測し，標準値と比較することにより決定する年齢．発育の尺度として用いる.

骨の改造［コツノカイゾウ］【bone remodeling】
➡リモデリング

骨ノミ［コツノミ］【bone chisel】『機器』『保存』『口外』『歯周』
骨表面の削除や骨の分割に使用するノミ．刃部が扁平なものと彎曲したものがある.
＝マイセル

骨膜起子［コツマクキシ］【periosteal elevator】『機器』『口外』
粘膜剝離子と同様に，粘膜骨膜弁の形成に用いる剝離器具.

骨膜剝離子［コツマクハクリシ］【periosteum elevator, periosteum raspatory】『機器』『歯周』『口外』
歯周外科手術の際に骨膜を歯槽骨から剝離翻転するときに使用する器具.
＝ラスパトリウム（ラスパ）

骨やすり［コツヤスリ］【bone file】『機器』『口外』『歯周』
骨の断端や鋭縁部を平滑にする器具．歯槽骨整形術，骨瘤除去術などで使用する.
＝ボーンファイル

固定式矯正装置［コテイシキキョウセイソウチ］【fixed orthodontic appliance】『矯正』『歯周』
患者自身が着脱できない矯正装置．舌側弧線装置，マルチブラケット装置などがある.

固定式保定装置［コテイシキホテイソウチ］【fixed retainer】『矯正』
患者自身が着脱できない保定装置で動的矯正治療終了後の保定時に用いる.

古典的条件づけ［コテンテキジョウケンヅケ］【classical conditioning】
➡レスポンデント条件づけ

コドン［コドン］【codon】『栄養』
核酸の塩基配列がタンパク質を構成するアミノ酸配列へと生体内で翻訳されるときの各アミノ酸に対応する3つの塩基配列のこと.

コバルトクロム合金［コバルトクロムゴウキン］【Co-Cr (cobalt-chromium) alloy】『材料』『矯正』『補綴』
コバルトを主成分とし，クロムを含む合金．金合金，銀合金と比較して，硬さ，強さが大きく，義歯床や矯正用ワイヤーに使用される.

5p-症候群［ゴピーマイナスショウコウグン］【5p-syndrome】
➡ネコ鳴き症候群

コプリック斑［コプリックハン］【Koplik spot】『病理』『微生』『小児』『口外』
麻疹ウイルスの飛沫感染により起こる小児期の発疹性疾患である麻疹（はしか）の初期症状．皮膚の発疹に先がけて口腔粘膜に現れる.

4/5冠［ゴブンノヨンカン］【partial coverage crown, four fifth crown】『補綴』
主に小臼歯において，歯冠の5面のうち，多くの場合，頬側面を除く4面を覆うクラウン．

コホート研究［コホートケンキュウ］【cohort study】『統計』『生態』
縦断研究の1つ．ある特定の集団を経時的に追跡し，その集団からどのような疾病・死亡が起こるかを観察して要因と疾病との関連を明らかにする研究．一般的に前向き研究（前向きコホート研究）であるが，後向き研究（後向きコホート研究）も存在する．

コミュニケーション［コミュニケーション］【communication】『高齢』
送り手がある情報を受け手へ送り，何らかの手段でその情報の概要が受け手に理解されることによって成立すること．

ゴム質印象材［ゴムシツインショウザイ］【rubber impression material】『材料』
弾性印象材のうち，水分を含まずゴムのような性質を示すもの．シリコーンゴム印象材，ポリエーテルゴム印象材，ポリサルファイドゴム印象材など．

ゴム腫［ゴムシュ］【gumma】『病理』『口外』
梅毒の第3期に出現する結核結節様の肉芽腫．肝臓や大動脈に形成される．

コモンリスクファクター［コモンリスクファクター］【common risk factor】『生態』
う蝕や歯周病など口腔疾患は食生活や喫煙などの生活習慣の影響が深く関与し，生活習慣病と多くのリスクファクターを共有していることをいう．

固有口腔［コユウコウクウ］【oral cavity proper】『口解・口生』
口腔のうち，上下の歯列弓の内側にある空間のこと．

固有歯槽骨［コユウシソウコツ］【adlveolar bone proper】『口解・口生』『歯周』
歯槽骨のうち，歯根腔をとり囲む部分で，シャーピー線維が存在する．

雇用保険［コヨウホケン］『法律』
雇用保険法で規定される労働者を雇用する事業所では強制的に適用される，政府が責任をもって運営する保険制度．労働者が失業した場合，雇用の継続が難しい事態が起きた場合，教育訓練を受けた場合に，保険給付が支給される．

コラーゲン［コラーゲン］【collagen】『栄養』
不溶性の線維状タンパク質．哺乳動物では体タンパク質の全体の約1/3を占める最も多い物質．

コラゲナーゼ［コラゲナーゼ］【collagenase】『栄養』
コラーゲン分解酵素．ヒト組織内に多く分布する線維状タンパク質であるコラーゲンが分解され，組織を破壊する．

コル［コル］【col】『歯周』
歯の接触点直下の歯肉．非角化性の重層扁平上皮からなる．

五類感染症［ゴルイカンセンショウ］『生態』
感染症法で規定されている．診断

から7日以内の全数届け出が義務づけられているアメーバ赤痢，ウイルス性肝炎(E 型・A型肝炎を除く)，AIDS(後天性免疫不全症候群)などの24疾患と，定点観測疾患としての感染性胃腸炎，流行性耳下腺炎，インフルエンザ(鳥インフルエンザ，新型インフルエンザ等感染症を除く)，性器クラミジア感染症などの25疾患が含まれている．

ゴルジ体 [ゴルジタイ]【 Golgi body, Golgiosome 】『栄養』
細胞小器官の1つで，扁平な袋が何枚か重なった構造物．核の近くにある．粗面小胞体から送り出されたタンパク質に糖を添加して糖タンパク質として完成させ，小胞に包み細胞外に分泌する．
＝**ゴルジ装置**

ゴルジ装置 [ゴルジソウチ]【 Golgi apparatus 】
➡**ゴルジ体**

コルネリア・デ・ランゲ症候群 [コルネリアデランゲショウコウグン]【 Cornelia de Lange syndrome 】『障害』
成長障害，精神遅滞，四肢異常，小頭症，特徴的な顔貌(眉毛叢生，長い睫毛，小さく上向きの鼻孔，長い人中，耳介低位)を示す症候群．常染色体優性またはX連鎖性遺伝である．

コレステロール [コレステロール]【 cholesterol 】『栄養』『薬理』『臨検』
脂質の1つ．リン脂質とともに生体膜を構成している．

コレラ [コレラ]【 cholera 】『生態』『微生』
コレラ菌を病原細菌とし，水様性下痢，激しい嘔吐，高度の脱水，虚脱を示す．患者や保菌者の糞便と嘔吐物に汚染された食品や水から伝播する．三類感染症．

コロニー [コロニー]【 colony 】『微生』
細菌を生育可能な固体培地上に蒔き，培養した後に生じる単一菌の集落．

根幹 [コンカン]【 root trunk 】『口解・口生』
多根歯で歯頸線から根分岐までの間の部分をさす．

根管 [コンカン]【 root canal 】『口解・口生』
歯根に相当する部分の歯髄腔．

根管拡大 [コンカンカクダイ]【 root canal enlargement 】『保存』
抜髄あるいは感染根管治療時に，根管内容物や根管歯質を除去して滑沢化し，根管壁を機械的に清掃すること．

根管拡大清掃薬 [コンカンカクダイセイソウヤク]【 root canal irrigants 】『保存』
機械的根管拡大時に，補助薬，清掃薬として使用する薬剤．

根管形成 [コンカンケイセイ]【 root canal preparation, shaping of root canal 】『保存』
根管拡大後に根管充填しやすい形態を付与すること．

根管口 [コンカンコウ]【 orifice of root canal 】『口解・口生』
髄床底から根管へ移行する部分．

根管口明示 [コンカンコウメイジ]【 root canal orifice opening 】
➡**フレアー形成**

根管充填 [コンカンジュウテン]【 root ca-

nal filling, root canal obturation】『保存』
根管治療により無菌的となった根管に細菌などが再び侵入し増殖するのを防ぐため，最終的に隙間なく緊密に封鎖すること.

根管充填材[コンカンジュウテンザイ]【root canal filling material, root canal obturating material】『保存』
根管充填に使用する歯科材料．材質や使用目的により，半固形充填材(ガッタパーチャ系根管充填材)，固形充填材，根管用セメント，糊剤に大別される.

根管充填用ピンセット[コンカンジュウテンヨウピンセット]【root canal filling forceps】『機器』『保存』
ガッタパーチャポイントの把持に用いられる器具.

根管消毒薬[コンカンショウドクヤク]【root canal disinfectant】『保存』『薬理』
根管拡大・清掃された根管を清潔に保つために使用する薬剤．ホルムクレゾール(FC)，フェノールカンフル(CC)，グアヤコール，水酸化カルシウムなど.

根管清掃薬[コンカンセイソウヤク]【root canal cleaning agent】『薬理』
根管内の有機物および汚染物質を化学的に除去する薬剤．次亜塩素酸ナトリウム，EDTA製剤，オキシドール，塩素化合物などがある.

根管探針[コンカンタンシン]【smooth broach】『機器』
根管口の探索や根管の彎曲の程度を知るために使用する器具．エンドエキスプローラー.

根管長の測定[コンカンチョウノソクテイ]【measuring method of root canal length】『保存』
歯冠の基準となる位置から根尖狭窄部までの長さ(根管長，作業長)を測定すること.

根管貼薬[コンカンチョウヤク]【intracanal medication】『保存』
根管へ薬剤を応用すること.

根管治療[コンカンチリョウ]【root canal treatment】『保存』
抜髄後の根管の拡大形成から根管消毒までの一連の治療操作.

根管拡大・形成[コンカンカクダイケイセイ]『保存』
根管拡大と根管形成を併せて，根管拡大・形成という.

根管シーラー[コンカンシーラー]【root canal sealer】
➡根管用セメント

根管用セメント[コンカンヨウセメント]【root canarl cement】『保存』
半固形や固形の根管充填材と併用して充填材を根管内で固定するとともに，根管壁や充填材間の微細な空隙を塞ぎ，封鎖性を向上させる歯科材料.
＝根管シーラー

根管プラガー[コンカンプラガー]【root canal plugger】『保存』
根管充填器．先端部が平坦な細い円柱状の器具で，根管内で充填材を根尖方向に填塞・圧接するのに用いる．根管の太さに合うよう，各種サイズがある.

混合歯列[コンゴウシレツ]【mixed dentition】『口解・口生』
乳歯と永久歯が混在している歯列

の状態．

混合歯列期［コンゴウシレツキ］【mixed dentition period】『小児』
最初の永久歯（下顎第一大臼歯あるいは下顎中切歯）が萌出を開始してからすべての乳歯が脱落するまでの期間．ヘルマンの咬合発育段階ではⅡC期～ⅢB期までにあたり，暦齢では6～12歳頃までのことである．

混合診療［コンゴウシンリョウ］『法律』
同一の疾病の治療において，保険診療と自費診療を併用すること．わが国では原則として禁止されている．

混合唾液［コンゴウダエキ］【mixed saliva】『生態』
一般に口腔内に貯留している唾液のこと．歯肉溝滲出液，口腔微生物，剥離上皮細胞，白血球などの有形成分を含んでいる．

混水比［コンスイヒ］【water powder ratio】『材料』
粉末の歯科材料を練和する際の水と粉末の割合．W/P比ともいう．

根尖（端）［コンセン（タン）］【root apex】『口解・口生』
歯根の先端部分．

根尖（端）孔［コンセン（タン）コウ］【apical foramen】『口解・口生』
根尖に存在する小さな孔．歯髄腔の入口をなす．血管，神経の交通路である．

根尖性歯周炎［コンセンセイシシュウエン］【apical periodontitis】『病理』
根尖部歯周組織の炎症で，歯髄炎とは異なる炎症性病変．急性と慢性に区別される．

根尖性歯周疾患［コンセンセイシシュウシッカン］【periapical disease】『保存』
ほとんどが感染根管由来の歯周疾患．違和感を訴える軽度のものから，頬部や顎体，顎下部の腫脹や自発痛，発熱まで伴う重度のものまである．炎症が慢性に経過すると肉芽や嚢胞を形成する．

根尖切除法［コンセンセツジョホウ］【root resection, apicoectomy, rootend surgery】『保存』『口外』
外科的歯内療法の1つ．感染根管治療を行っても治癒が思わしくない場合に，根尖部を一部切除して治癒を期待する方法．根尖部の除去後には根管が露出するため，その露出した根管を根尖方向から根管充填することもある（逆根管充填）．

根尖掻爬法［コンセンソウハホウ］【apicocurettage, periradicular curettage, apical curettage, periapical curettage】『保存』
外科的歯内療法の1つ．根尖病変組織を掻爬して取り除く術式．

根尖病巣［コンセンビョウソウ］【periapical lesion】『病理』『口外』
➡**根尖病変**

根尖病変［コンセンビョウヘン］【apical lesion, periapicial lesion, periapical pathosis】『病理』『口外』
根尖部歯周組織の病変の総称．
＝**根尖病巣**

コンタクトゲージ［コンタクトゲージ］【contact gauge】『機器』『補綴』『保存』
歯間離開度を測定するための器具．市販されている物は厚さ50

μm，110 μm，150 μmの3種類のスチール板から構成され，それぞれに緑色，黄色，赤色の柄が付いている．

コンタクトマトリックス［コンタクトマトリックス］【contact matrix】『保存』
隔壁の1つ．

コントラアングルハンドピース［コントラアングルハンドピース］【contra-angle handpiece】『補綴』『保存』
マイクロモーターを動力とする回転切削器具．現在はマイクロモーターを内蔵する本体の先に取り付けて用いるのが主流である．

コンピュータ断層撮影法［コンピュータダンソウサツエイホウ］【computed tomography, computerized tomography：CT】『放射線』『口外』
エックス線を用いて人体を薄く輪切りにした画像（断層像）を撮影する画像検査法．口腔顎顔面領域の疾患に対しても有用な画像検査法．
＝**CT**

コンプリートデンチャー［コンプリートデンチャー］【complete denture】
➡**全部床義歯**

コンプレッセン［コンプレッセン］【kompressen〈独〉】『診補』
感染予防のために，術前に患者の衣服や機器にかぶせるシート（覆布）のこと．

根分岐部病変［コンブンキブビョウヘン］【furcation involvement】『歯周』『予処・保指』
歯周病や歯髄疾患の病変が複根歯の根分岐部に波及したもの．

根分岐部用プローブ［コンブンキブヨウプローブ］【furcation probe】
➡**ファーケーションプローブ**

コンポジットレジン［コンポジットレジン］【composite resin, resin composite】『材料』『診補』『保存』
マトリックスレジンに多量の無機質フィラーなどを混合した複合材料．充塡用レジンとして接着性システムと併用することで，歯質と接着し，歯質の削除量の減少が可能である．前装冠やジャケット冠，義歯の人工歯などにも用いられる．化学重合型と光重合型があり，化学重合型に光重合型を加えたデュアルキュア型もある．光重合型コンポジットレジンが主流である．

コンポジットレジンインレー［コンポジットレジンインレー］【composite resin inlay】『保存』
コンポジットレジンで製作したインレー．

根面う蝕［コンメンウショク］【root surface caries】
➡**歯根面う蝕**

さ

災害医療コーディネーター[サイガイイリョウコーディネーター]【disaster medical care coordinator】『生態』
災害対策本部などで，応援要請や派遣調整を行う者のこと．

災害関連死[サイガイカンレンシ]【disaster-related death】『生態』
災害と因果関係のある原因による死亡のこと．

災害拠点病院[サイガイキョテンビョウイン]【disaster medical hospital】『生態』
災害派遣医療チームを保有し，24時間体制の救急対応を行い，災害時には災害対策の医療拠点となる病院．

災害派遣医療チーム[サイガイハケンイリョウチーム]【disaster medical assistance team】『生態』
災害時に被災地へ医療支援に行く医療チームのこと．医師，歯科医師，看護師などさまざまな専門職からなる．
＝DMAT

催奇形性[サイキケイセイ]【teratogenesis】『薬理』
妊娠初期に薬物を投与すると器官の形成障害を起こし，奇形を生じる性質のこと．

鰓弓[サイキュウ]【branchial arch】『口解・口生』
発生第3週の始めに，将来の顔面・頸部の領域に生じる5対のヒダ状の高まり．咽頭弓ともよばれる．第一～第六鰓弓(第五鰓弓はヒトでは生じない)がある．

細菌[サイキン]【bacteria】『微生』
直径1 μm前後で，表層にペプチドグリカンからなる細胞壁を有している原核生物．

細菌性唾液腺炎[サイキンセイダエキセンエン]【bacterial sialadenitis】『微生』『口外』
耳下腺に起こり，まれに顎下腺にもみられ，唾液の流出量の低下などにより口腔から耳下腺管を上行性に感染することが多い唾液腺炎．黄色ブドウ球菌による感染が最も頻度が高い．

剤形[ザイケイ]【dosage forms】『薬理』
医薬品の形状のこと．剤形は，内服薬，注射剤，外用薬に大別されている．

再興感染症[サイコウカンセンショウ]【re-emerging infectious disease】『生態』
結核やマラリアなどのように近い将来，克服されると考えられていた旧来型の感染症のなかからも，再び流行する傾向がみられる感染症．

サイコロジカル・ファーストエイド[サイコロジカルファーストエイド]【psychological first aid】『生態』
心理的応急処置．大きな心理的ストレスを受けたとき，初期の悲しみや苦しみが和らぐよう対応すること．

最小致死量[サイショウチシリョウ]【minimum lethal dose】『薬理』
薬物の投与において死をきたす最小量．

最小有効量[サイショウユウコウリョウ]【minimal effective dose：MED】

『薬理』
薬物が薬理作用を示す最小量.

再植法〔歯の〕[サイショクホウ〔ハノ〕]【tooth replantation】『保存』
外傷などによって脱落した歯を,元の歯槽窩に戻す処置のこと.

座位診療[ザイシンリョウ]【sitting position】
➡**水平位診療**

再生[サイセイ]【regeneration】『病理』
なんらかの原因で組織や臓器が欠損した際に,本来その部を構成していた細胞・組織によって補われること.

再生医療[サイセイイリョウ]【regenerative therapy, regenerative medicine】『倫理』
損傷した,もしくは病気になった細胞・組織・器官を再生し,それらの機能を回復させる医療.特に細胞を用いた再生の研究が進められている.

再生産年齢[サイセイサンネンレイ]【childbearing age】『生態』
女子の妊娠可能な年齢.15〜49歳をさす.

再生不良性貧血[サイセイフリョウセイヒンケツ]【aplastic anemia】『薬理』『口外』
骨髄の血球生成機能低下で起こり,赤血球,白血球,血小板が減少する.血小板の減少で出血傾向がみられる.

再石灰化[サイセッカイカ]【recalcification, remineralization】『生態』『栄養』『保存』
歯質が脱灰した部位に,カルシウムイオンやリン酸イオンが再沈着して,その部位が再び石灰化すること.

最大耐量[サイダイタイリョウ]【maximal tolerated dose】『薬理』
死亡しない最大の投与量.

最大有効量[サイダイユウコウリョウ]【maximal effective dose】『薬理』
薬物が中毒症状を現さない最大量.

在宅医療[ザイタクイリョウ]【home treatment, domiciliary health care, home health care】『高齢』
医師や看護師などの医療職が通院困難な患者の自宅もしくは高齢者施設などに訪問し,医療行為を行うこと.病院に入院して行われる「入院医療」,外来における「外来医療」に対して「第三の医療」ともいわれている.

在宅療養支援歯科診療所[ザイタクリョウヨウシエンシカシンリョウジョ]【dental clinic for home care support】『高齢』
在宅または社会福祉施設などにおける療養を歯科医療面から支援する歯科診療所.医療保険制度上の施設基準の1つ.

サイトカイン[サイトカイン]【cytokine】『微生』『薬理』『栄養』
免疫担当細胞だけではなく,種々の細胞から産生される生理活性物質の総称.免疫反応や炎症反応を媒介する水溶性タンパク質のこと.

再評価〔歯周治療における〕[サイヒョウカ〔シシュウチリョウニオケル〕]【re-evaluation】『歯周』
歯周基本治療後,歯周外科治療

後，口腔機能回復治療後，メインテナンス・SPTの際に歯周組織の評価を行うこと．その結果から治療計画の見直しや治療の効果判定を行う．

最頻値［サイヒンチ］【mode】『統計』
記述統計の指標．名義尺度の各カテゴリーのなかで最も頻度が高いものをさす．

細胞（内）小器官［サイボウ（ナイ）ショウキカン］【cell organelle】『微生』『解剖・生理』
細胞質内にあり，特有の働きをする構造体．ミトコンドリア，小胞体，ゴルジ装置など．

細胞外マトリックス［サイボウガイマトリックス］【extracellular matrix】『栄養』『解剖・生理』
結合組織の細胞外成分で，コラーゲンなどの有形の線維状タンパク質と無構造様の線維間マトリックス物質からなる．

細胞希薄層［サイボウキハクソウ］【cell free-layer of Weil, Weil cell free layer】『口解・口生』
象牙芽細胞の下層に存在し，歯髄細胞の分布が疎な領域が30 μmほど帯状に観察される．
＝ワイル層

細胞周期［サイボウシュウキ］【cell cycle】『薬理』
細胞周期分裂を終えた細胞が次に細胞分裂するまでの1周期で，G_1期（DNA合成に必要な酵素の合成），S期（DNA複製期），G_2期（有糸分裂のための細胞成分の合成），M期（有糸分裂期）の4期に分けられ，細胞が長期間増殖を停止する際にはG_1期からG_0期（休止期）に移行する．

細胞傷害［サイボウショウガイ］【cell injury】『病理』
物理的，化学的，生物的な外因，遺伝子などの内因などにより細胞が傷害されること．

細胞傷害性T細胞［サイボウショウガイセイティーサイボウ］【cytotoxic T cell】
➡キラーT細胞

細胞性免疫［サイボウセイメンエキ］【cellular immunity】『病理』『微生』『栄養』『薬理』
抗体は関与せず，リンパ球やマクロファージなどの細胞が直接的に抗原（結核菌やウイルスに感染した細胞など）を排除する免疫応答のこと．

細胞稠密層［サイボウチュウミツソウ］【cell rich layer, cell rich zone】『口解・口生』
細胞希薄層に接する部分に歯髄細胞が密に分布している厚さ40～50 μmの層．

細胞壁［サイボウヘキ］【cell wall】『微生』
細菌の細胞膜の外側に存在する構造物．形態を保持するだけではなく，外界と菌体内の環境を分けるための重要な役割をもつ．

細胞壁合成阻害［サイボウヘキゴウセイソガイ］【inhibitory action of cell wall synthesis】『微生』
抗菌薬の作用機序の1つ．細菌のペプチドグリカンの合成過程を阻害することで，細菌の細胞壁が脆弱となり，内部の高い浸透圧によって細胞膜が破裂し，溶菌現象を起こすこと．

細胞壁合成阻害薬［サイボウヘキゴウセイソガイヤク］【 inhibitory drug of cell wall synthesis 】『薬理』
ペプチドグリカンの合成を阻害する薬剤．急性歯周膿瘍に有効なβ-ラクタム系抗菌薬（ペニシリン系，セフェム系）がある．

細胞膜［サイボウマク］【 cell membrane 】『栄養』『解剖・生理』『薬理』
動植物，細菌などすべての細胞の表面を構成し，細胞内外を仕切る膜．脂質二重層からなる．

催眠薬［サイミンヤク］【 hypnotic drug 】『薬理』
正常の睡眠と似た中枢神経抑制状態を起こし，一定時間持続させる薬．不眠症の治療などに用いられる．

サイレントアスピレーション［サイレントアスピレーション］【 silent aspiration 】
➡**不顕性誤嚥**

作業用模型［サギョウヨウモケイ］【 working cast, working mold, master cast 】『材料』『補綴』『保存』
精密印象から製作される模型で，クラウンやブリッジ，義歯を製作するための模型である．寸法精度のよい模型用材料を用いる．

作業療法士［サギョウリョウホウシ］『法律』『障害』『診補』『DH総論』
理学療法士及び作業療法士法に規定され，身体や精神機能障害のある人に対して，日常生活の基本動作や軽作業の訓練を通じて，機能の維持・回復をサポートすることを業とする者．国家資格．
＝OT

サクソンテスト［サクソンテスト］【 saxon test 】『診補』『口外』
刺激時唾液分泌量の測定検査．ガーゼをかみ，ガーゼに吸収される唾液の重量を測定する．

嗄声［サセイ］【 hoarseness 】『口解・口生』
一般にいう声がかすれた状態のこと．

サブロー寒天培地［サブローカンテンバイチ］【 Sabouraud agar 】『微生』
真菌の培養に用いる寒天培地．

サベイヤー［サベイヤー］【 surveyor 】『補綴』
サベイラインの記入，着脱方向の決定，アンダーカット量の測定，鉤先の位置決定など，部分床義歯の設計や技工操作に用いられる平行測定装置．

サポーティブペリオドンタルセラピー［サポーティブペリオドンタルセラピー］【 supportive periodontal therapy：SPT 】『歯周』
歯周治療により病状安定となった歯周組織を維持するための治療のこと．口腔衛生指導，PMTC，歯周ポケット内洗浄，SRP，咬合調整などの治療が主体となる．
＝**SPT，歯周病安定期治療**

サホライド®［サホライド］【 Saforide® 】
➡**フッ化ジアンミン銀**

作用薬［サヨウヤク］【 agonist 】『薬理』
生体反応を発現させる能力をもつ作用物質のこと．アゴニスト．作動薬，作用物質ともいう．

サリバチェック®SM［サリバチェックエスエム］【 saliva-check®SM 】『生態』『予処・保指』

う蝕活動性試験の1つ．唾液を検体とし，*S.mutans*菌数レベルを評価する．

サリバテスト［サリバテスト］【saliva test】『保存』
唾液を検体とし，唾液分泌量，緩衝能，唾液中の細菌数などから，う蝕リスクを判定できる．

サルコペニア［サルコペニア］【sarcopenia】『高齢』『生態』
加齢などにより生じる骨格筋量と筋力の低下．
＝筋減少症

サルモネラ属［サルモネラゾク］【*Salmonella*】『微生』
腸チフス菌，パラチフス菌などがある．

酸［サン］【acid】『栄養』
H^+を放出する物質のこと．

酸化亜鉛ユージノール印象材［サンカアエンユージノールインショウザイ］【zinc oxide eugenol impression material】『材料』『診補』
化学反応による不可逆性の非弾性印象材．精密印象，無歯顎印象に用いる．酸化亜鉛を主成分とするペーストとユージノールを主成分とするペーストを混和することで硬化する．口腔粘膜を精密に再現できるが，ユージノール特有のにおいがあり，粘膜や皮膚に付着すると刺激(焼灼感)がある．

酸化亜鉛ユージノールセメント［サンカアエンユージノールセメント］【zinc oxide eugenol cement】『材料』『診補』『保存』
仮封，仮着，印象材として用いられる．主成分は酸化亜鉛とチョウジ油(ユージノール)．粉末・液タイプとペースト・ペーストタイプが存在する．練和時の発熱を伴わない．粉末・液での構成が基本であるが，2ペーストで供給される仮着用セメントが多い．歯髄に対して薬理作用を示す．ユージノールがレジンの重合阻害を引き起こす．

酸化セルロース［サンカセルロース］【oxidized cellulose】『薬理』『口外』
局所性止血薬の1つ．外科手術，抜歯時に使用する綿やガーゼを酸化して柔軟にした止血薬のこと．

Ⅲ型アレルギー［Ⅲガタアレルギー］【type Ⅲ allergic reaction】『薬理』『微生』
抗原と抗体の複合体(免疫複合体)が主に血管壁に沈着して補体を活性化し，その結果として起こる体液性免疫に基づく組織傷害をさす．免疫複合体，アルサス型，ループス腎炎，関節リウマチ，血清病，全身性エリテマトーデスなど．

暫間義歯［ザンカンギシ］【temporary denture, provisional denture】『補綴』
最終義歯を装着するまでの間，ある一定期間使用する義歯．即時義歯，治療用義歯，移行義歯など．

暫間固定［ザンカンコテイ］【temporary splinting】『歯周』『口外』
動揺の著しい歯を一時的に固定し，歯周組織の安静と咬合の安定をはかること．

暫間修復［ザンカンシュウフク］【temporary restoration, temporary filling】『材料』『歯周』
歯髄や残存歯の保護，また，歯の

機能や外観を一定の期間(次回の処置まで，あるいは経過観察の期間などのしばらくの間)保つために行う修復のこと．

暫間的間接覆髄法［ザンカンテキカンセツフクズイホウ］【indirect pulp capping：IPC】『保存』
病的な象牙質を除去すると歯髄が露出する可能性がある場合，あえて一層の病的歯質を残し，再石灰化を期待し，再石灰化成分をもつ材料で覆髄して暫間的に窩洞を修復する方法．
＝**IPC法**

暫間被覆冠［ザンカンヒフクカン］【provisional crown】
➡**プロビジョナルクラウン**

暫間補綴装置【temporary prosthesis】『補綴』
最終補綴装置の製作にあたり，暫間的に装着するクラウンやブリッジ．最終補綴装置の設計，歯髄や残存歯質の保護，機能や外観の維持などを目的とする．
＝**プロビジョナルレストレーション**

産業医［サンギョウイ］『法律』
労働安全衛生法に基づき，労働者の健康管理などを行う医師であり，常時50人以上の労働者を使用する事業所に配置される．

産業歯科医［サンギョウシカイ］『生態』
労働安全衛生法に基づき，歯科領域に関する特殊健康診断やその他の業務に関わる歯科医師．

産業廃棄物［サンギョウハイキブツ］『生態』
事業活動に伴い生じた固形状，液状の廃棄物で，廃棄物処理法では，燃え殻，汚泥，廃油，廃酸，廃アルカリ，廃プラスチック，ゴムくず，金属くず，ガラス・陶磁器くず，繊維くずなど19種類が定められている．処理は，排出事業者が自らの責任で行わなければならない．

産業廃棄物管理票［サンギョウハイキブツカンリヒョウ］
➡**マニフェスト**

3歳児健康診査［サンサイジケンコウシンサ］『法律』『生態』
満3歳を超え満4歳に達しない幼児を対象に，母子保健法で義務づけられている健康診査．

三叉神経［サンサシンケイ］【trigeminal nerve】『口解・口生』『解剖・生理』
第五脳神経．顔面皮膚，眼球，鼻腔，口腔，舌前2/3(味覚を除く)の感覚と咀嚼筋の運動性支配を司る混合性神経．脳神経のなかで最も大きい．

酸産生能［サンサンセイノウ］【acid production ability】『生態』
ミュータンスレンサ球菌などの細菌が糖代謝により持続的に酸を産生する能力．

三種混合ワクチン［サンシュコンゴウワクチン］【triple vaccine】『微生』
ジフテリア，百日咳，破傷風の3つの病原細菌に対する混合ワクチンで，それぞれの頭文字をとってDPTワクチンともよばれる．

酸蝕症〔歯の〕［サンショクショウ〔ハノ〕］【acid erosion】『病理』『保存』
酸の脱灰作用によって，歯の表面に損傷が起こるエナメル質の損耗のこと．

＝侵蝕症

酸処理［サンショリ］【acid treatment】
➡**エッチング**

酸性雨［サンセイウ］【acid rain】『生態』
大気中に放出された硫黄酸化物や窒素酸化物などが移流，拡散中に硫酸，硝酸に変化した結果，pHが5.6以下に低下した雨のことをさす．

酸素［サンソ］【oxygen】『栄養』
元素の1つ．O_2．酵素族元素（酸素，硫黄，セレン，テルル，ポロニウム，リバモリウム）に分類される．

三大栄養素［サンダイエイヨウソ］【three major nutrients】『栄養』
炭水化物，脂質，タンパク質の3つの栄養素のこと．

三大唾液腺［サンダイダエキセン］【three major salivary glands】
➡**大唾液腺**

サンダラックバーニッシュ［サンダラックバーニッシュ］【sandarac varnish】『材料』『診補』『保存』
仮封材．空気に触れると速やかに乾燥し，薄い被膜をつくり外部との遮断を行う．穿通仮封に使用され，封鎖性はない．

サンドブラスター［サンドブラスター］【sand blaster】『補綴』
補綴装置の接着面の汚れや酸化膜を，研削材を使用して取り除く（サンドブラスト）際に用いる機器．技工室などで用いる据え置き型や，口腔内でも使用可能な持ち運び型がある．

サンドブラスト［サンドブラスト］【sand blast, airborne-particle abrasion】『材料』『保存』
細かい粒子の研磨材を空気圧で吹きつけて，表面を一層研削して清浄にするとともに，接着のための細かい凹凸を形成すること．

散布図［サンプズ］【scatter diagram】『統計』
縦軸と横軸に対応する数値を点で表し，数量データ間に関連があるかどうかを観察する場合に用いる図．2項目の分布，相関関係を把握できる．

酸味［サンミ］【sourness】『栄養』
5つの基本味の1つ．酸味物質には，有機酸のクエン酸，乳酸，酢酸などがある．

散乱線［サンランセン］【scattered radiation】『放射線』
入射してから方向を変えたエックス線．

三類感染症［サンルイカンセンショウ］『生態』
感染症法で規定されている．コレラ，細菌性赤痢，腸管出血性大腸菌感染症など，感染力，罹患した場合の重篤性などに基づく総合的な危険性は高くないが，特定の職業への就業によって感染症の集団発生を起こしうる感染症のこと．

し

次亜塩素酸ナトリウム［ジアエンソサンナトリウム］【sodium hypochlorite】『薬理』『微生』『診補』『保存』
中水準消毒薬．芽胞やウイルスを含めすべての微生物に対して効果があり，B型肝炎ウイルスやエイズウイルスの消毒薬として重要である．根幹の化学的清掃にも用いられる．

ジアゼパム［ジアゼパム］【diazepam】『薬理』『口外』
ベンゾジアゼピン系薬物．抗不安薬，鎮静薬，抗痙攣薬，催眠薬などとして用いられる．

シートワックス［シートワックス］【sheet wax】『材料』『診補』『補綴』
鋳造床（金属床）の原型材として用いられる材料．形状は板状で，色調は淡いピンクや青，緑である．軽く表面を加熱して軟化させ，模型に圧接して用いる．

シームレスケア［シームレスケア］【seamless care】『高齢』
継ぎ目のないケアのこと．

子音［シイン］【consonants】『口解・口生』
母音と共に語音を構成する．その種類は，声帯振動の有無，構音点，構音様式を連ねて表現される．「有声音」，「無声音」がある．

シェーグレン症候群［シェーグレンショウコウグン］【Sjögren syndrome：SS】『病理』『口解・口生』『診補』『口外』
唾液腺や涙腺が障害を受ける自己免疫疾患．中年の女性に多く，関節痛や易疲労感，皮膚の炎症がみられ，目の乾燥・充血（ドライアイ）があり，頻繁に点眼したり，口腔が乾燥し，その結果，頻繁に飲水したりするなどの症状を呈する疾患．

シェードガイド［シェードガイド］【shade guide】『機器』『材料』『補綴』『保存』
人工歯の色調見本．

シェードテイキング［シェードテイキング］【shade taking】『補綴』『保存』
補綴装置の歯の色を，患者の残存歯や口唇，皮膚など周囲と調和した色に合わせるための作業．通常はシェードガイドを使用して行う．
＝色合わせ

歯科医師［シカイシ］『DH総論』『法律』
歯科医師法で規定され，公衆衛生の向上および増進に寄与し，国民の健康な生活を確保するために，歯科医療および保健指導を掌る国家資格を有する者．歯科医業と歯科技工の業務独占をもつ．国家資格．

歯科医師法［シカイシホウ］『法律』
歯科医師の資格を定め，国民に適正な歯科医療を提供することを目的とした法律．

紫外線［シガイセン］【ultraviolet light】『生態』
太陽光にも含まれる10〜400nmの不可視光線の電磁波．波長によりUV-A（315〜400nm），UV-B（280〜315nm），UV-C（280nm以下）に分けられる．UV-Bは，新陳代謝亢進作用やビタミンD生成作用がある一方，殺菌作用があり，皮膚紅斑（日焼け），皮膚癌，角膜炎，結膜炎の発生と関係する．

紫外線滅菌［シガイセンメッキン］【sterilization by ultraviolet irradiation】『微生』
波長が260 nm付近の紫外線を照射し滅菌する方法．実験室や手術室の空気や器具の表面の殺菌に用いられる．プラスチック製品を劣化させる．

歯科医療振興財団［シカイリョウシンコウザイダン］『法律』
厚生労働大臣の指定を受け，歯科衛生士名簿への登録事務，歯科衛生士国家試験実施事務などを行っている機関．

歯科衛生アセスメント［シカエイセイアセスメント］【dental hygiene assessment】『DH総論』『予処・保指』
歯科衛生過程における歯科衛生介入前の評価．対象者の問題やその原因を把握するために，対象者自身や対象者の生活環境などの情報を収集し，それらの情報を歯科衛生の視点で処理（整理・分類，解釈・分析）する．
＝アセスメント〔歯科衛生過程の〕

歯科衛生介入［シカエイセイカイニュウ］【dental hygiene intervention】『DH総論』『予処・保指』
立案した歯科衛生計画に沿って，対象者の問題解決のために歯科衛生士が行う支援・援助．

歯科衛生学［シカエイセイガク］『DH総論』
歯科衛生士が，歯牙および口腔の疾患の予防処置，歯科診療の補助および歯科保健指導を中心とした歯科衛生業務を専門職として実施するための理論的・実践的根拠となる学問体系．

歯科衛生過程［シカエイセイカテイ］【dental hygiene process】『DH総論』『予処・保指』
科学的な根拠を基に歯科衛生業務を展開するための思考過程．「歯科衛生アセスメント」，「歯科衛生診断」，「歯科衛生計画」，「歯科衛生介入」，「歯科衛生評価」，「書面化（記録）」の6つで構成されている．対象者に関わる歯科医療従事者全員で情報を共有しつつ，適切な歯科衛生介入を継続して行えるようにすることが目的である．

歯科衛生業務［シカエイセイギョウム］【dental hygiene practice】『歯周』
歯科衛生士が行う業務．

歯科衛生計画［シカエイセイケイカク］【dental hygiene plan】『DH総論』『予処・保指』
歯科衛生診断で明示された対象者の問題を解決するために，目標を掲げ計画する具体的な対応策のこと．歯科衛生計画を立てることを歯科衛生計画立案という．

歯科衛生士［シカエイセイシ］『DH総論』
歯科衛生士法で規定され，歯科疾患の予防および口腔衛生の向上をはかることや，歯科医師の予防および口腔衛生の向上をはかることを目的とする専門職．歯科医師の指導の下に，歯科予防処置，歯科診療の補助，歯科保健指導を行うことを業とする者．国家資格．

歯科衛生士学校養成所指定規則［シカエイセイシガッコウヨウセイジョシテイキソク］『DH総論』
歯科衛生士を養成する学校・養成機関の要件を定めた厚生労働省令．

歯科衛生士業務記録［シカエイセイシギョウムキロク］
歯科衛生士が業務を行った実施内容の記録．歯科衛生士法施行規則第18条で，業務記録を作成して3年間保存しなければならないとされている．
＝業務記録

歯科衛生士憲章［シカエイセイシケンショウ］『倫理』
日本歯科衛生士会による歯科衛生士の宣言書．

歯科衛生士国家試験［シカエイセイシコッカシケン］『法律』
歯科衛生士法第11条の規定により歯科衛生士として必要な知識・技能について，厚生労働大臣が最低年1回以上行うこととなっている国家資格取得のための試験．試験の実施事務は歯科医療振興財団が行っている．

歯科衛生実地指導料［シカエイセイジッチシドウリョウ］『診補』
歯科疾患に罹患している患者に対して，主治の歯科医師の指示に基づき歯科衛生士が，直接口腔内で15分以上の実地指導を行った上で，当該指導内容に係る情報を文書により提供した場合に算定できる診療報酬上の項目．

歯科衛生士の倫理綱領［シカエイセイシノリンリコウリョウ］『DH概論』『倫理』
歯科衛生士の業務実践の行動指針．2019年に日本歯科衛生士会が策定した．
▶『歯科衛生学総論』p.100参照／『歯科医療倫理学』p.78参照

歯科衛生士法［シカエイセイシホウ］『法律』『DH総論』『診補』
わが国における歯科衛生士の法的義務を直接規定する法律．

歯科衛生診断［シカエイセイシンダン］【dental hygiene diagnosis】『DH総論』『予処・保指』
歯科衛生過程における1つのプロセスで対象者が抱える問題を明確にすること．あくまでも歯科衛生士が介入して，解決できる歯科衛生上の問題であり歯科医師が行う診断とは異なる．

歯科衛生評価［シカエイセイヒョウカ］【dental hygiene evaluation】『DH総論』『予処・保指』
歯科衛生過程の1つのプロセス．対象者の問題解決のための振り返り．歯科衛生介入後，どのように変化したか，効果が上がったか，目標の達成度を判断する．問題が解消しなかったとすれば，その原因は何かなど，計画を見直し，修正することも含め，次の歯科衛生計画立案につながるものである．

歯科外来診療環境体制加算［シカガイライシンリョウカンキョウタイセイカサン］『診補』
2008年に歯科診療室の環境整備をはかる観点で保険導入された．医療安全対策のため，AED，血圧計，パルスオキシメーター，口腔外バキュームなどを設置する必要がある．
＝外来環

歯科技工士［シカギコウシ］『DH総論』
歯科技工士法に規定され，歯科技工物（歯科医療のための補綴装置，充填物，矯正装置など）の作成，修理，加工に携わる者．国家資格．

歯科技工指示書［シカギコウシジショ］『法律』

歯科技工士または治療を担当していない歯科医師が歯科技工を行うに際し，治療を担当する歯科医師から交付される，歯科技工物に関する指示を記載した文書．記載事項は歯科技工士法施行規則に規定されている．歯科技工を行った場所の管理者に，歯科技工が終了した日から2年間の保存義務が課せられている．

歯科技工士法［シカギコウシホウ］『法律』

歯科技工士の資格を定める身分法であるとともに，歯科医師ならびに歯科技工士の行う歯科技工の業務が適正に行われることで，歯科医療の普及および向上を目的とした2つの性格を有する法律．

歯科技工所［シカギコウショ］【dental laboratory】『法律』

歯科医師または歯科技工士が業として歯科技工を行う場所．ただし，病院・診療所内の場所で，その病院・診療所で診療中の患者のためだけに歯科技工が行われる場合には，歯科技工所の届出は必要ない．

視覚［シカク］【vision】『栄養』『解剖・生理』

感覚機能の1つ．目で見る働きのこと．

歯科口腔保健の推進に関する法律［シカコウクウホケンノスイシンニカンスルホウリツ］『DH総論』『生態』

歯科疾患の予防等による口腔の健康の保持の推進に関する基本理念を定めた法律．2011年に制定された．

＝**歯科口腔保健法**

歯科口腔保健法［シカコウクウホケンホウ］

➡**歯科口腔保健の推進に関する法律**

歯牙支持義歯［シガシジギシ］【tooth borne type denture】

➡**歯根膜負担義歯**

歯科疾患実態調査［シカシッカンジッタイチョウサ］『生態』『統計』

厚生労働省が実施する一般統計．歯科保健状況を把握するために1957年から6年ごとに実施されている調査．無作為抽出した299単位区内の世帯および当該世帯の満1歳以上の世帯員を標本としている．調査項目は，現在歯の状況（う蝕や処置の有無），喪失歯およびその補綴状況，歯肉の状況，歯列・咬合の状況，歯ブラシの使用状況，フッ化物歯面塗布の状況，咬合・顎関節の異常など．第11回調査（2016年）から5年間隔で実施．

歯牙腫［シガシュ］【odontoma】『病理』『口外』

腫瘍に分類されているが，実際は歯の発生異常によって形成された硬組織塊．過誤腫（良性腫瘍と組織奇形の中間的な病変）とされる最も頻度の高い歯原性腫瘍．

歯科診療の補助［シカシンリョウノホジョ］『予処・保指』

歯科医行為のなかで歯科衛生士の知識と技能の範囲内で，歯科医師の指示の下で行う診療の補助．歯科診療の補助は，歯科衛生士法第

2条第2項に規定されている.

耳下腺[ジカセン]【parotid gland】『口解・口生』『栄養』『生態』
三大唾液腺の1つで漿液腺. 耳下腺の導管は上顎臼歯部の頬粘膜(耳下腺乳頭)に開口する.

耳下腺乳頭[ジカセンニュウトウ]【parotid papilla】『口解・口生』
耳下腺の導管が開口する上顎臼歯部の頬粘膜の小隆起.

歯牙粘膜支持義歯[シガネンマクシジギシ]【tooth-tissue-supported removal partial denture】
➡歯根膜粘膜負担義歯

歯牙負担義歯[シガフタンギシ]【tooth borne type denture】
➡歯根膜負担義歯

歯科訪問診療[シカホウモンシンリョウ]【homebound dentistry, home-visit dental treatment, dental home-visit treatment】『DH総論』『診補』『予処・保指』
居宅などで療養を行っている患者で疾病, 傷病のため通院が困難な者に対して, 歯科医師, 歯科衛生士が訪問し, 診療を行うこと.

歯科保健指導[シカホケンシドウ]『DH総論』『予処・保指』
個人や集団を対象として生活習慣や態度を望ましい歯科保健行動に変容させるために行われる専門的な指導のこと. 歯科保健指導は, 歯科衛生士法第2条第3項に規定されており, 歯科衛生士は, 歯科衛生士の名称を用いて行うことができる(名称独占).

歯科用コーンビームCT[シカヨウコーンビームシーティー]【dental cone-beam CT】『放射線』『診補』『保存』『口外』
顎骨専用に開発された三次元(3D)画像撮影装置. 専用機とパノラマエックス線撮影装置との併用機がある.
＝CBCT

歯科用石膏[シカヨウセッコウ]【dental gypsum product】『材料』
半水石膏の粉末. JISでは使用目的により, タイプ1(印象用普通石膏), タイプ2(咬合器装着用・模型用・義歯埋没用の普通石膏), タイプ3(模型用・義歯埋没用の硬質石膏), タイプ4(模型用の高強度低膨張型硬質石膏, 超硬質石膏ともよぶ), タイプ5(模型用の高強度高膨張型硬質石膏)がある.

歯科用セメント[シカヨウセメント]【dental cement】『材料』『保存』
成形修復, 合着・接着, 仮封, 仮着, 覆髄, 裏層, 暫間修復などに用いられる歯科材料. グラスアイオノマーセメント, ポリカルボキシレートセメント, 接着性レジンセメント, 酸化亜鉛ユージノールセメント, リン酸亜鉛セメント, EBAセメントなど.

歯科用陶材[シカヨウトウザイ]【dental ceramics】『材料』
セラミックス. 透明性があり, 歯冠修復材料や人工歯として利用される.

歯科用マイクロスコープ[シカヨウマイクロスコープ]【dental microscope】『診補』
高解像度ハイビジョンカメラと歯科用顕微鏡を一体化したもの. 治療時の拡大視野を高解像度のデー

タとして取得することができる.

歯科用ユニット［シカヨウユニット］【dental chair unit】『診補』
患者が座るチェアや歯科治療や処置を行う器具類(ライト，切削機器，スピットンなど)が備わっている機器.

歯科用ワックス［シカヨウワックス］【dental wax】『材料』『診補』
室温では固体で加熱により軟化し，融解すると流動性の液体となる熱可塑性の材料．使用目的から，原型用，技工用，印象用などがある.
＝ワックス

歯科予防処置［シカヨボウショチ］『法律』『DH総論』『予処・保指』
歯科疾患を予防するために歯科医師の指導のもとに歯科衛生士が行う専門的な処置で薬物塗布と付着物・沈着物の機械的除去の2つがある．歯科衛生士の業務独占である．歯科衛生士法第2条第1項に規定されている.

歯冠［シカン］【tooth crown】『口解・口生』
解剖学的にはエナメル質で覆われる部分．臨床的には口腔内に露出する部分のこと.

歯間(空)隙［シカン(クウ)ゲキ］【interdental space】『予処・保指』
歯間乳頭の退縮に伴って現れる頬(唇)舌的に貫通する空隙.

歯間刺激子［シカンシゲキシ］【interdental stimulator】
➡ラバーチップ

歯間乳頭［シカンニュウトウ］【interdental papilla】『口解・口生』『歯周』『予処・保指』
歯間(空)隙(隣接面間)を満たしている歯肉.

歯間ブラシ［シカンブラシ］【interdental brush】『予処・保指』『生態』
歯間部隣接歯面やポンティックの基底部の清掃に使用する清掃用具.

歯間分離［シカンブンリ］【separation of teeth，teeth separation】『保存』
検査や治療のために歯と歯の間の距離を広げること．即時歯間分離法と緩徐歯間分離法がある.

歯間分離器［シカンブンリキ］【separator】『機器』
歯質を削除せずに歯間を分離し，隣接面部の検査や窩洞形成，修復操作を容易にするために用いられる機器のこと.
＝セパレーター

歯間離開度［シカンリカイド］【interdental separation】『予処・保指』『補綴』
歯列のなかで隣在歯との歯間接触点における接触強さのこと．咬合面側から歯間隣接面に指頭圧で挿入できるスチール板の最大の厚さで表し，50〜110 μmが正常な値とされる.

しきい線量［シキイセンリョウ］【threshold dose】『放射線』
放射線障害のうち，確定的影響が起こる限界の線量.

磁気共鳴画像撮像法［ジキキョウメイガゾウサツゾウホウ］【magnetic resonance imaging：MRI】『放射線』
核磁気共鳴現象を利用した画像検査法．断層ごとに画像化したものをMR画像とよぶ．CT画像では判別できない筋肉，血管，リンパ節，腫瘍内部の状態などが観察可能．エックス線被曝はない．
＝MRI

色素沈着［シキソチンチャク］【pigmentation】『予処・保指』『歯周』
歯の表面や歯肉に色素が沈着すること．紅茶やタバコのタール，薬品などの外来性によるものと，歯髄の病変など内因性によるものとがある．

糸球体濾過量［シキュウタイロカリョウ］【glomerular filtration rate：GFR】『薬理』『解剖・生理』
1分間に腎臓全体の糸球体で濾過されて，ボーマン嚢に出てくる原尿の量．

歯鏡［シキョウ］【dental mirror】
➡**デンタルミラー**

シグモイド曲線［シグモイドキョクセン］【sigmoid curve】『小児』『薬理』
S字状の曲線のこと．

ジグモンディ方式〔歯式〕［ジグモンディホウシキ〔シシキ〕］【Zsigmondy system】『口解・口生』
歯式の1つ．正中線を縦線で，上下顎の区分を水平線で区切り，歯種を1～8で表記する．
▶『口腔解剖学・口腔組織発生学・口腔生理学』p.76参照

シクロオキシゲナーゼ［シクロオキシゲナーゼ］【cyclooxygenase：COX】『薬理』
アラキドン酸からプロスタグランジンG_2とH_2を合成する酵素．生体の炎症反応に関与している．

シクロスポリン［シクロスポリン］【cyclosporin】『薬理』
免疫抑制薬の1つで，シグナル伝達阻害薬である．骨髄抑制をほとんど示さない．自己免疫疾患にも使用される．

シクロホスファミド［シクロホスファミド］【cyclophosphamide】『薬理』『口外』
アルキル化薬．白血病，悪性リンパ腫，多発性骨髄腫，乳癌などに用いられる．

歯型［シケイ］【die】『補綴』
クラウンやブリッジを製作するための作業用模型の支台歯部分を指し，通常はワックスアップの作業がしやすいように，歯列部分から取り外せる構造になっている．

歯頸線［シケイセン］【cervical line】『口解・口生』
歯冠と歯根の境界線．

刺激作用［シゲキサヨウ］【stimulant action】『薬理』
薬理作用の1つで，細胞・組織・器官に非選択的に作用し，機能や構造に変化を生じること．

刺激唾液［シゲキダエキ］【stimulated saliva】『口解・口生』『生態』
味覚や咀嚼などの刺激によって反射性に分泌される唾液．
＝**反射唾液**

止血鉗子［シケツカンシ］【hemostat, hemostatic clamp, hemostatic clamp forceps】『口外』『機器』
止血するための鉗子．

止血薬［シケツヤク］【hemostatic agent】『材料』『薬理』『口外』
出血を抑えるための薬剤．局所性止血薬と全身性止血薬に大別される．

歯原性腫瘍［シゲンセイシュヨウ］【odon-

togenic tumor】『病理』『口外』
歯の原基および歯胚に由来すると考えられる腫瘍の総称.

歯原性囊胞［シゲンセイノウホウ］【odontogenic cyst】『病理』『口外』
主に顎骨内に発生する囊胞．エナメル器や歯堤，マラッセの上皮遺残などに由来する.

嗜好［シコウ］【preference】『栄養』
「美味しい食べ物を食べたい」という摂食本能とは異なる欲求.

歯垢［シコウ］【dental plaque】
⇒**プラーク**

歯垢染色剤［シコウセンショクザイ］【plaque disclosing agent】『予処・保指』『小児』『薬理』
合成食用色素を主成分とする薬剤で，口腔内細菌とその産生物からなるプラークを染色するために用いる．液体，錠剤，ジェル状，歯磨剤含有タイプなどがある.

自己決定権［ジコケッテイケン］【self-determination right】『倫理』『DH総論』
自分のことは自分で決める権利.

自己効力感［ジココウリョクカン］【self-efficacy】『DH総論』『予処・保指』
ある行動を起こそうというとき，自分はその行動をうまくやることができるという自信のこと.
＝**セルフ・エフィカシー**

自己免疫疾患［ジコメンエキシッカン］【autoimmune disease】『微生』『病理』
免疫機構が破綻し，自己抗体が自己組織を傷害する疾患のこと．全身性エリテマトーデス，関節リウマチ，シェーグレン症候群など.

自己抑制型行動特性［ジコヨクセイガタコウドウトクセイ］【self-repression behavior】『倫理』
自分の気持ちや欲求よりも他者に認められることを優先し，他者からの肯定的な評価を得ようとする行動のこと．イイコ行動特性ともいう.

歯根［シコン］【tooth root】『口解・口生』
解剖学的にはセメント質で覆われる部分．臨床的には歯肉に覆われる部分のこと.

歯根切除法［シコンセツジョホウ］【root resection, root amputation】『歯周』『保存』
外科的歯内療法の1つ．複数根歯で1根に保存不可能な根尖病変がある場合などに，当該根のみを歯頸部で切断・除去し，ほかの組織はそのまま残して歯を保存する術式.
＝**歯根切断法，ルートリセクション**

歯根切断法［シコンセツダンホウ］【root resection】『保存』
⇒**歯根切除法**

歯根徴［シコンチョウ］【root symbol】『口解・口生』
根尖(端)の1/3が遠心に向かって屈曲していることをさす.

歯根肉芽腫［シコンニクゲシュ］【periapical granuloma, radicular granuloma】『病理』『保存』『口外』
慢性膿瘍が肉芽組織化(器質化)し，根尖周囲に形成された肉芽組織．自覚症状はほとんどなく，咬合痛や打診痛も非常に軽度である.

歯根嚢胞[シコンノウホウ]【radicular cyst】『病理』『保存』『口外』
慢性根尖性歯周炎の1つ．根尖部に生じる嚢胞腔内に液体を蓄えている嚢胞．自覚症状はなく，咬合痛や打診痛もない．

歯根破折[シコンハセツ]【root fracture】『保存』『口外』
外力によって歯根が破折した状態．亀裂と完全破折に分類され，自発痛，咬合痛，打診痛がみられる．

歯根分割抜去[シコンブンカツバッキョ]【hemisection】『歯周』『口外』
根分岐部病変の治療の1つ．複根歯の病変の進行した1根を歯冠とともに分割・抜去する術式．
＝ヘミセクション

歯根分離法[シコンブンリホウ]【root separation】『歯周』
根分岐部病変の治療の1つ．一般に下顎大臼歯の髄床底部で歯根を分割し，歯を抜去することなく，単根歯2歯として歯を保存する術式．
＝ルートセパレーション

歯根膜[シコンマク]【periodontal ligament, periodontal membrane】『口解・口生』『病理』『予処・保指』『生態』『歯周』
歯根を取り囲んで歯と歯槽骨を結びつけている線維性結合組織．大部分はコラーゲン線維である．
＝歯周靱帯

歯根膜粘膜負担義歯[シコンマクネンマクフタンギシ]【tooth-tissue-supported removal partial denture】『補綴』
咬合力を歯と粘膜両方で支持する義歯．
＝歯牙粘膜支持義歯

歯根膜負担義歯[シコンマクフタンギシ]【tooth borne type denture】『補綴』
咬合咀嚼力を歯で支持する義歯．
＝歯牙支持義歯，歯牙負担義歯

歯根膜閉口筋（咀嚼筋）反射[シコンマクヘイコウキン(ソシャクキン)ハンシャ]【periodontal masseter muscle reflex】『口解・口生』
歯に力が加わり，歯根膜感覚が刺激されると，閉口筋活動が高まる反射．

歯根面う蝕[シコンメンウショク]【root surface caries】『微生』『生態』『保存』『予処・保指』『診補』
歯根面に発生したう蝕．成人期から高齢期に多い．
＝根面う蝕

自殺幇助[ジサツホウジョ]【physician-assisted suicide：PAS】『倫理』
刑法に規定され，自殺しようとするのを手助け・協力すること．

支持歯槽骨[シジシソウコツ]【supporting alveolar bone】『歯周』『口解・口生』
皮質骨と固有歯槽骨に隣接する海面骨より構成される．

脂質[シシツ]【lipid】『栄養』
水に溶けにくく（疎水性），油などに溶ける（脂溶性）有機物．単純脂質，複合脂質，ステロールに大別される．

脂質異常症[シシツイジョウショウ]【dyslipidemia】『病理』『薬理』『生態』
コレステロールやトリグリセリドなどの中性脂肪が増加した状態．

動脈硬化性疾患の主たる危険因子である．従来は高脂血症といわれた．
＝**高脂血症**

四肢麻痺［シシマヒ］【quadriplegia】『障害』
脳性麻痺のうち麻痺部位による分類の1つ．四肢ともに同程度の麻痺を伴うこと．

歯周医学［シシュウイガク］【periodontal medicine】
➡**ペリオドンタルメディシン**

歯周炎［シシュウエン］【periodontitis, paradentitis】『微生』『歯周』『生態』『予処・保指』『病理』
歯周病原細菌によって，歯槽骨，歯根膜，セメント質に炎症が波及した状態．付着の喪失，歯槽骨の吸収がみられる．慢性歯周炎，侵襲性歯周炎，遺伝性疾患に伴う歯周炎に大別できる．

歯周基本治療［シシュウキホンチリョウ］【initial preparation, initial periodontal therapy】『歯周』
非外科的治療によりプラークを減少させ，歯周組織の炎症を軽減し，歯周病の進行を阻止すること．口腔清掃指導による歯肉縁上プラークの除去，専門家による歯肉縁下プラークの除去，咬合の安定化の項目が達成した後の評価までを含む．

歯周形成手術［シシュウケイセイシュジュツ］【periodontal plastic surgery】『歯周』
歯周外科治療の1つ．審美性の回復，歯周病の進行を抑え，歯肉，歯槽粘膜の形態的安定をはかる目的で行われる術式．小帯切除術(小帯切断術)，歯肉弁側方移動術，歯肉弁歯冠側移動術，歯肉弁根尖側移動術，遊離歯肉移植術，歯肉結合組織移植術など．
＝**歯肉歯槽粘膜形成術**

歯周外科治療［シシュウゲカチリョウ］【surgical periodontal treatment, periodontal surgical therapy】『歯周』
歯周基本治療では治癒せず，深いポケットが残っていたり，骨欠損や根分岐部病変が残存している場合に，それらを除去あるいは減少させることを目的とした外科手術のこと．

歯周疾患［シシュウシッカン］【periodontal disease】
➡**歯周病**

歯周疾患検診［シシュウシッカンケンシン］『法律』『生態』
市町村健康推進事業の1つ．健康増進法に基づく事業．対象者は40，50，60，70歳の者である．

歯周疾患指数［シシュウシッカンシスウ］【periodontal disease index】『統計』『歯周』『予処・保指』
Russellによる指標．歯肉炎から歯周炎の進行度を評価する．
＝**PDI**

歯内-歯周病変［シナイ-シシュウビョウヘン］【endodontic and periodontal disease】『歯周』
歯内，歯周各組織の疾患が相互の領域に波及した病変．

歯周靱帯［シシュウジンタイ］【periodontal ligament】
➡**歯根膜**

歯周組織［シシュウソシキ］【periodontal

tissue, periodontium】『歯周』
歯肉，歯根膜，セメント質，歯槽骨より構成される組織の総称.

歯周組織再生誘導法［シシュウソシキサイセイユウドウホウ］【guided tissue regeneration】『歯周』
歯周外科治療の歯周組織再生療法の1つ．GTR膜を用いて歯根膜由来細胞を誘導し，新付着を伴う歯周組織の再生を期待する手術法.
＝GTR法，組織再生誘導法

歯周組織再生療法［シシュウソシキサイセイリョウホウ］【periodontal tissue regeneration therapy】『歯周』
骨移植術，歯周組織再生誘導法，エナメルマトリックスタンパク質(エムドゲイン® ゲル)を応用した再生療法，増殖因子を応用した再生療法などの総称.

歯周膿瘍［シシュウノウヨウ］【periodontal abscess】『歯周』
歯周組織に限局した化膿性炎症が発現した状態をいう.

歯周パック［シシュウパック］【periodontal pack, periodontal dressing】『材料』『歯周』『薬理』
歯周外科治療後，出血・感染防止のために創面を保護するために用いる包帯材.
＝歯周包帯

歯周病［シシュウビョウ］【periodontal disease】『歯周』『微生』『病理』『生態』『予処・保指』
歯周組織に発症する疾患の総称.
＝歯周疾患

歯周病安定期治療［シシュウビョウアンテイキチリョウ］【supportive periodontal therapy】
➡サポーティブペリオドンタルセラピー

歯周病原細菌［シシュウビョウゲンサイキン］【pathogenic bacterium of periodontal disease】『歯周』『微生』『生態』『病理』
歯周炎の原因となる歯肉縁下プラーク中の細菌．主としてグラム陰性嫌気性桿菌．*Porphyromonas gingivalis*, *Tannerella forsythia*, *Treponema denticola*はレッドコンプレックスとして定義されている.

歯周プローブ［シシュウプローブ］【periodontal probe】『機器』『予処・保指』『歯周』『生態』
ポケットの深さを測るための器具．目盛りを読むことでポケットの深さを測定する.
＝ペリオドンタルプローブ

歯周包帯［シシュウホウタイ］【periodontal dressing】
➡歯周パック

歯周ポケット［シシュウポケット］【periodontal pocket】『歯周』『生態』『病理』『保存』
歯肉の炎症が深部に波及しアタッチメントロスと歯槽骨の吸収が生じ，歯肉溝が深くなったもの.
＝真性ポケット

歯周ポケット搔爬術［シシュウポケットソウハジュツ］【periodontal curettage, periodontal pocket curettage, subgingival curettage】『歯周』
歯周外科治療の組織付着療法の1つ．キュレット型スケーラーを用いて，ポケット上皮と炎症性の上皮下結合組織の一部を除去する術式.

思春期性歯肉炎 [シシュンキセイシニクエン]【puberty gingivitis】『生態』『小児』『歯周』
思春期に女性ホルモンの増加によって *Prevotella intermedia* などが増加して引き起こす歯肉炎.

矢状顆路 [シジョウカロ]【sagittal condylar path】『補綴』
下顎運動時に，矢状面において，下顎頭が関節隆起の斜面に沿って回転・移動する経路を矢状面で見たもの.

指示用コーン [シジヨウコーン]【pointed cone】『放射線』
皮膚面におけるエックス線の照射範囲を示し，焦点皮膚間距離を一定に保ち，検査対象部位へ確実にヘッドを誘導する方向指示の役割を果たすもの.

糸状乳頭 [シジョウニュウトウ]【filiform papilla】『口解・口生』
舌背全面に分布している最も小さい舌乳頭. 舌背表面のザラザラした部分である.

茸状乳頭 [ジジョウニュウトウ]【fungiform papilla】『口解・口生』
舌乳頭の1つ. 茸状の形で舌尖に多い. 血液が透けてみえるので，赤く丸い面としてみえる.

歯小囊 [シショウノウ]【dental sac】『口解・口生』
歯胚全体を包み込んでいる間葉組織で，セメント質，歯根膜，歯槽骨の一部の原器となる.

矢状縫合 [シジョウホウゴウ]【sagittal suture】『口解・口生』
左右頭頂骨の間の前後に走る縫合.

視診 [シシン]【inspection】『歯周』
患者の全身や口腔内の状態を目で見て検査すること.

持針器 [ジシンキ]【needle holder】『機器』『矯正』『歯周』『口外』
先端に縫合針を挟んで固定し，粘膜や皮膚，筋肉や結合組織の縫合処置に使用する鉗子状の器具. マチウ式，ヘガール式などがある.

歯髄 [シズイ]【dental pulp】『口解・口生』『生態』
歯髄腔を満たす軟組織. 血管・神経に富む疎性結合組織で，象牙質の形成，歯への栄養補給，感覚の受容などを担う.

歯髄壊死 [シズイエシ]【pulp necrosis】『病理』『保存』
歯髄炎が歯髄全体に波及すると起こる. また，外傷などによって根尖部において血流が閉ざされ生活力が失われることで起こる壊死.

歯髄壊疽 [シズイエソ]【pulp gangrene】『病理』『保存』
歯髄炎が歯髄全体に波及すると，歯髄壊死と同時に起こる. また，外傷などによる歯髄壊死に細菌が感染し，根尖周囲組織に炎症が波及していく.

歯髄炎 [シズイエン]【pulpitis】『病理』『保存』
歯髄組織に生じる炎症性疾患. ほとんどがう蝕の続発症である.

歯髄疾患 [シズイシッカン]【pulp disease】『保存』『病理』
歯髄に発症する疾患の総称.

歯髄充血 [シズイジュウケツ]【pulp hyperemia】『病理』『保存』

歯髄内の毛細血管が拡張し，血液が過剰に充満する状態．歯髄炎の前駆病変である．

歯髄切断法［シズイセツダンホウ］【pulpotomy，pulp amputation】
➡断髄法

歯髄息肉［シズイソクニク］【pulp polyp】
➡歯髄ポリープ

歯髄電気診［シズイデンキシン］【electric pulp test】『保存』
歯髄電気診断器で歯の表面から電流を流し，歯髄の病態や生死を診断する方法．

歯髄ポリープ［シズイポリープ］【pulp polyp】『病理』
う窩から茸状に肉芽組織の増殖がみられる歯髄炎のこと．
＝歯髄息肉

指数［シスウ］【index，quotient】『統計』
疾病の状態などの事象の性質や程度を示す指標として，特定の方式で表した数値のこと．

死生観［シセイカン］【views of life and death】『高齢』
生と死に対する考え方のこと．

歯性上顎洞炎［シセイジョウガクドウエン］【odontogenic maxillary sinusitis】『病理』『口外』
歯科疾患によって引き起こされる上顎洞炎．

歯石［シセキ］【dental calculus，tartar】『生態』『歯周』『病理』『予処・保指』『栄養』
プラークが石灰化したもの．表面は粗糙で，プラークが付着しやすい．歯肉縁上歯石と歯肉縁下歯石に分けられる．

事前指示書［ジゼンシジショ］【advance directive】『倫理』
診療行為がなされる時点で事故や病気のために患者が判断能力や意識を失っている場合に備えて，患者があらかじめ診療に関する自分の意思を示した文書．診療方針を指示した文書と必要な場合に自分に代わって意思決定する人を指名した文書とからなる．リビングウィルは終末期などにおける生命維持治療の拒否を指示した文書である．

自然的清掃法［シゼンテキセイソウホウ］【natural cleaning method】『生態』
口腔がその生理機能を行うことにより，無意識的に得られる自浄作用のこと．唾液をはじめ，上下の歯の接触，歯面と頬粘膜や舌との摩擦によって行われる歯面の清掃など．

自然免疫［シゼンメンエキ］【innate immunity】『微生』『病理』
もともと生体に備わっている免疫で，自己と非自己を識別する機構のこと．

歯槽［シソウ］【dental alveoli】『口解・口生』
歯根を収めている顎骨のくぼみのこと．

歯槽骨［シソウコツ］【alveolar bone】『生態』『歯周』『予処・保指』
歯を植立させている部分で，歯槽を形成している．

歯槽頂線［シソウチョウセン］【alveolar crest line】『補綴』
歯槽頂を連ねた線．人工歯排列時の参考となる．歯槽頂は顎堤の頂上のこと．

歯槽堤［シソウテイ］【residual ridge】
➡顎堤

歯槽突起［シソウトッキ］【alveolar process】『口解・口生』
上顎骨の上顎体から下方に突出する弓状の突起．歯槽弓をつくる．

歯槽粘膜［シソウネンマク］【alveolar mucosa】『歯周』
付着歯肉の根尖側端の歯肉歯槽粘膜境から根尖方向に広がる歯槽骨を被覆する可動性の軟組織．頬粘膜，口唇粘膜または口腔粘膜へ続いている．上皮層は薄く非角化性で毛細血管が透過するため暗赤色を呈する．

歯槽隆起［シソウリュウキ］【alveolar tubercle】『口解・口生』
歯槽に一致した歯槽部の外側への膨らみのこと．

持続可能な開発目標［ジゾクカノウナカイハツモクヒョウ］
➡SDGs

死帯［シタイ］【dead tract】『口解・口生』『病理』
う蝕や咬耗などの刺激によりその部位の象牙芽細胞が死滅し，象牙細管が空洞化したもの．歯を研磨標本で観察すると，その部分は黒くみえる．

支台歯［シダイシ］【abutment tooth】『補綴』
クラウン，ブリッジ，部分床義歯などの補綴装置を装着する歯．

支台歯形成［シダイシケイセイ］【preparation of abutment tooth】『補綴』
歯科用切削器具を用いて対象となる歯を，クラウンが着脱可能でかつ十分な保持力，強度，審美性などが確保できる形態に形成する作業．

支台装置［シダイソウチ］【retainer】『材料』『補綴』
ブリッジや部分床義歯などの可撤性および固定性補綴装置を支台歯に連結するための装置．具体的にはクラウン，クラスプ，アタッチメントなどが相当する．
＝維持装置

支台築造［シダイチクゾウ］【foundation restoration】『補綴』
歯質の欠損が大きくなった歯に対し，強度やクラウンの保持力を高めるため，人工材料を用いて支台歯形態を整える作業．

市町村保健センター［シチョウソンホケンセンター］『生態』『法律』
地域保健法で規定される地域住民に身近な健康相談，健康教育，健康診査などの対人保健サービスを総合的に行う拠点．公的な施設であるが保健所のような行政機関ではない．

シックハウス症候群［シックハウスショウコウグン］【sick building syndrome：SBS】『生態』
新築住宅などで建築に用いた接着剤や塗料中のホルムアルデヒド，トルエンなどが原因で，眼，喉，自律神経の障害など多様な症状が発生すること．

シックル型スケーラー［シックルガタスケーラー］【sickle type scaler】『歯周』『予処・保指』
スケーラーの1つ．断面は三角形，刃部側面両側に切縁(カッティングエッジ)がある．

＝シックルタイプスケーラー，鎌型スケーラー

シックルタイプスケーラー［シックルタイプスケーラー］【sickle type scaler】
➡シックル型スケーラー

失語［シツゴ］【aphasia】『高齢』
言葉を忘れたり，正しく言えないこと．言語障害の1つでもある．

失行［シッコウ］【apraxia】『高齢』
服の着方や道具の使い方がわからなくなること．認知症の中核症状の1つでもある．

実効線量［ジッコウセンリョウ］【effective dose】『放射線』
放射線による確率的影響に注目して，臓器・組織の放射線感受性の相対値である組織荷重係数を定め，これに等価線量を積したものを被曝したすべての臓器・組織について算出，それらを加え合わせ定義したもの．単位はSv(シーベルト)．

失語症［シツゴショウ］【aphasia】『解剖・生理』『障害者』
脳卒中の後遺症として生じる高次脳機能障害の1種．損傷の部位によって，話す機能の障害と理解する機能の障害に区別される．

湿潤剤［シツジュンザイ］【wetting agent】『生態』
歯磨剤に含有されている成分の1つ．適度な水分を保ち，形状を安定させる働きがある．

湿性嗄声［シッセイサセイ］【wet hoarseness】『口解・口生』『高齢』
下咽頭に唾液や液体が喉頭に侵入した場合に起こる，湿ったようなガラガラ声．嚥下障害を疑わせる兆候の1つ．

失調性呼吸［シッチョウセイコキュウ］【ataxic respiration】『高齢』
一過性の無換気と深呼吸を繰り返す呼吸．Biot呼吸ともいう．

失認［シツニン］【agnosia, agnea】『高齢』
視覚や触覚などの感覚を通して対象物を認知できないこと．認知症の中核症状の1つでもある．

執筆状把持法［シッピツジョウハジホウ］【pen grasp】『診補』
器具の一般的な把持法．鉛筆を持つ持ち方で，安定した操作ができる．
＝ペングリップ

執筆状変法［シッピツジョウヘンポウ］【modified pen grasp】『予処・保指』
執筆状把持法の変法で，第1指と第2指でスケーラーを把持し，第3指をハンドルに沿わせるようにする持ち方．スケーラーの把持が安定し，操作が容易になる．

歯堤［シテイ］【dental lamina, tooth band】『口解・口生』『小児』
胎生6週頃からつくられ，肥厚した上皮が間葉組織に向かって帯状に陥入したもの．歯の原基となる．

試適［シテキ］【trial fitting, try-in】『補綴』
補綴装置などを口腔内で試しに装着すること．

至適pH［シテキピーエイチ］【optimum pH】『栄養』
酵素の働きや微生物の増殖速度が最大となるpH．

至適温度［シテキオンド］【optimum tem-

perature】『栄養』
酵素の働きや微生物の増殖速度が最大となる温度．

至適フッ化物濃度［シテキフッカブツノウド］【optimal fluoride ion concentration】『統計』
フッ化物を上水道に添加する際のう蝕の予防に有効な濃度．

児童虐待防止法［ジドウギャクタイボウシホウ］
➡児童虐待の防止等に関する法律

児童虐待の防止等に関する法律［ジドウギャクタイノボウシトウニカンスルホウリツ］『生態』『法律』
2000年に施行された．これがきっかけでわが国でも児童虐待について系統的に取り組まれるようになった．
＝児童虐待防止法

自動現像機［ジドウゲンゾウキ］【automatic processor】『放射線』
フィルムの「現像→定着→水洗→乾燥」を自動的に行う装置．

児童相談所［ジドウソウダンジョ］『法律』
児童福祉法で規定される児童福祉の第一線機関．都道府県，指定都市に設置義務がある．ソーシャルワーカー，心理判定員，医師などが配置され，児童に対する相談・調査・判定・指導を実施している．児童虐待の中心的な対応機関で，必要に応じて児童の一時保護を行う．

自動体外式除細動器［ジドウタイガイシキジョサイドウキ］【automated external defibrillator：AED】『機器』『診補』
心室頻拍または心室細動を起こした際に電気的除細動を促す機器．医療従事者以外も使用可能である．医療施設だけではなく駅や学校などの公共施設にも備えられている．
＝AED

児童福祉法［ジドウフクシホウ］『法律』『生態』
児童の福祉を保障する法律．すべての家庭に対する子育て支援が市町村の責務であると定められている．

歯内歯［シナイシ］【dens in dente】
➡陥入歯

歯肉［シニク］【gingiva】『口解・口生』『生態』『歯周』『予処・保指』
歯頸部と歯槽骨を覆う口腔粘膜．いわゆる歯茎．遊離歯肉（辺縁歯肉および歯間乳頭）と付着歯肉に分けられる．

歯肉圧排［シニクアッパイ］【gingival retraction】『診補』『補綴』『保存』
歯肉縁下のう蝕検査や充填処置，印象採得などの操作を容易にするため，一時的にその部位の歯肉を排除する操作．
＝歯肉排除

歯肉圧排糸［シニクアッパイシ］【gingival retractive cord, gum retraction cord】『材料』『機器』『診補』『補綴』
歯肉圧排を行うための糸で血管収斂剤や止血剤をしみ込ませてある製品もある．
＝圧排糸

歯肉圧排法［シニクアッパイホウ］【gum retraction, gum displacement】『材料』
機械的圧排法（歯肉圧排糸を歯肉溝内に圧入する），機械的・化学的圧排法(薬剤をしみ込ませた歯肉圧排糸を歯肉溝内に圧入する)，外科的圧排法(局所麻酔下で歯肉を切除する)に分類できる．

歯肉圧排用薬剤［シニクアッパイヨウヤクザイ］『材料』
歯肉圧排糸にしみ込ませる薬剤．塩化アルミニウム，塩化第二鉄，ミョウバンなどの収斂剤やアドレナリンなどの止血剤を使用する．

歯肉炎［シニクエン］【gingivitis】『病理』『歯周』『微生』『生態』『予処・保指』
歯周病のうち，炎症が歯肉に限局している病変．アタッチメントロスや歯槽骨の吸収はない．

歯肉縁下歯石［シニクエンカシセキ］【subgingival calculus】『微生』『病理』『生態』『予処・保指』
歯肉辺縁より根尖側，すなわち歯肉溝やポケット内の歯面に付着する歯石．暗褐色または暗緑色を示す．歯肉縁上歯石に比べて除去が困難である．

歯肉縁下プラーク［シニクエンカプラーク］【subgingival plaque】『微生』『病理』『歯周』『生態』
歯肉辺縁より根尖側，すなわち歯肉溝やポケット内に存在するプラーク．付着性プラークと非付着性プラークがある．非付着性プラークは主に嫌気性菌からなる．

歯肉炎指数［シニクエンシスウ］【gingival index：GI】『統計』『歯周』『予処・保指』
歯肉炎の広がりの程度と炎症の強さを評価する指数．各歯の辺縁歯肉を頬舌側，近遠心の4部位に分け，炎症の程度を4段階で評価する．
≒GI

歯肉縁上歯石［シニクエンジョウシセキ］【supragingival calculus】『病理』『微生』『生態』『歯周』『予処・保指』
歯肉辺縁よりも歯冠側に形成された歯石．白色や淡黄色を示す．スケーラーで容易に除去できる．

歯肉縁上プラーク［シニクエンジョウプラーク］【supragingival plaque】『微生』『病理』『歯周』『生態』
歯肉辺縁より歯冠側の歯面に蓄積しているプラーク．主に好気性菌からなる．

歯肉クレフト［シニククレフト］【gingival cleft】『予処・保指』『歯周』
頬・唇側歯肉のVあるいはU字型の裂け目．裂溝型の歯肉の損傷．不適切な歯ブラシ圧や咬合の関与による．

歯肉溝［シニクコウ］【gingival sulcus】『口解・口生』『生態』
歯と遊離歯肉の間にある浅い溝．正常な場合は深さが1～2mmである．

歯肉溝細菌叢［シニクコウサイキンソウ］【gingival crevicular flora】『微生』
歯肉溝における細菌叢．嫌気性菌の割合が高く，特にグラム陰性桿菌の割合が高い．

歯肉溝上皮［シニクコウジョウヒ］【gingival sulcular epithelium】『口解・口生』『歯周』
歯肉溝に面して外縁上皮と接合上皮との間に存在している．

歯肉溝滲出液［シニクコウシンシュツエキ］【gingival crevicular fluid：GCF】『生態』『微生』

歯肉溝内へしみ出してくる滲出液．歯肉溝内へ抗菌物質や白血球を運ぶ役割．

歯肉歯槽粘膜境［シニクシソウネンマクキョウ］【mucogingival junction】『口解・口生』『歯周』
歯肉と歯槽粘膜の境界にある浅い溝のこと．

歯肉歯槽粘膜形成術［シニクシソウネンマクケイセイジュツ］【mucogingival surgery】
➡歯周形成手術

歯肉腫脹［シニクシュチョウ］【gingival swelling】『保存』
歯肉が炎症などにより腫れた状態．

歯肉上皮［シニクジョウヒ］【gingival epithelium】『歯周』『口外』
歯肉を組織学的に分けた場合の上層部．下層部は歯肉結合組織．外縁上皮（遊離歯肉，付着歯肉）と内縁上皮（歯肉構上皮，接合上皮）に分けられる．

歯肉切除術［シニクセツジョジュツ］【gingivectomy】『歯周』『口外』
歯周外科治療のうちの切除療法．病的歯肉組織を切除することにより，ポケットを除去する術式．

歯肉線維腫症［シニクセンイシュショウ］【gingival fibromatosis】『歯周』『口外』
歯列全体に高度に線維化した歯肉の増殖が認められるまれな疾患．遺伝性歯肉線維腫症と突発性歯肉線維腫症がある．

歯肉剪刀［シニクセントウ］【surgical scissors】
➡歯肉鋏

歯肉増殖（症）［シニクゾウショク（ショウ）］【gingival hyperplasia】『病理』『歯周』『小児』『微生』『薬理』『高齢』『口外』
歯肉の線維性組織の過剰増生による歯肉肥大．薬物性歯肉増殖症と遺伝性歯肉線維腫症がある．

歯肉退縮［シニクタイシュク］【gingival recession】『歯周』『高齢』『予処・保指』
結合組織性付着の破壊および支持歯槽骨吸収の進行によって歯肉辺縁の位置が根尖側に移動した状態．

歯肉排除［シニクハイジョ］【gingival retraction】
➡歯肉圧排

歯肉剝離子［シニクハクリシ］【gingival elevator】『歯周』『口外』
歯肉弁の剝離に用いる器具．

歯肉剝離搔爬術［シニクハクリソウハジュツ］【flap operation：FOP】
➡フラップ手術

歯肉鋏［シニクバサミ］【surgical scissors】『歯周』『機器』『口外』
歯肉弁の整形や縫合糸の切断などに用いるハサミ．
＝歯肉剪刀

歯肉病変［シニクビョウヘン］【gingival lesions】『歯周』
病変が歯肉に限局している病態の総称．プラーク性歯肉炎，非プラーク性歯肉病変，および歯肉増殖に大別される．

歯肉ポケット［シニクポケット］【gingival pocket】『歯周』『病理』『生態』
炎症などにより歯肉が腫脹あるいは増大した結果，歯肉辺縁が歯冠側方向に移動し，歯肉溝が深くなったもの．

＝仮性ポケット

歯（年）齢［シ（ネン）レイ］【dental age】『小児』
歯の形成度を基準にした成長の評価法．暦齢と対比して評価する．

死の生物学的定義［シノセイブツガクテキテイギ］『倫理』
生物学的観点から定義される死．一般に，統合された身体諸機能およびそれによる体内環境の恒常性の維持が不可逆的に停止した状態とされる．

死の存在論的定義［シノソンザイロンテキテイギ］【ontological definition of death】『倫理』
大脳あるいは皮質が不可逆的に機能を停止したときを人の死としたもの．

死の倫理学的定義［シノリンリガクテキテイギ］『倫理』
死んだものとみなし，死んだものとして扱うことが倫理的に正当化されるのはどのような場合であるかという観点から定義される死のこと．

歯胚［シハイ］【tooth germ, tooth bud】『口解・口生』
発生第8週頃から生じる歯の数だけ歯堤の先端が膨らんだもの．

自発的安楽死［ジハツテキアンラクシ］【voluntary euthanasia】『倫理』
事前指示書を含めて，患者本人の要請に基づく安楽死のこと．

紫斑［シハン］【purpura】『病理』
皮下に生じる内出血斑．

指標［シヒョウ］『統計』
疾病の状態などある物事の見当をつけるための目印．

ジフェンヒドラミン［ジフェンヒドラミン］【diphenhydramine, diphenhydramine hydrochloride】『薬理』
第一世代の抗ヒスタミン薬．血液脳関門を通過して中枢神経作用を示す．

ジフテリア［ジフテリア］【diphtheria】『生態』
ジフテリア菌を病原細菌とする急性感染症．局所に偽膜を形成し，偽膜内で産生された外毒素が吸収されて，主に心筋や末梢神経を侵す疾患．感染部位としては，咽頭，喉頭が多い．二類感染症．

篩分法［シブンホウ］【sieving test of masticatory efficiency】『統計』
ピーナッツなどを一定の回数でかませて，粉砕された物を篩上に置き，篩（ふるい）の目より小さな物を水で洗い流し，残った物の重量を量り，それを正常な人の物と比較することで，咀嚼力を評価する方法．

自閉症［ジヘイショウ］【autism】
➡**自閉性障害**

自閉症スペクトラム障害［ジヘイショウスペクトラムショウガイ］【autism spectrum disorders】
➡**自閉スペクトラム症**

自閉スペクトラム症［ジヘイスペクトラムショウ］【autism spectrum disorder】『障害』『小児』
①社会的コミュニケーションと社会的相互作用の持続的な障害，②行動・関心・活動における固定的・反復的なパターン，③症状は発達早期の段階で必ず出現するが，後になって明らかになるものもある，④症状は社会や職業その

他の重要な機能に重大な障害を引き起こしている，などが診断基準となる．2013年以前は広汎性発達障害の診断名が，現在は自閉スペクトラム症が用いられている．
＝自閉症スペクトラム障害，ASD

自閉性障害［ジヘイセイショウガイ］【autistic disorder】『障害』『小児』
コミュニケーション障害，極端に得意なこと・苦手なことがあり，奇声，パニック，自傷行為などの問題行動をとることがある先天性の脳の障害である．DSM-5で用いられた疾患名で広汎性発達障害の下位分類であり，従来の自閉症と同義である．
＝自閉症

脂肪エネルギー比率［シボウエネルギーヒリツ］【fat energy ratio】『栄養』
1日あたりの総エネルギー摂取量(kcal)のうち，何%を脂肪から摂取しているかを示す割合．

脂肪酸［シボウサン］【fatty acid】『栄養』
グリセリンとともに脂質を構成する物質．飽和脂肪酸と不飽和脂肪酸がある．

歯磨剤［シマザイ］【dentifrice，toothpaste】『予処・保指』『生態』
口腔清掃効果を高めるために使用するもの．医薬品医療機器等法により，基本成分だけからできているものを「化粧品」，基本成分に薬用成分が加えられているものを「医薬部外品」とよぶ．日本で販売されている歯磨剤の90%は「医薬部外品」である．

歯面研磨［シメンケンマ］【polishing of tooth surface】『予処・保指』『歯周』
歯面に付着・沈着しているプラークや歯石を除去した後に行う処置のこと．残留しているプラークや歯石，色素沈着(ステイン)を除去し，歯面を平滑にする．
＝ポリッシング

歯面研磨剤(材)［シメンケンマザイ(ザイ)］【prophylaxis polishing paste】『予処・保指』『材料』『機器』
歯面研磨に使用する薬剤(材料)．

歯面処理材［シメンショリザイ］【tooth conditioner，tooth surface medicament】『材料』『保存』
充填材料や修復物と歯質の接着を確実にするために，歯質に施す前処理のために用いる材料．

歯面清掃器［シメンセイソウキ］【air polisher】『機器』
歯面に付着したプラークやステインを除去し，清掃する機器．エアタービンの空気圧で，エア(空気)とパウダー(歯面研磨材)がハンドピースを通ってノズルから噴射される．

シャーピー線維［シャーピーセンイ］【Sharpey fiber，Sharpey's fiber】『生態』『口解・口生』
歯根膜線維のうちセメント質や歯槽骨に埋入している線維．

シャープニング〔スケーラーの〕［シャープニング］【sharpening】『予処・保指』『歯周』
スケーラーの刃部の形態を変えずに，鋭利な切縁(カッティングエッジ)を得るために行う操作．

シャウカステン［シャウカステン］【schaukasten〈独〉】『放射線』

エックス線写真を透過光で観察するために用いる器材．十分な明るさがないとエックス線写真をよく観察できない．

社会医療診療行為別調査［シャカイイリョウシンリョウコウイベツチョウサ］『統計』
一般統計．全国健康保険協会管掌健康保険，組合管掌健康保険，国民健康保険における医療給付の受給者について，毎年6月審査分の診療報酬明細書と調剤報酬明細書から無作為抽出された標本を用い，診療行為の内容，傷病の状況，調剤行為の内容および薬剤の使用状況などを調査したもの．

社会福祉［シャカイフクシ］『法律』
憲法第25条の下，国家扶助の適用を受けている者，身体障害者，児童，その他援護育成を要する者が自立してその能力を発揮できるよう，必要な生活指導，更生補導，その他の援護育成を行うこと．児童福祉，母子福祉，身体障害者福祉，知的障害者福祉，精神障害者福祉，老人福祉などがある．

社会福祉士［シャカイフクシシ］『DH総論』『法律』『障害』
社会福祉士及び介護福祉法の規定により，福祉施設や病院，保健所などに勤務し，高齢者，障害者，小児，低所得者，医療機関利用者などを対象に相談，助言，指導，福祉サービスを提供することを業とする者．国家資格．

社会保険［シャカイホケン］【social insurance】『法律』
社会保障制度のなかの一部門で保険的方法により社会保障を行うものの総称．保険制度の運営者（保険者）が国民（被保険者）に起こる将来の社会的なリスクに備えてあらかじめ保険料を徴収し，被保険者（国民）がそのリスクに遭遇したときに，集められた保険料から一定の給付（保険給付）を行う危険（リスク）分散の制度．

社会保険診療報酬支払基金［シャカイホケンシンリョウホウシュウシハライキキン］『法律』
請求者である保険医療機関と支払者（健康保険組合など）の間の第三者的な診療報酬請求および調剤報酬請求の審査支払機関．

社会保障［シャカイホショウ］【social security】『法律』
国民の生存権の確保を目的に，国家レベルで行う保障．

シャキア法［シャキアホウ］【Shaker exercise】『高齢』
嚥下機能に関する間接訓練の1つ．頸部の喉頭挙上に関わる嚥下関連筋を対象とした筋機能訓練．頸部の筋力の低下，喉頭の下垂，咽頭収縮力の低下に対して有効．水平位の状態から頭部のみを挙上する．

弱視聾［ジャクシロウ］『障害』
見えにくく，聞こえない状態のこと．

ジャケットクラウン［ジャケットクラウン］【jacket crown】『補綴』
レジンや陶材など歯冠色の審美的な修復材料のみでつくられた全部被覆冠．

写真コントラスト［シャシンコントラスト］【photographic contrast】『放射線』

エックス線写真上での部位による黒化度(黒さの違い：写真濃度)の相違のこと．

斜切痕［シャセツコン］【 linguogingival fissure 】『口解・口生』
上顎側切歯の舌面歯頸隆線の中央もしくは辺縁隆線との境界部にみられる切痕．

斜走隆線［シャソウリュウセン］【 oblique ridge 】『口解・口生』
上顎第一大臼歯，上顎第二乳臼歯にみられ，近心舌側三角隆線と遠心頬側三角隆線が連なったもの．

遮蔽［シャヘイ］【 shield 】『放射線』
鉛などによりエックス線を遮ること．

シャベル型切歯［シャベルガタセッシ］【 shovel shaped incisor, shovel shaped tooth 】『病理』『口解・口生』
上顎切歯の舌側辺縁隆線が著しく発達したもの．上顎切歯，特に側切歯に多くみられ，舌面窩が深く凹んでいる．

ジャラバックプライヤー［ジャラバックプライヤー］【 Jarabak's pliers 】『矯正』
ワイヤーベンディングプライヤーの1つ．0.028 inch以下の細いワイヤーの屈曲に用いる．

シャンク〔スケーラーの〕［シャンク〔スケーラーノ〕］【 shank 】『予処・保指』
頸部．スケーラーの刃部と把柄部とを連結している部分のこと．

重回帰分析［ジュウカイキブンセキ］【 multiple linear reguression 】『統計』
多重線形回帰．複数の変数から1つの量的変数を説明しようとするもの．

重合［ジュウゴウ］【 polymerization 】『材料』
低分子化合物(モノマー)から高分子(ポリマー)を生成するすべての反応．重合時に副産物が生じる縮重合と，副産物が生じない付加重合がある．

周産期死亡［シュウサンキシボウ］【 perinatal mortality 】『生態』
妊娠満22週以後の死産と生後1週未満の早期新生児死亡をあわせたもの．

周術期［シュウジュツキ］【 perioperative 】『診補』『高齢』
手術前・手術中・手術後の一連の期間のこと．

周術期等口腔機能管理［シュウジュツキトウコウクウキノウカンリ］『診補』
2012年から保険導入された．歯科疾患の治療・予防が目的ではなく，医科における手術，化学療法，放射線療法に関わる合併症を軽減し，治療を円滑に予定どおりに進めることを目的としたこれまでにない診療報酬．

重症急性呼吸器症候群［ジュウショウキュウセイコキュウキショウコウグン］【 severe acute respiratory syndrome：SARS 】『生態』『口外』
SARSコロナウイルスが飛沫感染あるいは患者の体液や痰などと濃厚接触することによって感染すると考えられている．潜伏期間は2～10日で急激な発熱，咳などのインフルエンザ様の前駆症状を呈する．約1週間後に呼吸困難，乾性の咳などの肺炎症状が現れ始める．致死率は約10％である．二類感染症．
＝SARS

重積歯［ジュウセキシ］【 dens invaginatus, dens in dente 】
➡**陥入歯**

重層扁平上皮［ジュウソウヘンペイジョウヒ］【 stratified squamous epithelium 】『解剖・生理』『高齢』
扁平な上皮細胞が何層にも厚く重なった上皮で，口腔粘膜や皮膚の上皮．

従属人口［ジュウゾクジンコウ］【 dependent population 】『生態』
年少人口と老年人口を合わせたもの．

従属人口指数［ジュウゾクジンコウシスウ］【 ratio of dependent population 】『生態』
(年少人口)＋(老年人口)/生産年齢人口×100

従属変数［ジュウゾクヘンスウ］【 dependent variable 】『統計』
折れ線グラフに使用する影響を与えられる側の変数．目的変数ともいう．

住宅改修［ジュウタクカイシュウ］『高齢』
高齢者が生活するにあたり，不便や危険である場合，住宅内の障壁を解消すること．介護保険の適用となるものもある．

縦断研究［ジュウダンケンキュウ］【 longitudinal study 】『統計』『生態』
疾病因子が作用する時期と実際に疾病が発生する時期には時間的なずれがあり，この時間的経過を考慮する疫学研究．同じ集団に対して，同じ調査をある一定期間の間隔をとって2回以上繰り返す調査である．

重炭酸イオン［ジュウタンサンイオン］【 bicarbonate ion 】『栄養』
血液中で最も重要なpH維持機能をもつイオン．酸(H^+)を吸収し，肺でCO_2となり体外に排出する．予備アルカリともいう．

集中治療室［シュウチュウチリョウシツ］【 intensive care unit：ICU 】『高齢』
重篤な急性機能不全の患者を24時間体制で管理する病院内の治療室．
＝ICU

自由度〔統計における〕［ジユウド〔トウケイニオケル〕］【 degrees of freedom 】『統計』
検定で理論的な数値を得るために用いる数値のこと．母集団であればその個数nで示される．標本の場合は$n-1$となる．

柔道整復師［ジュウドウセイフクシ］『法律』
柔道整復師法において規定される柔道整復(ケガやスポーツなどの損傷に対して，手術や薬を使わずに回復させること)を行うことができる者．国家資格．

修復象牙質［シュウフクゾウゲシツ］【 reparative dentin 】
➡**第三象牙質**

周辺症状［シュウヘンショウジョウ］【 behavioral and psychological symptoms of dementia：BPSD 】『高齢』
認知症で生じる精神症状(中核症状と周辺症状)の1つ．中核症状は必ず認められる症状，周辺症状は中核症状によって二次的に出現するさまざまな精神症状や行動の障害．

終末期医療［シュウマツキイリョウ］【 tarminal care 】

➡ターミナルケア

シュガーコントロール［シュガーコントロール］【sugar control】『予処・保指』
う蝕の原因となる砂糖などの糖類が入った甘い食品の摂取量や摂取頻度，摂取時間帯を調整すること．

シュガーマン・ペリオドンタルファイル［シュガーマンペリオドンタルファイル］【Sugarman periodontal file】『歯周』
骨外科手術用の手用器具．

主観的情報［シュカンテキジョウホウ］【subjective data】『DH総論』『予処・保指』
対象者や付添者が話したことや書いたことなど，対象者自身から発せされる情報のこと．
＝Sデータ

宿主［シュクシュ］【host】『微生』『生態』
微生物が寄生または共生する相手の生物，生体．

粥腫［ジュクシュ］【atheroma】
➡アテローム

宿主因子［シュクシュインシ］【host factor】『生態』『歯周』
宿主に直接的に強く作用する因子．

手根管症候群［シュコンカンショウコウグン］【carpel tunnel syndrome：CTS】『予処・保指』
手根管部で正中神経が圧迫されることで，その支配領域の知覚・運動麻痺や刺激症状がみられる疾患．

主菜［シュサイ］【main dish】『栄養』
肉，魚，卵，大豆料理などのタンパク質性食品を使った料理．

手術的清掃法［シュジュツテキセイソウホウ］【operative cleaning】『生態』
口腔清掃において，セルフケアでは除去できない付着物を，歯科医師や歯科衛生士などの専門家が専用の器材や薬剤を使用して行う清掃法．歯石除去，PTC，PMTCなどがある．

樹状細胞［ジュジョウサイボウ］【dendritic cell】『病理』『栄養』
免疫担当細胞の1つ．ヒトの体に侵入した病原体（抗原）を貪食する抗原提示細胞である．

主食［シュショク］【staple food】『栄養』
ごはん，パン，麺などの炭水化物を多く含む食材を使った料理．

主線〔エックス線の〕［シュセン〔エックスセンノ〕］【main archwire】
➡中心線

主訴［シュソ］【chief complaint】『予処・保指』『DH総論』
患者が「どうして歯科医院にかかろうとしたか」の訴え，具体的な来院動機．

出生前診断［シュッセイゼンシンダン］【prenatal diagnosis】『倫理』
胎児の段階で病気や障害の有無を調べる検査．

出生率［シュッセイリツ］【birth rate】『生態』
1年間の出生数を人口千人あたりの数値で表したもの．母子保健の基本的指標である．

受動免疫［ジュドウメンエキ］【passive immunity, passive immunization】『微生』『生態』
母親から抗体そのものを受けた免疫（自然）や注射によって受けた免疫（人工）．

ジュネーブ宣言［ジュネーブセンゲン］【Declaration of Geneva】『倫理』『DH総論』
1948年，世界医師会がジュネーブ（スイス）で開催された第2回総会において採択した宣言．ナチスドイツの医師たちによって行われた非人道的行為を反省して『ヒポクラテスの誓い』を現代版に改めたもの．数次の改定が行われている．

守秘義務［シュヒギム］『倫理』『DH総論』
医療における守秘義務とは，「医療従事者・患者関係において知り得た患者に関する秘密を他に漏洩してはならないという義務」のこと．歯科衛生士は歯科衛生士法（第13条の五）に規定されており，「正当な理由がなく，業務上知り得た人の秘密を漏らしてはならない，また，歯科衛生士でなくなった後においても同様」と示されている．

寿命［ジュミョウ］【life span】『高齢』
生まれてから死ぬまでの時間，長さのこと．

受容器［ジュヨウキ］【receptor】『口解・口生』
刺激を感受する細胞や器官．受容器は外界からの刺激を感受する外受容器と体の内部の刺激を感受する内受容器に分けられる．内受容器には筋，腱，関節などから意識に上らない感覚を受容する固有受容器と内臓にある内臓受容器がある．

手用根管切削器具［シュヨウコンカンセッサクキグ］【hand root canal cutting instrument】『機器』
電気などを使わず，手で使用する根管切削用の器具．ISO規格により国際規格化されている．リーマー，Kファイル，Hファイルがある．

手用スケーラー［シュヨウスケーラー］【hand scaler】『機器』『歯周』
電気などを使わず，手で使用するスケーラー．キュレット型（鋭匙型），シックル型（鎌型），ホウ型（鍬型），ファイル型（やすり型），チゼル型（ノミ型）の5種類がある．

受容体［ジュヨウタイ］【receptor】『薬理』『栄養』
細胞や核内にある，特定の物質と結合してその作用を発揮させる仕組みをもった構造のこと．
＝レセプター

手用歯ブラシ［シュヨウハブラシ］【manual toothbrush】『生態』
手で使用する歯ブラシのこと．

腫瘍マーカー［シュヨウマーカー］【tumor marker】『病理』『診補』『口外』
正常細胞は産生しないタンパク質や異常タンパク質，あるいはがん細胞が多量に産生されたり，周囲の正常細胞に多量に産生させる物質．血中濃度を測定してスクリーニングに役立つ．腫瘍マーカーを同定，検出することで，腫瘍の存在や種類，進行度，治療の効果などを知ることができる．

受療行動調査［ジュリョウコウドウチョウサ］【patient's behavior survey】『統計』
一般統計．全国の医療施設を利用する患者について，受療の状況や受けた医療に対する満足度などに関する調査．医療施設静態調査，患者調査とあわせて3年ごとに実施している．

順位法［ジュンイホウ］【ranking method】『統計』
調査票設計における質問方法の技法の1つ．質問紙調査では多くの質問方法が考案されており，順位法は複数の選択回答を求めるものである．選択肢のすべてに順位を回答する完全順位法と，一部分(上位○位まで)の順位を回答する一部順位法がある．

准看護師［ジュンカンゴシ］『法律』
保健師助産師看護師法に規定され，都道府県知事の免許を受け，医師，歯科医師または看護師の指示を受けて，療養上の世話または診療の補助をすることを業とする者．

純再生産率［ジュンサイセイサンリツ］【net reproduction rate：NRR】『生態』
総再生率に母親の世代の死亡率を考慮に入れた場合の平均女児数．純再生産率が1より大きいと将来人口は増加し，1より小さいと減少することになる．

順序尺度［ジュンジョシャクド］【ordinal scale】『統計』
データ尺度の1つ．選択肢の順序に意味のある尺度．順序変数ともいう．歯肉炎指数などが該当する．

純唾液［ジュンダエキ］【pure saliva】『生態』『口解・口生』
唾液腺から直接採取された唾液で，有形成分はほとんど含まれていない．

準備期［ジュンビキ］【preparatory stage】『口解・口生』『障害』
摂食嚥下運動の過程の第2段階である．食物を補食し，咀嚼し，食塊形成を行う時期．咀嚼期ともいう．

掌握状把持法［ショウアクジョウハジホウ］【palm grasp】『診補』
器具の把持法の1つで，手のひらで握る把持法．
＝パームグリップ
⇔逆パームグリップ

上咽頭［ジョウイントウ］【epipharynx】『口解・口生』
咽頭のうち，咽頭鼻部のこと．

上咽頭癌［ジョウイントウガン］【epipharyngeal carcinoma】『微生』
上咽頭にできる未分化扁平上皮癌．

消化［ショウカ］【digestion】『栄養』
食物を構成する高分子(多糖，脂質，タンパク質)が消化管で分泌される消化酵素によって分解され，低分子になること．

障害高齢者の日常生活自立度［ショウガイコウレイシャノニチジョウセイカツジリツド］『予処・保指』『高齢』
厚生労働省の寝たきり度の判定基準．ほぼ自立しているⅠから常に介護を必要とするⅣまでのランクと専門医療を必要とするMの段階を判定する．
▶『歯科予防処置論・歯科保健指導論』p.376参照

障害者基本法［ショウガイシャキホンホウ］『障害』『生態』『法律』
1993年に成立した障害者の自立や社会参加を支援するための施策について基本事項を定めた法律．対象とする障害を，身体障害，知

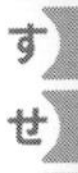
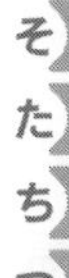

的障害，精神障害と定義したもの．

障害者自立支援法［ショウガイシャジリツシエンホウ］『生態』『障害』『法律』
2006年に施行．障害の種類（身体障害・知的障害・精神障害）にかかわらず共通の制度のもとで一元的に障害福祉サービスを提供する仕組みとして障害者の自立支援を目指す法律．

障害者総合支援法［ショウガイシャソウゴウシエンホウ］
➡**障害者の日常生活及び社会生活を総合的に支援する法律**

障害者の日常生活及び社会生活を総合的に支援する法律［ショウガイシャノニチジョウセイカツオヨビシャカイセイカツヲソウゴウテキニシエンスルホウリツ］『法律』『生態』『障害』
2013年に地域で共に生きる総合的な視点から，「障害者自立支援法」から名称変更された．
＝**障害者総合支援法**

障害年金［ショウガイネンキン］『法律』
障害基礎年金の略．病気やケガによって生活や仕事などが制限されるようになった場合に，現役世代も含めて受け取ることができる年金である．

消化吸収率［ショウカキュウシュウリツ］【digestion and absorption rate】『栄養』
摂取した食物成分がどれだけ吸収されたかを示す指標．

上顎［ジョウガク］【maxilla】『口解・口生』
上あご．

上顎骨［ジョウガクコツ］【maxilla】『口解・口生』
上顎をつくる有対性の顔面骨の1つ．

上顎前突［ジョウガクゼントツ］【maxillary protrusion】『矯正』
上下顎前歯の水平被蓋が大きいこと．下顎の後退に起因するものもある．

上顎洞［ジョウガクドウ］【maxillary sinus】『口解・口生』
上顎骨にある副鼻腔のなかで最大の空洞部分．

上顎突起［ジョウガクトッキ］【maxillary prominence, maxillary process】『口解・口生』
第一鰓弓から生じ，口窩の側面および底面をつくる突起．上顎突起からは頬，上顎および人中を除く上（口）唇を形成する．

消化酵素［ショウカコウソ］【digestive enzyme】『栄養』
食物を消化する働きをもつ酵素．口，胃，小腸などの消化器官に分泌される消化液中に含まれる．

浄化作用〔唾液の〕［ジョウカサヨウ〔ダエキノ〕］『生態』
唾液によって溶解された飲食物を希釈し，食物残渣などを洗い流す作用のこと．

小窩裂溝う蝕［ショウカレッコウウショク］【pit and fissure caries】『病理』『保存』
小窩裂溝に生じたう蝕．
＝**咬合面う蝕**

小窩裂溝塡塞材［ショウカレッコウテンソクザイ］【pit and fissure sealant】『材料』『小児』
小窩裂溝塡塞に用いる歯科材料．

小窩裂溝う蝕の発生予防や初期う蝕の進行抑制に用いる．レジン系のBis-GMAとセメント系のグラスアイオノマーセメントがある．

小窩裂溝塡塞［ショウカレッコウテンソク］【pits and fissure sealing】『予処・保指』『小児』
咬合面の小窩裂溝や前歯舌面・盲孔に脱灰による白斑の存在や黒褐色の着色が確認され，う蝕リスクが高いと判断される場合に歯質を削らずに塡塞材（シーラント）で小窩裂溝を封鎖して，う蝕の発生を防ぐ方法．
＝フィッシャーシーラント

笑気吸入鎮静器［ショウキキュウニュウチンセイキ］『機器』『口外』
笑気と酸素の流量を調整して鼻マスクへ送る装置．笑気吸入鎮静法に使用される．

笑気吸入鎮静法［ショウキキュウニュウチンセイホウ］【nitrous oxide oxygen analgesia】『小児』『障害』『口外』
歯科治療に対して不安，緊張が強い患者に対し，亜酸化窒素（笑気）と酸素の混合ガスを吸入させて鎮静を得る薬物的行動調整法．

小規模多機能型居宅介護［ショウキボタキノウガタキョタクカイゴ］『高齢』
住み慣れた地域での生活を支えるため，身近な市町村で提供されることが適当な地域密着型の介護保険のサービス．

消極的安楽死［ショウキョクテキアンラクシ］【passive euthanasia】『倫理』
生命を維持するための治療を開始しなかったり，中止したりすることによって患者の生命を短縮する安楽死のこと．

焼結［ショウケツ］【sintering】『材料』
粉末材料を加熱して，完全に融解しない温度で粉末粒子間を融着させて成形する方法．

条件つき必須アミノ酸［ジョウケンツキヒッスアミノサン］【conditinally essential amino acids】『栄養』
ヒトが生合成できる非必須アミノ酸でありながら，ある条件下ではその必要性が増すアミノ酸．アルギニンやグルタミンはその代表．

上行（昇）性（逆行性）歯髄炎［ジョウコウ（ショウ）セイ（ギャッコウセイ）シズイエン］【pulpitis ascendens, ascending pulpitis】『保存』
根尖部から歯髄に細菌感染して起こる歯髄炎．冷水痛，温熱痛，自発痛，打診痛などを伴う．

常在菌［ジョウザイキン］【normal bacteria flora】『微生』『病理』
その場の環境に適応し定着した微生物のこと．

照射線量［ショウシャセンリョウ］【exposure dose】『放射線』
電磁波であるエックス線やガンマ線が空気を電離する能力を評価したもの．単位質量あたりの空気中において，電離によって生成された電荷の量を示す．単位はクーロン毎キログラム（C/kg）．

上唇結節［ジョウシンケッセツ］【tubercle of upper lip】『口解・口生』
上唇の正中の隆起している部分．

上唇小帯［ジョウシンショウタイ］【superior labial frenum, superior labial frenulum, upper labial frenum, upper labial frenulum】『口解・口

生』『矯正』『小児』
上唇の裏側の中央に伸びている可動性に富む粘膜ヒダ．

脂溶性［シヨウセイ］【lipid solubility】『栄養』
物質が油やエーテル，クロロホルム，ベンゼンなどに溶ける性質のこと．

脂溶性ビタミン［シヨウセイビタミン］【fat-soluble vitamin, liposoluble vitamin】『薬理』『栄養』
ビタミンA，ビタミンD，ビタミンE，ビタミンKなど．体脂肪などに溶けて体内に蓄積しやすい．

掌蹠膿疱症［ショウセキノウホウショウ］【palmoplantar pustulosis】『補綴』『口外』
金属アレルギーの症状の1つ．金属に接触する口腔内粘膜の炎症だけでなく，全身の皮膚に発赤，腫脹，湿疹を生じることが多い．口腔内の金属製のクラウンやブリッジが原因で手掌や足裏に嚢胞を生じることが知られている．

小舌症［ショウゼツショウ］【microglossia】『病理』『口外』
舌の発生異常で，通常より舌が小さい疾患．舌原基の障害によって生じる．

常染色体［ジョウセンショクタイ］【autosome】『病理』
ヒトの染色体(46本)のうち性染色体以外の44本(22種類の相同染色体)のこと．

常染色体優性遺伝病［ジョウセンショクタイユウセイイデンビョウ］【autosomal dominant disease】『病理』『口外』
常染色体上の遺伝子において，相同染色体上の片方の対立遺伝子の異常でも症状が顕在する疾患．骨形成不全症，家族性大腸腺腫症，家族性高コレステロール血症，マルファン症候群，神経線維腫症1型など．

常染色体劣性遺伝病［ジョウセンショクタイレッセイイデンビョウ］【autosomal recessive inheritary disease】『病理』
常染色体上の遺伝子において，対立相同染色体上の両方の遺伝子に異常があると症状が顕在する疾患．フェニルケトン尿症，メープルシロップ尿症，アルカプトン尿症，ムコ多糖症，鎌形赤血球症，筋ジストロフィー，色素性乾皮症など．

小帯切除術［ショウタイセツジョジュツ］【frenectomy】『歯周』
歯周外科治療における歯周形成手術の1つ．小帯の位置異常により問題が生じた場合適応となる．

小唾液腺［ショウダエキセン］【small salivary gland, minor salivary gland】『口解・口生』『生態』
唾液腺は3つの大唾液腺と小唾液腺に分けられ，口唇腺，頰腺，口蓋腺，舌腺など口腔粘膜の結合組織中に腺体をもつもの．

小柱間(エナメル)質［ショウチュウカン(エナメル)シツ］【interprismatic substance of enamel】『口解・口生』
研磨切片でエナメル質をエナメル小柱の走向に水平な方向で観察すると，エナメル小柱の間に幅がエナメル小柱の半分ほどで認められる層．

小柱鞘［ショウチュウショウ］【prism

sheath】『口解・口生』
エナメル小柱の輪郭の部分.

照度［ショウド］【illuminance】『生態』
光源からの光が物の面に当たったときのその面の明るさのこと.

情動［ジョウドウ］【emotion】『小児』
ある刺激に対して生じる急激で一時的な感情の動き. 恐怖, 驚き, 怒り, 悲しみ, 喜びなど.

小頭症［ショウトウショウ］【microcephalia, microcephaly】『障害』
脳の発育障害によって頭蓋および大脳半球が著しく小さい状態のこと.

消毒薬［ショウドクヤク］【antiseptic, antiseptic drug, bactericide, disinfectant, germicide】『薬理』
生体に対して有害な微生物を殺滅し, 感染が起こらない程度まで微生物の数を減少させることを目的とした薬物.

小児義歯［ショウニギシ］【denture for deciduous teeth, pediatric denture】『小児』
小児用の可撤保隙装置. 患者自身が取り外しを行うため, 患者の協力が不可欠である.

上皮真珠［ジョウヒシンジュ］【epithelial pearl】『病理』『小児』
幼児の歯肉嚢胞. 乳幼児の歯槽堤・歯槽頂にみられる直径1〜5mmの硬い白色球状物である. 治療の必要はない.

上皮性腫瘍［ジョウヒセイシュヨウ］【epithelial tumor】『病理』
身体の表面を覆う皮膚や消化管粘膜, 肝臓・腎臓などの上皮細胞から発生する腫瘍. 発生頻度が高い.

上皮性付着［ジョウヒセイフチャク］【epithelial attachment】『生態』『歯周』
歯肉溝底部からセメント-エナメル境にかけて, 接合上皮で歯肉上皮がエナメル質や歯根面に付着している様式のこと.

上皮組織［ジョウヒソシキ］【epithelium】『解剖・生理』『口解・口生』
体の表面や腸などの管の内面など, 空間に面している部分を覆う組織.

情報開示請求［ジョウホウカイジセイキュウ］『統計』
国や地方公共団体がもっている情報を開示する請求のこと. 行政機関の保有する情報の公開に関する法律(情報公開法)によって, 行政のもつ文書を閲覧することができる権利.

小胞体［ショウホウタイ］【endoplasmic reticulum：ER】『解剖・生理』
細胞内小器官の1つ. 表面にリボゾームという顆粒が付いている粗面小胞体と, 付いていない滑面小胞体がある. 粗面小胞体はリボゾームでタンパク質を合成する. 滑面小胞体はステロイドホルモンなど脂質の合成に関わる.

情報リテラシー［ジョウホウリテラシー］【information literacy】『統計』
情報の形式は何か, 情報の内容は何か, その情報はいつのもので, 信頼性のあるものなのかどうかといった情報を扱うための能力のこと. 情報活用能力とほぼ同義.

静脈内注射［ジョウミャクナイチュウシャ］【intravenous injection：IV】『薬

理』『口外』
薬物を静脈内に直接注入する方法．薬理作用は速効性があるが，危険性が高い．

生薬［ショウヤク］【crude drug】『薬理』
天然に存在する植物や昆虫などを材料とし，乾燥させるなどの処理をしてつくった薬物．精製などの操作を加えていないため，一般的に成分は単一でなく，多くの成分を含んでいる．

省令［ショウレイ］『法律』
法律や政令を受けて，各省の大臣が制定する命令のこと．厚生労働大臣が定めたものは厚生労働省令という．

条例［ジョウレイ］『法律』
地方自治体（都道府県・市区町村）の議会が法律の範囲内で立法を行うこと．

ショートステイ［ショートステイ］『障害』『高齢』
老人福祉法に規定され，自宅で介護する人が病気の場合など，短期間（夜間も含め）において，施設で入浴，排泄，食事の介護などをする仕組み．
＝**短期入所**

初回通過効果［ショカイツウカコウカ］【first pass effect】『薬理』
薬物が全身循環に入る前に，腸や肝臓で代謝される現象のこと．

初期う蝕［ショキウショク］【incipient caries, initial caries】『生態』『病理』『保存』
エナメル質の表面の脱灰が始まっているが，う窩を形成していない状態をさす．

職域保険［ショクイキホケン］『法律』
健康保険，船員保険，共済組合保険（国家公務員等共済組合，地方公務員等共済組合，私立学校教職員共済組合）のこと．

食育［ショクイク］『栄養』『法律』『予処・保指』『小児』
「食」に関する知識と「食」を選択する力を習得し，健全な食生活を実践することができる人間を育てることを目的としたもの．

食育基本法［ショクイクキホンホウ］『法律』『栄養』『予処・保指』『生態』
2005年に施行された食育のあり方を定める法律．目的は，「食育に関し，基本理念を定め，および国，地方公共団体等の責務を明らかにするとともに，食育に関する施策の基本となる事項を定めることにより，食育に関する施策を総合的かつ計画的に推進し，もって現在および将来にわたる健康で文化的な国民の生活と豊かで活力ある社会の実現に寄与すること」とされている．

食育推進基本計画［ショクイクスイシンキホンケイカク］『栄養』
食育基本法に基づき，国民運動としての食育に取り組むために，2006年から5年ごとに策定され，家庭，学校，保育所などにおける食育の進展などを推進した施策．

食育推進宣言［ショクイクスイシンセンゲン］『栄養』
食べ方を通して，生涯にわたって安全で快適な食生活を営むことを目的とした食育を推進すること，あらゆる場と機会を通して，口の健康を守り五感で味わえる食べ方ができる食育を推進することを日本歯科衛生士会など歯科関連4団体が2007年に宣言したもの.

職業性歯科疾患［ショクギョウセイシカシッカン］【occupational dental disease】『生態』
口腔領域に現れる職業性疾病. 歯の酸蝕症, 黄色環(カドミウムリング), 摩耗症, 菓子屋う蝕などがある.

職業性疾病［ショクギョウセイシッペイ］【occupational disease】『生態』
特定の業務に従事することによって発生する疾病のこと.

職業倫理［ショクギョウリンリ］【professional ethics】『倫理』『法律』
医療職のように, 特に専門職に従事する者が守るべき倫理規範.

食事介助［ショクジカイジョ］【feeding assistance, help for eating】『高齢』『栄養』
老化や病気, 障害をもっている人が1人で食事をとれないときに, 食前, 食事中, 食後の介助を行うこと.

食事環境［ショクジカンキョウ］【surrounding of eating】『栄養』
広義では食料の供給や流通の状況を含めた環境のこと, 狭義では食卓を取り巻く環境のことをさす.

食事支援［ショクジシエン］『高齢』『予処・保指』
住宅や施設に入所している摂食嚥下障害をもった人の機能を最大限に引き出し, できる限り安全に経口摂取させる方法.

食事摂取基準［ショクジセッシュキジュン］【dietary refarence intakes】
➡日本人の食事摂取基準

食事バランスガイド［ショクジバランスガイド］【food guide pyramid】『生態』『栄養』『予処・保指』
バランスのとれた食生活を実現するために, 健康づくりや生活習慣病予防, 食料自給率の向上の観点から, 2005年に公表された, 1日に「何を」「どれだけ」食べたらよいかを示した食事の目安. 主食, 副菜, 主菜, 牛乳・乳製品, 果物の5つの料理区分を一目でわかるようにコマのイラストで表現している.

触診［ショクシン］【palpation, palpation test】『歯周』『口外』
手指や器具で対象部位に触れて診察すること.

食生活指針［ショクセイカツシシン］【dietary guidelines】『栄養』『生態』
厚生労働省, 農林水産省, 文部科学省の連携により, 2000年に策定され, 2016年に一部改正された国民の健康づくりにおける食生活のための指針.

褥瘡［ジョクソウ］【decubitus】『高齢』『補綴』
身体の局所に長時間持続的な力が加わり, 血行が不全となり周辺組織に発生する壊死. 床ずれ.

褥瘡性潰瘍［ジョクソウセイカイヨウ］【decubital ulcer, pressure ulcer】『矯正』『補綴』『口外』
歯や矯正装置の鋭縁, 義歯床縁の不適合などの機械的刺激によって舌や口腔粘膜に生じる炎症性, 有痛性の潰瘍. 義歯によるものは義歯性潰瘍という．

食道［ショクドウ］【esophagus】『解剖・生理』『口解・口生』
咽頭と胃の間の消化管のこと．長さは約25 cmである．

食道期［ショクドウキ］【esophageal stage】『口解・口生』
嚥下第3期．食塊を胃まで押し進める反射性運動で，蠕動運動が主体の時期である．

食品衛生法［ショクヒンエイセイホウ］『法律』『生態』
食品の安全性の確保のために，飲食に起因する衛生上の危害の発生を防止し，国民の健康の保護をはかることを目的とした法律．食品および添加物，器具，容器包装，表示，食中毒患者の届出などについて規定している．

食品成分表［ショクヒンセイブンヒョウ］【food composition table】『栄養』
よく摂取する食品の標準的な成分値を示したもの．一般の食事や治療食，個人や集団の食事評価などを行うための栄養価の算定に幅広く利用されている．

食品添加物［ショクヒンテンカブツ］【food additive】『生態』
甘味料や保存料，酸化防止剤，殺菌剤，漂白剤，着色料，香料，発色剤，調味料などをさす．厚生労働省は，安全性と有用性が確認された化学的合成品および天然添加物について使用を認めているが，表示を義務づけている．

植物性食品［ショクブツセイショクヒン］【vegetable food】『栄養』
穀物，いも，豆，野菜，果実などと，これらの加工食品．
⇔動物性食品

植物性タンパク質［ショクブツセイタンパクシツ］【vegetable protein】『栄養』
大豆などに含まれる植物性のタンパク質のこと．
⇔動物性タンパク質

食片圧入［ショクヘンアツニュウ］【food impaction】『補綴』
歯間部に何らかの原因で食片が押し込まれること．不適切な隣接接触関係，歯列不正，特殊な咬合関係などによって引き起こされ，う蝕や歯周病の原因となりうる．

食物残渣［ショクモツザンサ］【food debris】『予処・保指』『歯周』
食後，口腔内に一時的に残った食物由来の物質．

食物繊維［ショクモツセンイ］【dietary fiber】『栄養』
ヒトの消化酵素で分解されない食物中の難消化性成分．ダイエタリーファイバー．

助産師［ジョサンシ］『法律』
保健師助産師看護師法に規定され，助産または妊婦，褥婦もしくは新生児の保健指導をすることを業とする女子．国家資格．

食塊［ショッカイ］【bolus】『予処・保指』
口腔内に入った食物が咀嚼され唾液と混ざることで，嚥下しやすい形態になったもの．

ショック［ショック］【shock】『病理』『口外』
血管容量に対して循環血量が急激に減少することで，血圧が低下して血液循環不全になる低血圧状態のこと．

シヨ糖［ショトウ］【 sucrose 】
➡**スクロース**

徐放性フッ化物［ジョホウセイフッカブツ］【 sustained release fluoride 】『生態』
フッ化物のスローリリースを目的とする方法．歯科用セメント，コンポジットレジン，小窩裂溝塡塞材のような歯科材料にフッ化物を含有したものと，口腔内装置を使用したものがある．

処方せん［ショホウセン］【 prescription 】『薬理』『法律』『口外』
病気の予防と治療のために必要な薬物の種類，量，服用法などを記載した書類．医師，歯科医師が発行する．

処方せん医薬品［ショホウセンイヤクヒン］【 prescription medication 】『薬理』
医療用医薬品のうち，医師・歯科医師の処方せんまたは指示がなければ販売・授与してはいけない医薬品のこと．

徐脈［ジョミャク］【 bradycardia 】『高齢』『臨検』『口外』
脈拍がおよそ毎分60回以下の場合で，通常より脈が少ないこと．

書面化［ショメンカ］『DH総論』『予処・保指』
歯科衛生過程における記録のこと．すべてのプロセスで行う．第三者が確認できるように記録し，歯科衛生士業務記録として保存する．

シランカップリング［シランカップリング］【 silane coupling 】
➡**シラン処理**

シランカップリング剤［シランカップリングザイ］【 silane coupling agent 】『保存』
シラン処理に用いる表面処理剤のこと．

シラン処理［シランショリ］【 silane treatment 】『材料』『保存』
ガラスセラミックスと有機質高分子材料とを化学的に結合できるように表面処理すること．コンポジットレジンの無機質フィラー表面処理などに用いられる．
＝**シランカップリング**

シリカ［シリカ］【 silica 】『材料』
酸化ケイ素化合物の総称．セラミックスの主成分．

シリコーンゴム印象材［シリコーンゴムインショウザイ］【 silicone rubber impression material 】『材料』『保存』『補綴』
印象材の1つ．不可逆性の弾性印象材で，硬化機構により縮合型と付加型があり，基材と反応剤を練り合わせて用いる．
＝**シリコーンラバー印象材**

シリコーンポイント［シリコーンポイント］【 silicone point 】『機器』『補綴』『保存』
マイクロモーターに装着し，金属，セラミックス，成形修復物の仕上げ・研磨に用いる回転工具の1つ．

シリコーンゴム連合印象法［シリコーンゴムレンゴウインショウホウ］【 silicone combined impression 】『補綴』『保存』『診補』『材料』
パテタイプのシリコーンゴム印象材で一次印象を採得した後に，流れのよいインジェクションタイプのシリコーンゴム印象材で二次印象を採得する方法.

シリコーンラバー印象材【silicone rubber impression material】
➡**シリコーンゴム印象材**

自律神経［ジリツシンケイ］【autonomic nerve】『解剖・生理』
交換神経と副交感神経に分けられる. 循環, 呼吸, 消化, 分泌, 生殖などを調節, 支配する.

自立支援医療［ジリツシエンイリョウ］『障害』
児童福祉法に規定され, 手術などの治療によって確実に効果が期待できる障害児に対して提供される医療費の支給.
＝**育成医療**

自律尊重の原則〔医療における〕［ジリツソンチョウノゲンソク〔イリョウニオケル〕］【principle of respect for autonomy】『倫理』
医療従事者は患者の自己決定を尊重しなければならないという原則.

ジルコニア［ジルコニア］【zirconia】『材料』『補綴』
セラミックスの1つで, 酸化ジルコニウムのこと. 強さが大きく, クラウンや矯正装置のブラケット, アバットメント, 義歯床, インプラント体などに応用されている. 従来は白色で不透明であったが, 高透光性の製品も販売されている.

シルバーハウジング［シルバーハウジング］『高齢』
公営・公団賃貸住宅で, 高齢者が自立して, 快適に過ごすことのできるバリアフリー化された設備(段差の解消・手すりの設置など)を備えた住戸. 介護保険によるものではない.

シルマーテスト［シルマーテスト］【Schirmer test】『診補』
涙の量を測定する検査. 濾紙を下眼瞼結膜にはさみ, 5分後に濡れた部分の長さを測定する. シェーグレン症候群の診断基準にも採用されている.

歯列弓［シレツキュウ］【dental arch】『口解・口生』『補綴』『矯正』
切歯の切縁, 犬歯の尖頭および臼歯の頬側咬頭頂をつないだ曲線のこと. 永久歯の歯列弓は一般に上顎は半楕円形, 下顎は放物線形を成すとされている.

歯列弓長径［シレツキュウチョウケイ］【dental arch length】『矯正』
歯列弓の前後的な長さのこと. 左右側の中切歯接触点から犬歯遠心までを計測する前長径と, 第一大臼歯中心小窩までの垂直距離を計測する後長径などがある.

歯列弓幅径［シレツキュウフクケイ］【dental arch width】『矯正』
歯列弓の左右的な幅のこと. 左右側の犬歯遠心接触点間を計測する前幅径と, 第一大臼歯中心小窩間の距離を計測する後幅径がある.

歯列不正［シレツフセイ］【malalignment】『矯正』『歯周』
歯並びが悪い状態.

歯瘻［シロウ］【dental fistula】『病理』『口外』
口腔領域にできる瘻孔.

真陰性［シンインセイ］【true negative】『統計』

スクリーニング検査で，健康である者が，正しく陰性と判定されるもの．

唇顎口蓋裂［シンガクコウガイレツ］【cleft of lip, alveolus and palate, cheilognathopalatoschisis】『病理』『口外』
口唇裂と口蓋裂が合併している状態．

真核細胞［シンカクサイボウ］【eukaryotic cell】『微生』
核膜，ゴルジ体，小胞体，リソソームなどの細胞内小器官があり，それぞれ特化した機能を有する細胞．

真核生物［シンカクセイブツ］【eucaryote】『微生』
核膜を有する生物のこと．原虫，真菌，動物，植物など．

心気［シンキ］『高齢』
実際には何でもないのに必要以上に身体の具合を気にすること．認知症の周辺症状でもある．

真菌［シンキン］【fungus】『微生』『病理』
カビ，酵母，キノコなどの総称．生体の抵抗力が低下したときに，日和見感染を起こす．

腎クリアランス［ジンクリアランス］【renal clearance】『薬理』
薬物の尿中への排泄速度を血中薬物濃度で割った値で，単位時間あたりに薬物を除去できる血液の容積を示す．クリアランスとは，薬物が体内から除去される速度のこと．

神経下垂体［シンケイカスイタイ］【neurohypophysis】『口解・口生』
間脳から伸びてきた神経組織で構成された下垂体後葉．

神経頭蓋［シンケイトウガイ］【neurocranium】
➡脳頭蓋

神経毒［シンケイドク］【neurotoxin】『微生』
神経，筋末端に作用する毒素．

人権［ジンケン］【human rights】『倫理』
人種，性別，国籍，民族，言語，宗教などに関わらず，人が本来的にもつとされる基本的権利．

新健康フロンティア戦略［シンケンコウフロンティアセンリャク］『生態』
2008年に内閣官房長官が主宰した健康寿命の延伸を目指した戦略．国民自らが取り組むべき9分野の1つに「歯の健康づくり」が入っている．

新興感染症［シンコウカンセンショウ］【emerging infectious disease】『生態』『口外』
エボラ出血熱やAIDS，重症急性呼吸器症候群(SARS)，鳥インフルエンザなど，ここ40年余の間に新たに発見された感染症．

人工呼吸器関連肺炎［ジンコウコキュウキカンレンハイエン］【ventilator-associated pneumonia：VAP】『高齢』『口外』
口腔や咽頭に存在する無数の細菌が，気管チューブに沿って，気管から肺に侵入し，挿管処置後48時間以降に発症する肺炎．
＝VAP

人工歯［ジンコウシ］【artificial tooth】『補綴』『機器』
義歯などに用いられる人工の歯．レジン歯，硬質レジン歯，陶歯，金属歯など．

人工歯排列［ジンコウシハイレツ］【 tooth arrangement 】『補綴』
義歯製作過程において，人工歯を咬合床に並べること．

人口静態統計［ジンコウセイタイトウケイ］【 static statistics of population 】『生態』
ある時点での人口の状態を示した統計値．静態統計調査の中心となるのが国勢調査である．

人工唾液［ジンコウダエキ］【 artificial saliva 】『薬理』『高齢』
塩化ナトリウム，塩化カルシウムなどが配合された噴霧式エアゾール製剤でできた人工の唾液．口腔乾燥症の症状の改善に用いる．

人工的清掃法［ジンコウテキセイソウホウ］【 artificial cleaning 】『生態』
セルフケアとして行う口腔清掃法の主要なもの．歯ブラシなどを用いるブラッシング，歯間部清掃法，楊枝や歯間刺激子を用いる方法，水流を利用する方法，洗口法や歯肉マッサージなどが含まれる．

人口動態統計［ジンコウドウタイトウケイ］【 vital statistics 】『統計』『生態』
基幹統計の1つ．わが国の人口の動向を恒常的に調査するもの．出生，死亡，死産，婚姻，離婚の届出から作成される．毎年，厚生労働省が詳細な調査結果を公表している．

人工内耳［ジンコウナイジ］【 cochlea implant 】『障害』
音を電気信号に変え，内耳に送る装置．

人工妊娠中絶［ジンコウニンシンチュウゼツ］【 abortion 】『倫理』『生態』
人工的に堕胎すること．

人口ピラミッド［ジンコウピラミッド］【 population pyramid 】『生態』
各年齢階級の人口を性別（左：男性，右：女性）に積み上げてヒストグラム状に表したもの．

新産線［シンサンセン］【 neonatal line 】『口解・口生』
出生前と出生後に形成されたエナメル質の境界部に存在する1本の太い成長線で，乳歯および第一大臼歯に存在する．出生により胎児から新生児になるときの急激な環境の変化が歯に現れたものである．

心疾患［シンシッカン］【 heart disease 】『高齢』『歯周』『診補』『口外』
心臓の疾患の総称．心臓病．代表的なものに虚血性心疾患，心臓弁膜症，先天性心疾患，感染性心内膜炎などがある．

人獣共通感染症［ジンジュウキョウツウカンセンショウ］【 amphixenosis 】『微生』『生態』
同一の病原体により，ヒトとヒト以外の脊椎動物の双方が罹患する感染症のこと．

侵襲性歯周炎［シンシュウセイシシュウエン］【 aggressive periodontitis 】『病理』『歯周』『予処・保指』
慢性歯周炎とは異なり，全身的には健康であるが，急速な歯周組織破壊と家族性発現を特徴とする歯周炎．10〜30歳代に発症することが多い．

滲出液［シンシュツエキ］【 exudate, effusion 】『病理』
炎症などの際に，血管内皮細胞の

傷害により血管外に出てくる血漿タンパク質などが含まれる液体.

浸潤麻酔［シンジュンマスイ］【infiltration anesthesia】『薬理』『口外』
歯科では最も使用頻度が高い麻酔法. 歯肉下や骨髄付近へ局所麻酔薬を注射して, 歯髄, 歯根膜の感覚神経を麻痺させる.

腎小体［ジンショウタイ］【renal corpuscle】『解剖・生理』『薬理』
腎臓の皮質に存在する. 毛細血管が糸玉状に集まる糸球体と, それを包むボーマン嚢からなる. 糸球体で血液を濾過してできた原尿がボーマン嚢に溜められる.

侵蝕症〔歯の〕［シンショクショウ〔ハノ〕］【dental erosion, tooth erosion】
➡**酸蝕症**

真性口臭症［シンセイコウシュウショウ］【genuine halitosis】『生態』
社会的な容認限度を超える明らかな口臭.

新生歯［シンセイシ］【neonatal teeth】『口解・口生』『病理』『小児』
生後1カ月以内に萌出してくる乳歯.

真性ポケット［シンセイポケット］【true pocket】
➡**歯周ポケット**

腎臓［ジンゾウ］【kidney】『解剖・生理』
腹膜の後ろの脊椎両側に左右一対あるソラマメ状の臓器. 血液を濾過し, 必要な物質を再吸収して尿をつくる.

心臓ペースメーカー［シンゾウペースメーカー］【heart pacemakers】『障害』
不整脈の治療のために心臓に設置する医療用機器.

靱帯［ジンタイ］【band, cord, ligament】『口解・口生』『解剖・生理』
骨と骨をつなぐ強じんな結合組織.

身体活動レベル［シンタイカツドウレベル］【physical activity level：PAL】『栄養』
日常生活におけるエネルギー消費量を基礎代謝量で割った数値.

診断句〔歯科衛生過程における〕［シンダンク〔シカエイセイカテイニオケル〕］【problem】『予処・保指』『DH概論』
対象者が抱える歯科衛生上の問題を表現したもの. 歯科衛生診断文を構成し, 診断句(P)や原因句(E)と合わせて「〜に関連した」などと表現される.

シンチグラフィ［シンチグラフィ］【scintigraphy】『放射線』
生体内に注射・投与された放射性同位元素が発する放射線を読み取り, 画像化する検査方法.

人中［ジンチュウ］【philtrum】『口解・口生』
上唇の正中の上部にある幅の広い溝をさす.

心的外傷［シンテキガイショウ］【psychic trauma】『倫理』
過去にとった行動で生じた怒りや恐怖などの強い情動に適切な対処ができず, 無意識下にそれらの情動が抑圧されている状態. トラウマ.

浸透圧［シントウアツ］【osmotic pressure】『栄養』『口外』
半透膜を隔てて濃度の異なる溶液が接している場合, 薄い溶液から水が浸透して濃い溶液を薄め, 同じ濃度になろうとするときに生じる力.

じん肺 [ジンパイ]【pneumoconiosis】『生態』
金属の粒などの無機物または鉱物の粉じんや土ぼこりの発生する環境で仕事をしている者が，その粉じんを長期間にわたって多量に吸い込むことで，肺の組織が線維化し，硬化して弾力性を失ってしまう病気.

ジンパッカー [ジンパッカー]【ginpacker】『材料』『保存』
歯肉圧排糸を歯肉溝内に塡入する器具.

新付着術 [シンフチャクジュツ]【excisional new attachment procedure：ENAP】『歯周』
歯周外科治療の組織付着療法の1つ．歯周ポケットを形成するポケット上皮と炎症性上皮下結合組織を切除することで，新付着を得ることを目的とした術式.
＝ENAP

真陽性 [シンヨウセイ]【true positive】『統計』
スクリーニング検査で，疾病のある者が，正しく陽性と判定されるもの.

信頼区間 [シンライクカン]【interval estimate】『統計』
区間推定．効果の大きさを数量として表す点推定値のばらつきのこと.

診療の補助 [シンリョウノホジョ]【medical care assisstance】『法律』
身体的侵襲の比較的軽微な医療行為の一部について補助するもの．比較的単純なものから，採血，静脈注射，点滴，医療機器の操作，処置など多岐にわたる.

診療放射線技師 [シンリョウホウシャセンギシ]『法律』『DH総論』『診補』『放射線』
診療放射線技師法に規定され，医師または歯科医師の指示の下にエックス線撮影をはじめとした放射線を人体に対して照射することを業とする者．国家資格.

診療報酬明細書 [シンリョウホウシュウメイサイショ]『法律』
患者ごとのカルテから，傷病名，投薬，注射などの診療内容を診療報酬点数表に基づいて作成した明細書.
＝レセプト

診療録 [シンリョウロク]『倫理』『診補』『小児』
医師，歯科医師が診療内容を記載したもの.
＝カルテ

す

髄角［ズイカク］【 horn of the pulp 】『保存』
髄室角内にある歯髄．咬頭に一致して髄室天蓋から突出する部分をさす．
＝髄室角

髄腔開拡［ズイクウカイカク］【 access cavity preparation, access opening 】『機器』
根管治療において，天蓋を除去して髄室壁を移行的にする処置方法．

推計学［スイケイガク］【 stochastics 】『統計』
推測統計学．母集団から抽出された標本を用いて，母集団の状況を統計学的に推定したり，仮説を検定する統計学．

水硬性仮封材［スイコウセイカフウザイ］【 hydraulic temporary sealing material 】『材料』『保存』
水分，特に唾液と接触すると硬化する歯科材料．硫酸カルシウム，ポリ酢酸ビニル，酸化亜鉛などを成分とする仮封材．

水酸化カルシウム製剤［スイサンカカルシウムセイザイ］【 calcium hydroxide preparation 】『薬理』『保存』
象牙質の殺菌作用，第三象牙質の形成促進作用を有する薬剤．2種類のペーストを練和するタイプ，粉末と溶液を練和するタイプなどがある．

髄室［ズイシツ］【 pulp chamber 】『口解・口生』
歯冠に相当する部分の歯髄腔をさす．

髄室蓋［ズイシツガイ］【 pulp chamber roof, roof of pulp chamber 】
➡天蓋

髄室開拡［ズイシツカイカク］【 access opening, opening of pulp chamber, access cavity preparation 】『保存』
歯髄の除去療法や感染根管治療に際して，歯冠部に髄室へ通じる開口部を形成する術式．

髄室角［ズイシツカク］【 horn of pulp chamber 】
➡髄角

髄室床［ズイシツショウ］【 pulpal floor 】『口解・口生』
多根歯における髄腔の下壁をさす．

水腫［スイシュ］【 edema 】
➡浮腫

推奨量〔栄養素の〕［スイショウリョウ〔エイヨウソノ〕］【 recommended dietary allowance：RDA 】『栄養』
ある性・年齢階級に属する人のほとんどが1日の必要量を満たすと推定される1日の栄養素の摂取量．

膵臓［スイゾウ］【 pancreas 】『解剖・生理』
膵液という消化液を産生して十二指腸内腔に放出する臓器．膵臓のランゲルハンス島（膵島）とよばれる部位ではインスリンなどのホルモンを分泌する．

錐体外路症状［スイタイガイロショウジョウ］【 extrapyramidal symptom 】『障害』
筋の緊張，姿勢の保持や微細な運動を不随意的に調節する中枢神経の運動経路が障害されることで現れる筋固縮，寡動，振戦，舞踏運動などの症状．

垂直加圧充填法 [スイチョクカアツジュウテンホウ]【vertical condensation method】『保存』
根管用プラガーにより，ガッタパーチャポイントを根尖方向に圧接する根管充塡法．わが国では一般的ではない．

垂直感染 [スイチョクカンセン]【vertical infection】『微生』『生態』
感染症の感染経路における直接伝播のうち，親から胎児または乳児に感染が伝播すること．

垂直性骨吸収 [スイチョクセイコツキュウシュウ]【vertical bone resorption, angular bone defect, vertical bone defect】『歯周』
歯槽骨の吸収が根面に沿って垂直方向に進行し，楔状の吸収形態を示すもの．隣在歯間のセメント-エナメル境を結ぶ線と斜めに骨吸収が進行する．

垂直的顎間関係の記録 [スイチョクテキガクカンカンケイノキロク]【record of occlusal vertical dimension】『補綴』
上顎に対する下顎の垂直的位置関係(咬合高径)を決定する方法．通常，下顎安静位を用いて決定される．

垂直被蓋 [スイチョクヒガイ]【vertical overbite】
➡**オーバーバイト**

推定エネルギー必要量 [スイテイエネルギーヒツヨウリョウ]【estimated energy requirement：EER】『栄養』
年齢，性，身体活動強度別に平均的な体位を想定して算出された，その人が摂取することが望ましいエネルギー必要量．

推定同意 [スイテイドウイ]【presumed consent】『倫理』
患者や家族に説明し，同意を得ようとすれば，かえって患者の身体・生命に重大な危険が及ぶという，「ためらえば危険」な場合に，「患者は必要な処置に同意するだろう」と推定すること．この場合の診療行為は正当とみなされる．

推定平均必要量〔栄養素の〕 [スイテイヘイキンヒツヨウリョウ〔エイヨウソノ〕]【estimated average requirement：EAR】『栄養』『生態』
特定の集団を対象として測定された栄養素の必要量から，性・年齢階級別に日本人の必要量の平均値を推定したもの．

水道水フッ化物添加 [スイドウスイフッカブツテンカ]【water fluoridation】
➡**水道水フロリデーション**

水道水フロリデーション [スイドウスイフロリデーション]【water fluoridation】『生態』
フッ化物の全身応用法の1つ．上水道へフッ化物添加を行う水道水フッ化物濃度調整のこと．
＝**水道水フッ化物添加**

水痘・帯状疱疹ウイルス [スイトウタイジョウホウシンウイルス]【varicella-zoster virus：VZV】『病理』『微生』『口外』
初感染時は水痘(水疱瘡)，再発では帯状疱疹の原因となるウイルス．
＝**VZV**

水平位診療 [スイヘイイシンリョウ]【su-

pine position，reclining posture】『診補』
歯科診療時，患者は水平，術者が座位である状態．最も安全で施術しやすい姿勢である．
＝座位診療

水平感染［スイヘイカンセン］【horizontal infection】『微生』『生態』『口外』
感染症の感染様式の1つ．すでに感染しているヒトや動物への直接的な接触や，器具や装置，飲食物などを介する間接的な感染によって，個体から個体へと感染が横に広がり伝搬すること．

水平性骨吸収［スイヘイセイコツキュウシュウ］【horizontal bone resorption, horizontal bone defect】『歯周』『予処・保指』
歯槽骨が根尖に向かって水平的に吸収されていくもの．隣在歯間のセメント-エナメル境を結ぶ線と平行に骨吸収が進行する．

水平的顎間関係の記録［スイヘイテキガクカンカンケイノキロク］【centric jaw relation record】『補綴』
垂直的顎間関係を決定した後に，その咬合高径で上顎に対する下顎の前後的および側方的な位置関係を記録すること．

水平被蓋［スイヘイヒガイ］【horizontal overlap，overjet】
➡オーバージェット

睡眠時無呼吸症候群［スイミンジムコキュウショウコウグン］【sleep apnea syndrome：SAS】『診補』
7時間の睡眠中に10秒間以上の無呼吸が30回以上繰り返される，または，睡眠中の1時間に5回以上の無呼吸がある病態のこと．

水溶性［スイヨウセイ］【water solubility】『栄養』
溶けた物質が水分子と安定した水素結合を形成すること．

水溶性グルカン［スイヨウセイグルカン］【water soluble glucan】『栄養』『微生』
グルコースからなる多糖のうち水溶性のもの．口腔内細菌の産生するα1，6グルカンがその代表である．

スウェーディッシュバナナ［スウェーディッシュバナナ］【swedish banana】
➡ポッセルトの図形

水溶性ビタミン［スイヨウセイビタミン］【water soluble vitamins】『栄養』『薬理』
水に溶けるビタミン．ビタミンB_1，ビタミンB_2，ビタミンB_6，ビタミンB_{12}，ナイアシン，ビタミンC，葉酸，ビオチン，パントテン酸などがある．酵素の働きを助ける補酵素として機能する．

スーパーオキサイド［スーパーオキサイド］【superoxide】『微生』
活性酸素（O_2^-）のこと．

スクラビング法［スクラビングホウ］／**スクラッビング法**【scrubbing method】『予処・保指』『小児』
ブラッシング法の1つ．歯ブラシの毛先を歯面に90度に当てて，小刻みに近遠心方向に加圧振動をさせながら磨く方法．

スクラロース［スクラロース］【sucralose】『栄養』
人工甘味料の1つ．スクロースの数百倍の甘さをもつ．

スクリーニング検査［スクリーニングケンサ］【screening test】『統計』
迅速に実施できる試験や検査を用いて，無自覚な疾病を暫定的に識別すること．疾病のある者とない者を，ある限度をもってふるい分けること．

スクロース［スクロース］【sucrose】『栄養』
グルコースとフルクトースからなる二糖類．甘味料として利用されている．さとうきび，甜菜に多く含まれる．酸産生の材料として細菌に利用される糖質．
＝ショ糖

スケーラー［スケーラー］【scaler】『機器』『歯周』『予処・保指』
歯面の付着物・沈着物および炎症性結合組織の除去や根面の滑沢化に使用する器具．

スケーリング［スケーリング］【scaling】『予処・保指』『歯周』
歯面に付着したプラーク，歯石などの沈着物をスケーラーで除去すること．

スケーリング・ルートプレーニング［スケーリングルートプレーニング］【scaling and root planing：SRP】『歯周』『予処・保指』
歯肉縁上，歯肉縁下の付着・沈着物をスケーラーなどで除去すること．
＝SRP

健やか親子21［スコヤカオヤコニジュウイチ］『生態』『予処・保指』
2000年に21世紀の母子保健ビジョンを具体的な目標値で示した施策．

スタージ・ウェーバー症候群［スタージウェーバーショウコウグン］【Sturge-Weber syndrome】『障害』『口外』
脳軟膜，眼（脈絡膜），顔面の血管腫を特徴とする神経皮膚症候群．

スタディモデル［スタディモデル］【study cast, study model, diagnostic cast】
➡研究用模型

スタンダードプリコーション［スタンダードプリコーション］【standard precaution】『診補』『歯周』『微生』『DH総論』『口外』
1996年にCDCが提唱した，血液および血液混入の可能性のあるもの，すべての体液，排泄物，分泌物（汗を除く），損傷のある皮膚，粘膜，そのものおよびそれらと接触したものをすべて感染性物質として扱うという基本的概念に基づく感染予防策．
＝標準予防策

スタンプバー［スタンプバー］【stump bur】『保存』
石膏模型の削除，義歯などのレジン材料の削除と調整に利用される歯科技工用のバー．

スチールバー［スチールバー］【steel bur】『機器』『保存』
髄室への穿孔や髄角の除去に使用するエンジン用のバー．マイクロモーター用ハンドピースに装着し低速回転切削用として用いる．

スチューデントの*t*検定［スチューデントノティーケンテイ］【Student's t-test】『統計』
2つのサンプルの母平均（母集団

の平均）が等しいかどうかを確認する統計学的手法.
＝t検定

スティッキーワックス［スティッキーワックス］【sticky wax】『材料』『診補』
補綴装置のろう付け時の固定や破折義歯修理時の仮着などに使用される歯科材料.

スティップリング［スティップリング］【stippling】『予処・保指』『歯周』『生態』
付着歯肉において，結合組織中の歯肉線維が上皮を引っ張るために生じるオレンジの皮に似た不規則な小窩. 健康な歯肉に現れることが多い.

スティルマン法［スティルマンホウ］【Stillman method】『予処・保指』
歯ブラシの脇腹を使うブラッシング法の1つ. 歯肉のマッサージが第一の目的であり，プラーク除去効果は低く，操作は難しい.

ステイン［ステイン］【stain】『予処・保指』
歯の表面の着色. 紅茶などの飲食物やタバコのタール，洗口剤に含まれるクロルヘキシジンなどの薬品，色素産生菌，金属性粉塵の色素が歯面上に沈着したもの.

ステップバック形成法［ステップバックケイセイホウ］【step-back preparation technique】『保存』
根管の拡大形成法の1つ. 器具の短縮によって生じた根管壁の段差を切削して平滑にしていく方法.

ステロイド性抗炎症薬［ステロイドセイコウエンショウヤク］【steroid anti-inflammatory drug】『薬理』『口外』
抗炎症薬，免疫抑制薬. 関節リウマチ，シェーグレン症候群，自己免疫疾患，気管支喘息，アトピー性皮膚炎に用いられる薬物. 歯科では，口腔用軟膏剤や貼付剤として使用する.

ステロイドホルモン［ステロイドホルモン］【steroid hormone】『栄養』『口外』
副腎皮質ホルモンや性ホルモンなど.

ステロール［ステロール］【sterol】『栄養』
誘導脂質の1つ. 誘導脂質とは複合脂質を加水分解したときに生成される物質で，脂質の性質をもつもの.

ストッパー〔根管器具の〕［ストッパー〔コンカンキグノ〕］【stopper】『保存』
ファイル，リーマーなどの軸に付け，根管長測定時の目印となるもの.

ストッピングキャリア［ストッピングキャリア］【stopping carrier】『材料』『診補』
ストッピングを暫間的に充塡するために，口腔内に輸送する器具.

ストリップス［ストリップス］【strips】『保存』
テープ状の圧接子および研磨材. 充填用の圧接，成形および隣接面の研磨に使用する.

ストレートハンドピース［ストレートハンドピース］【straight handpiece】『保存』
マイクロモーターに設置して使用するハンドピースの種類で，専用の回転切削具を用いる. 口腔外の作業で使用することが多い.

ストレプトマイシン硫酸塩［ストレプトマイシンリュウサンエン］【streptomy-

cin, streptomycin sulfate】『薬理』
アミノグリコシド系抗菌薬の1つ. 緑膿菌や結核菌に対して有効である.

ストロンチウム [ストロンチウム]【strontium】『栄養』
微量元素. 1953年に核実験が始まって以来, 放射性同位元素の^{90}Srが歯にも認められるようになった.

スパイラルルートフィラー [スパイラルルートフィラー]【spiral rootfiller】
➡**レンツロ**

スパイロメーター [スパイロメーター]【spirometer】『機器』『口外』
肺の容積や呼吸機能を検査するための機器. 呼吸時の呼気量と排気量を測定し, 換気の機能を評価する.

スパゲッティ症候群 [スパゲッティショウコウグン]【spaghetti syndrome】『高齢』『口外』
延命のみのために身体に多くのチューブやセンサーのコードなどが装着され, あたかもスパゲッティのように見える状態.

スパチュラ [スパチュラ]【spatula】『機器』
ラバーボウル内の印象材や石膏と水を練和するために用いるヘラ状の器具.

スピーの彎曲 [スピーノワンキョク]【Spee curve, curve of Spee】『補綴』『口解・口生』
歯列を側方からみたとき, 下顎犬歯の尖頭, 小臼歯および大臼歯の頬側咬頭頂を連ねたときにみられる彎曲(円弧)のこと.

スピットン [スピットン]【spittoon】『機器』『診補』
患者が洗口した水・唾液を流すボウル型のベースン.

スピロヘータ [スピロヘータ]【spirochetes】『微生』『病理』
らせん状の形態をとり, 鞭毛により運動を行うグラム陰性菌.

スプーンエキスカベーター [スプーンエキスカベーター]【spoon excavator】『機器』『保存』
主にう蝕象牙質の除去に用いる器具. 刃部がスプーン状の形をしている.

スプレッダー [スプレッダー]【spreader】『機器』『保存』
側方加圧充塡法で, マスターポイントやアクセサリーポイントを側方に加圧するために用いられる器具.

スペースリゲイナー [スペースリゲイナー]【space regainer】『矯正』『小児』
咬合誘導のための装置. 永久歯の萌出余地が不足した場合にその空隙を獲得するために使用する.

スペシャルニーズデンティストリー [スペシャルニーズデンティストリー]【special needs dentistry】『障害』
障害者歯科. さまざまな障害のために特別な配慮を必要とする人に対応する歯科領域のこと.

スポーツ外傷 [スポーツガイショウ]【sports injury, athletic injury】『生態』
スポーツ時の偶発事故で, 歯科分野においては口腔粘膜の傷害や前歯の一部破折, 歯の脱臼, 顎骨骨折などが起こること.

スポットウェルダー [スポットウェルダー]

【spot welder】『矯正』
電気点溶接器．バンドにバッカルチューブなどのアタッチメントを電気抵抗熱によって点溶接するための器具．

スポンジブラシ［スポンジブラシ］【sponge brush】『材料』『予処・保指』
柄にスポンジの付いた補助的清掃用具で，主に口腔粘膜の清掃に使用する．

スミヤー層［スミヤーソウ］【smear layer】『材料』
歯質切削時の圧や回転によりできた象牙質削片，細胞破片および細菌を含む厚さが1～3 μmの層．一部は象牙細管内に2～5 μmの深さまで入り込んでいる．

スラッジ［スラッジ］【sludge】『予処・保指』
シャープニング時に生じる金属の削りかすと水や油が混ざった泥状物のこと．

スリーウェイシリンジ［スリーウェイシリンジ］【three-way syringe】『機器』『診補』
歯科診療時の口腔内の洗浄・乾燥を行う機器．空気(エア)，水(ウォーター)，噴霧(スプレー)の3通りの用途に分けて使用する．

スリージョープライヤー［スリージョープライヤー］【three jaw pliers】『矯正』
ワイヤーベンディングプライヤーの1つ．三嘴鉗子．クラスプなどの急角度の屈曲に適する．

スリーステップシステム［スリーステップシステム］【3 step system】『診補』『保存』
直接法修復における接着システム．エッチング，プライミング，ボンディングの3つのステップを行うシステムのこと．

スローリリース［スローリリース］【slow release】『予処・保指』
低濃度のフッ化物イオンを徐々に放出すること．

寸法安定性［スンポウアンテイセイ］【dimensional stability】『材料』
歯科材料が硬化後や使用中に寸法があまり変わらないこと．

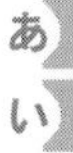

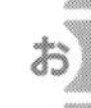
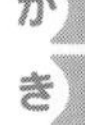

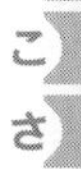
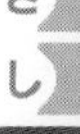
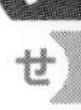
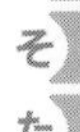

せ

正円孔［セイエンコウ］【foramen rotundum】『口解・口生』
中頭蓋窩内の蝶形骨大翼中央に存在する孔．上顎神経が通る．

生活行動［セイカツコウドウ］『生態』『倫理』
ヒトがさまざまな社会環境のなかで生活すること．

生活歯髄切断法［セイカツシズイセツダンホウ］【vital pulp amputation】
➡**断髄法**

生活習慣病［セイカツシュウカンビョウ］【life style related disease】『生態』『診補』『予処・保指』『歯周』
食習慣，運動習慣，休養，喫煙，飲酒などの生活習慣が，その発症・進行に関与する疾患群を表すものとして厚生労働省が導入した概念．

生活の質［セイカツノシツ］【quality of life：QOL】
➡**QOL**

生活不活発病［セイカツフカッパツビョウ］【disuse syndrome】
➡**廃用症候群**

生活扶助［セイカツフジョ］【livelihood assistance】『法律』
生活保護の種類の1つ．食費，被服費，光熱費等の日常生活に必要な費用を支給する．

生活保護［セイカツホゴ］【livelihood protection】『法律』
生活保護法に基づいて，生活に困窮するすべての国民に対し，困窮の程度に応じ必要な保護を行い，健康で文化的な最低限度の生活を保障し，あわせてその自立を助長する制度．保護の種類は，生活扶助，教育扶助，住宅扶助，医療扶助，介護扶助，出産扶助，生業扶助，葬祭扶助の8種類．

正義の原則［セイギノゲンソク］【principle of justice】『倫理』
医療従事者は，医療の社会的問題について考察するために公正・公平でなければならないという原則．

生業扶助［セイギョウフジョ］『法律』
生活保護の種類の1つ．事業を経営するための生業費，技能を習得するための授業料や教科書代の技能習得費などが支給される．

成形充填器［セイケイジュウテンキ］【filling instrument】『機器』
コンポジットレジンやセメントを窩洞に填塞したり，成形する際に使用する器具．

成形修復［セイケイシュウフク］【plastic filling】『保存』『材料』
塑性の材料を用いて，窩洞に填塞し，形態を付与して修復すること．

成形修復材［セイケイシュウフクザイ］【plasric filling material】『材料』
成形修復に使用する歯科材料．レジン系，セメント系，金属系に分類される．

制限アミノ酸［セイゲンアミノサン］【limiting amino acid】『栄養』
食物中のタンパク質の必須アミノ酸の量と，望ましい必須アミノ酸の量とを比較したとき，望ましい量よりも食物中の量が少ない必須アミノ酸のこと．

生産年齢人口［セイサンネンレイジンコウ］【working age population】『生態』
15歳以上65歳未満の人口．

生殖器型［セイショクキガタ］【genital x type】『小児』
スキャモンの発育曲線の型の1つ．精巣，卵巣，子宮などの発育パターンで思春期に急激に発育する．

生殖補助医療［セイショクホジョイリョウ］【assisted reproductive technology：ART】『倫理』
人工受精や体外受精などをさす．

精神障害［セイシンショウガイ］【mental disorder】『生態』『障害』
個人における行動上の心理的なもの，あるいは生物学的な機能障害に起因しているとされる苦悩や無能力を呈する複雑な病態で，臨床的には行動的あるいは心理的に異常な徴候をさす．

精神鎮静法［セイシンチンセイホウ］【psychosedation】『口外』『小児』
薬物を使用して患者の意識を失わせることなく不安や緊張を軽減する方法．

精神保健［セイシンホケン］【mental health】『生態』
精神障害の予防や治療だけではなく，精神的健康の保持増進を目指した諸活動のこと．

精神保健及び精神障害者福祉に関する法律［セイシンホケンオヨビセイシンショウガイシャフクシニカンスルホウリツ］『生態』
1995年に精神障害者の福祉施策が盛り込まれ，ノーマライゼーションの観点から精神障害対策を推し進める法律．
＝**精神保健福祉法**

精神保健福祉士［セイシンホケンフクシシ］【psychiatric social worker：PSW】『DH総論』『生態』
精神保健福祉法に規定され，精神障害者の抱える生活問題や社会問題解決の支援を行うことを業とする者．国家資格．

精神保健福祉センター［セイシンホケンフクシセンター］『生態』
保健所を中心とする地域の精神保健活動を技術面から指導・援助する機関．すべての都道府県・政令指定都市に設置されている．

精神保健福祉法［セイシンホケンフクシホウ］
➡**精神保健及び精神障害者福祉に関する法律**

精製食素材［セイセイショクソザイ］【refined food】『栄養』
精製・精白によって生産される食材のこと．精製・精白の過程で濃縮される栄養成分を過剰に摂取しやすいなど，栄養素摂取のアンバランスを起こしやすい．

生存権［セイゾンケン］『法律』
健康で文化的な最低限度の生活を営む権利．憲法25条で規定されている．

生体アミン［セイタイアミン］【biogenic amine】『栄養』
生体に含まれるアミン．アミノ酸の脱炭酸反応によって生成され，神経伝達物質やホルモンなどさまざまな機能をもつ．ヒスタミン，GABA，ドーパミン，セロトニンなどがその代表である．

生体移植［セイタイイショク］【living donor organ transplantation】『倫理』
生きている人から臓器を取り出して病気の人に移植すること．

生態学的研究［セイタイガクテキケンキュウ］【ecological study】『統計』『生態』

あ い う え お か き く け こ さ し す せ そ た ち つ て と な に

分析疫学（分析研究）の1つ．集団を単位として，病因と疾病の関係を記載する方法．また，既存の保健統計資料などで集団の疾病，死亡，その他の健康指標を得たうえで，両者の間に関連性があるかどうかを検討する方法．

生体情報モニタ［セイタイジョウホウモニタ］【patient monitor, medical monitor】『診補』『機器』
治療時の患者の安全を確保するため，循環器・呼吸器のモニタリングを行う機器．

正中線［セイチュウセン］【median line, midline】『補綴』
人体の正中を示す線．顔面の正中線は義歯製作時に人工歯排列の基準となる標示線の1つ．

成長ホルモン［セイチョウホルモン］【growth hormone】『生態』
下垂体から分泌され，成長を促進するホルモン．下垂体の機能亢進により成長ホルモンが過剰に分泌されると巨人症，機能低下により分泌不足となった場合は小人症を起こす．

生物学的半減期［セイブツガクテキハンゲンキ］【biological half-life】『薬理』
ある薬物の血中濃度がその半分になるまでの時間のこと．
＝$t_{1/2}$

生物学的利用能［セイブツガクテキリヨウノウ］【bioavailability】『薬理』
経口投与された薬物が活性型のまま血液中に移行する割合のこと．
＝バイオアベイラビリティ

正放線投影［セイホウセントウエイ］【orthoradial projection】『放射線』
隣在歯の重なりを最小限にするために，歯列弓に直交するように投影すること．すべてのエックス線撮影の基本．

精密印象［セイミツインショウ］【precise impression】『材料』『補綴』『診補』
補綴装置を製作するために採得する寸法精度や表面精度などに優れた印象．最終印象．

喘鳴［ゼイメイ］【stridor, wheeze, wheezing】『診補』『口外』
可逆的に気道が狭窄したことで起こるヒューヒュー・ゼイゼイという呼吸音．

生命維持治療［セイメイイジチリョウ］【life-sustaining treatment】『倫理』
生命を維持するために必要な治療のこと．

生命徴候［セイメイチョウコウ］【vital sign】
➡バイタルサイン

生命の質［セイメイノシツ］【quality of life：QOL】
➡QOL

生命倫理(学)［セイメイリンリ(ガク)］【bioethics】『倫理』
一般には「医療や生命科学によって生じた倫理的，哲学的，法的，社会的問題やそれに関連する問題をさまざまな学問的立場や観点から研究する学問」と定義されている．
＝バイオエシックス

声門［セイモン］【glottis】『口解・口生』
喉頭腔のなかほどに位置する器官．声の生成に関与する．

生理的年齢［セイリテキネンレイ］【physiological age, biological age】『小児』
発育の尺度の1つ．個体の成長，

発達および成熟の程度を評価するもので，組織や器官の生理的状態を基準に表現した評価である．

政令［セイレイ］『法律』
憲法やその他の法律を受けて，内閣が定める命令．法律を執行するための細則が規定されている．

世界歯科連盟［セカイシカレンメイ］【Fédération Dentaire Internationale：FDI〈仏〉，World Dental Federation）】『生態』『倫理』
国や地域を代表する歯科医師会の国際的な組織．約130カ国以上が正式会員として登録されている．
＝FDI

世界保健機関［セカイホケンキカン］【World Health Organization：WHO】『生態』『診補』
すべての人々が可能な最高の健康水準に到達することを目的として1948年に設立された国連の専門機関．
＝WHO

セカンドオピニオン［セカンドオピニオン］【second opinion】『倫理』『DH総論』
検査や治療を受けるにあたって，患者がよりよい選択をするために，主治医以外の医師に意見を求めること．

赤外線［セキガイセン］【infrared ray】『生態』
非電離放射線の不可視幅射線．主な効果は熱作用である．過剰に照射されると，皮膚に対しては紅斑火傷，眼に対しては水晶体に吸収されて白内障を起こす．

赤唇［セキシン］【vermillion】『口解・口生』
唇の赤い部分．唇紅ともいう．

赤唇縁［セキシンエン］【vermillion border】『口解・口生』
赤唇と皮膚の境のこと．

脊髄性筋萎縮症［セキズイセイキンイシュクショウ］【spinal muscular atrophy：SMA】『診補』
神経難病の1つ．脊髄の運動神経細胞の病変によって起こる神経原性の筋萎縮症．

積層充塡［セキソウジュウテン］【layered filling】『材料』
光重合型コンポジットレジンでの修復で，窩洞が深い場合に複数回に分けて成形，照射を繰り返す術式．

石炭酸［セキタンサン］【phenol，carbolic acid】
➡フェノール

咳テスト［セキテスト］【cough test】『高齢』
不顕性誤嚥の原因となる咳嗽反射の有無を評価するテスト．超音波ネブライザーで噴霧したクエン酸を吸入させる．

赤痢［セキリ］【dysentery】『生態』
赤痢菌を病原細菌とし，急激な発熱，腹痛，下痢などの症状を呈する疾患．重症例ではしぶり（テネスムス）を伴う頻回の便意を催し，便は膿粘血のみを少量ずつ排泄する．感染症法では，細菌性赤痢は三類，アメーバ赤痢は五類に分類される．

セクショナルマトリックス［セクショナルマトリックス］【sectional matrix】『機器』

臼歯部隣接面のコンポジットレジン修復で隔壁に用いられる機器.

舌［ゼツ］【 tongue 】『口解・口生』
口腔底から突出した横紋筋からなる臓器. 食物の口腔内輸送や構音機能に関与する.

舌圧検査機器［ゼツアツケンサキキ］【 tongue pressure test equipment 】『機器』
舌圧プローブを口腔内に挿入後, プローブを舌の最大の力で口蓋に押しつけることによって舌圧を測定する機器.

舌咽神経［ゼツインシンケイ］【 glossopharyngeal nerve 】『口解・口生』
第3鰓弓由来. 第9脳神経で, 舌・咽頭の感覚, 舌後1/3の味覚, 茎突咽頭筋の運動を担う混合神経.

舌咽神経痛［ゼツインシンケイツウ］【 glossopharyngeal neuralgia 】『口外』
舌から喉にかけて分布する神経に起こる発作性疼痛. 痛みの持続時間は数秒から10数秒だが, 三叉神経痛とは異なり, 睡眠中でも発生する.

舌咽神経麻痺［ゼツインシンケイマヒ］【 paralysis of glossopharyngeal nerve 】『高齢』『口外』
舌咽神経の障害により起こる麻痺. 麻痺の症状には咽頭上部や舌後方1/3の感覚障害, 舌の後ろ1/3の味覚障害がある. 咽頭反射, 嚥下反射の消失もみられる.

切縁〔スケーラーの〕［セツエン〔スケーラーノ〕］【 cutting edge 】『予処・保指』
スケーラーの刃部の実際に作業(作用)する部分.
＝カッティングエッジ

切縁〔歯の〕［セツエン〔ハノ〕］【 incisal edge, incisal margin 】
➡切端

石灰化［セッカイカ］【 calcification, mineralization 】『栄養』『生態』
生体組織にカルシウムが沈着する現象.

舌下神経［ゼッカシンケイ］【 hypoglossal nerve 】『口解・口生』
すべての舌筋を支配する純運動性神経.

舌下腺［ゼッカセン］【 sublingual gland 】『口解・口生』『生態』
三大唾液腺の1つで混合腺. 粘性の高い唾液を分泌する. 舌下腺の導管は, 舌下部の舌下小丘に開口し, 一部の舌下腺は舌下ヒダに開口する.

舌下投与［ゼッカトウヨ］【 sublingual administration 】『薬理』『口外』
舌下および口腔粘膜から薬剤を吸収させる投与方法.

舌下ヒダ［ゼッカヒダ］【 sublingual fold 】『口解・口生』
舌下面にあるヒダ状の高まりで舌下腺の開口部のこと.

積極的安楽死［セッキョクテキアンラクシ］【 active euthanasia 】『倫理』
致死薬を投与するなどして, 患者の生命を積極的に短縮する安楽死のこと.

舌筋［ゼッキン］【 muscles of tongue 】『口解・口生』
舌の本体の筋. すべて横紋筋である. 外舌筋と内舌筋からなる.

石膏［セッコウ］【 gypsum 】『材料』
硫酸カルシウムを成分とする鉱物. 添加している水分子量の違い

で2水石膏，半水石膏，無水石膏がある．

接合上皮［セツゴウジョウヒ］【junctional epithelium, attachment epithelium】『口解・口生』『歯周』
歯肉の内側上皮のなかで，歯面(エナメル質)と接着している上皮のこと．
＝付着上皮

舌骨下筋群［ゼッコツカキングン］【infrahyoid muscles】『口解・口生』
舌骨と肩甲骨，胸骨，甲状軟骨の間に走る細長い筋群．舌骨上筋群に対抗して，舌骨を引き下げる．

舌骨上筋群［ゼッコツジョウキングン］【suprahyoid muscles】『口解・口生』
舌骨と下顎骨，側頭骨の間に走る筋群．顎舌骨筋は口腔底をつくっている．舌骨を引き上げ，嚥下に関与する．

舌根［ゼッコン］【root of tongue】『口解・口生』
舌の根元のこと．

切削機器［セッサクキキ］【cutting instrument】『機器』
歯や修復物を削る機器．

切歯結節［セッシケッセツ］【incisive tubercle, talon cusp】『口解・口生』『病理』
上顎切歯の基底結節が異常に発達したもの．
＝犬歯結節

舌下小丘［ゼッカショウキュウ］【sublingual caruncle】『口解・口生』
舌下ヒダの内側の舌小帯近くにある，顎下腺と舌下腺の開口部のこと．

切歯乳頭［セッシニュウトウ］【incisive papilla】『口解・口生』
上顎切歯部の歯，歯肉に分布する鼻口蓋神経(上顎神経の枝)が出る部位．非常に敏感である．

舌習癖［ゼツシュウヘキ］【tongue habit】『歯周』『矯正』
舌の癖のことで，舌癖ともいう．舌突出癖や弄舌癖など．

舌小帯［ゼツショウタイ］【lingual frenum, lingual frenulum】『口解・口生』
舌下面の正中部にある薄い粘膜ヒダのこと．

摂食嚥下障害［セッショクエンゲショウガイ］【dysphagia, swallowing disorder】『高齢』『口解・口生』『障害』
食べる機能における障害．

摂食嚥下の5期モデル［セッショクエンゲノゴキモデル］『口解・口生』『高齢』『障害』
摂食嚥下運動を食物の流れにあわせて5期に分類したもの．認知期(先行期)→咀嚼期(準備期)→口腔期(嚥下第1期)→咽頭期(嚥下第2期)→食道期(嚥下第3期)の順となる．

摂食嚥下リハビリテーション［セッショクエンゲリハビリテーション］【dysphagia rehabilitation, swallowing rehabilitation】『高齢』『障害』『予処・保指』
摂食嚥下の機能回復・維持するための嚥下訓練，食事支援など．

摂食訓練［セッショククンレン］【eating training】『高齢』『障害』『予処・保指』
直接訓練．実際に食べ物を飲み込む嚥下訓練のこと．

摂食行動［セッショクコウドウ］【feeding

behavior】『口解・口生』『解剖・生理』
生きていくためのエネルギーが不足したときに，空腹感が生じてエネルギー源である食物を求めて行動し，摂取すること．

摂食障害［セッショクショウガイ］【eating disorder】『予処・保指』
体重に対するこだわり，体重・体型に関する自己評価などの心理的要因に基づく食行動の障害．食行動だけではなく多様な問題が生じる．神経性食欲不振症（拒食症）と神経性過食症に分けられる．

切歯路角［セッシロカク］【angle of incisal guidance, angle of incisal path】『補綴』
下顎が運動するときの切歯点（下顎左右側中切歯の近心隅角の中点）の運動経路を切歯路とよび，この切歯路が基準面（咬合平面など）となす角度を切歯路角とよぶ．矢状切歯路角と側方切歯路角がある．

舌接触補助床［ゼツセッショクホジョショウ］【palatal augmentation prosthesis：PAP】『補綴』『機器』『口外』
義歯あるいは口蓋床の口蓋部を肥厚させて，舌の口蓋への接触を可能とし，咀嚼，嚥下，発音機能の回復をはかるために，上顎に装着する補綴装置．

舌尖［ゼッセン］【apex of tongue】『口解・口生』
舌の前2/3をつくる部のこと．

舌側弧線装置［ゼツソクコセンソウチ］【lingual arch, lingual arch appliance】
➡リンガルアーチ

舌苔［ゼッタイ］【tongue coating, tongue plaque】『生態』『予処・保指』『高齢』
舌背から舌根にかけて付着する黄白色の堆積物．細菌，剝落角化上皮，唾液成分などから構成される．

絶対的医行為［ゼッタイテキイコウイ］『法律』
疾病の診断，治療方針の決定，手術など，診療の補助として看護師などが行うことが認められず，医師，歯科医師のみが行うことのできる医療行為．

絶対的欠格事由［ゼッタイテキケッカクジユウ］『法律』
該当した場合，ただちに免許が与えられないことになる要件．

絶対的歯科医行為［ゼッタイテキシカイコウイ］『法律』『診補』
診断や手術など，診療の補助として歯科衛生士などが行うことが認められず，歯科医師のみが行うことのできる歯科医療行為．

切端［セッタン］【incisal edge, incisal margin】『口解・口生』
切歯の歯冠の先のこと．
＝切縁

切端咬合［セッタンコウゴウ］【edge to edge bite, edge to edge occlusion】『矯正』『補綴』
上下顎前歯が互いにその切端（切縁）で接する咬合状態のこと．切縁咬合ともいう．

接着材［セッチャクザイ］【adhesive, bonding agent】『材料』『保存』『診補』
接着に使用する材料．従来の嵌合力によるセメントに対して，接着性レジンセメント〔MMA（メチルメタクリレート）系セメント，コンポジット系レジンセメント］がある．

接着システム［セッチャクシステム］【adhesive system】『材料』
コンポジットレジンと歯質が接着するために必要な基本ステップのこと．表面の粗糙化（エッチング），表面のぬれの改質（プライミング），流動性のよいレジン塗布（ボンディングもしくはアドビーシブ）の3ステップが基本であるが，各ステップを組み合わせて簡略化した製品が主流となっている．

接着性ブラケット［セッチャクセイブラケット］『矯正』
マルチブラケット法による矯正治療で，ボンディング剤を用いて歯面に接着する器材．ベース面はボンディング剤が付着しやすいようにメッシュ加工や溝加工がなされているものが多い．

接着性レジンセメント［セッチャクセイレジンセメント］【adhesive resin cement】
➡**レジンセメント**

接着ブリッジ［セッチャクブリッジ］【adhesion bridge】『補綴』
支台歯の歯質削除量が極力少なくなるよう形成し，これに適合する金属製フレームを支台装置として製作したブリッジ．接着用材料を用いて合着することから，この名がつけられた．

舌突出癖［ゼツトッシュツヘキ］【tongue thrusting habit】『小児』『矯正』
上下前歯の間に舌尖を突き出す癖．不正咬合の要因となる．
＝**タングスラスト**

舌乳頭［ゼツニュウトウ］【lingual papillae】『口解・口生』
舌背の粘膜にある無数の小突起のこと．糸状乳頭，茸状乳頭，葉状乳頭，有郭乳頭に分けられる．

舌背［ゼッパイ］【dorsum of tongue】『口解・口生』
舌の上面．

舌ブラシ［ゼツブラシ］【tongue brush】『材料』『予処・保指』『生態』
舌苔の除去に使用するブラシ．

舌偏位［ゼツヘンイ］【tongue devation】『高齢』『障害』
舌下神経麻痺がある場合，舌を突出したときに，患側に舌が偏位すること．

舌扁桃［ゼツヘントウ］【lingual tonsil】『口解・口生』
舌根部の粘膜下にある扁桃．口蓋扁桃，咽頭扁桃，耳管扁桃とともに口峡を取り囲み，ワルダイエルの咽頭輪をつくる．

舌盲孔［ゼツモウコウ］【lingual foramen, foramen cecum of tongue】『口解・口生』
分界溝の頂部にある甲状舌管の名残．ホルモンをつくる甲状腺原基の名残といえる．

セパレーター［セパレーター］【separator】
➡**歯間分離器**

セファログラフィー［セファログラフィー］【cephalography】
➡**頭部エックス線規格撮影**

セファログラム［セファログラム］【cephalogram, cephalometric radiograph】

➡頭部エックス線規格写真

セファロスタット［セファロスタット］【cephalostat】『放射線』
頭部を固定するために用いる頭部固定装置.

セフェム系抗菌薬［セフェムケイコウキンヤク］【CEP cefem anitibiotics】『薬理』『口外』
広い抗菌スペクトルをもち，グラム陽性菌・グラム陰性菌に有効な抗菌薬.

セボフルラン［セボフルラン］【sevoflurane】『薬理』『口外』
揮発性の吸入麻酔薬.

セメンティング〔バンドの〕［セメンティング〔バンドノ〕］【cementing】『矯正』
矯正装置のバンドを歯に装着すること.

セメント（質）粒［セメント（シツ）リュウ］【cementicle】『病理』
歯根膜にみられる類円形の石灰化物．遊離性セメント（質）粒，壁着性セメント（質）粒，介在性セメント質に分けられる.

セメント-エナメル境［セメントエナメルキョウ］【cement-enamel junction：CEJ】『口解・口生』『病理』
歯頸部象牙質表面でエナメル質とセメント質が隣接して存在している部分.
＝CEJ

セメント芽細胞［セメントガサイボウ］【cementoblast】『口解・口生』
セメント質形成に関与する細胞．歯根膜に認められる.

セメント細胞［セメントサイボウ］【cementocyte】『口解・口生』
二次（有細胞）セメント質全層に分布している細胞.

セメント質［セメントシツ］【cementum】『口解・口生』『予処・保指』『生態』『歯周』
エナメル質，象牙質とともに歯を構成する硬組織の1つで歯根象牙質を覆っている．モース硬度で4〜5で象牙質よりも軟らかい.

セメント質う蝕［セメントシツウショク］【cementum caries】『病理』
歯肉退縮で露出した歯根面や歯周ポケットが深くなった歯根面から生じるう蝕．セメント層板に沿って進行する.

セメント質増殖［セメントシツゾウショク］【cementum hyperplasia】『病理』
歯根面にセメント質が過剰に形成されたもの.

セメント小体［セメントショウタイ］【cementum corpuscle】『口解・口生』
セメント小腔，セメント細胞，セメント細管（小管）全体のこと.

セメント練板［セメントレンバン］【cement mixing slab】『機器』『診補』
セメントなどの練和に用いられる板状のもの.

セラ〔セファロ分析の〕［セラ〔セファロブンセキノ〕］【sella：s】『矯正』
蝶形骨トルコ鞍（脳下垂体が存在）の中心点.「s」で表される.

ゼラチン［ゼラチン］【gelatin】『栄養』
コラーゲンを加熱して液状化したもの.

セラミックインレー［セラミックインレー］【ceramic inlay】『保存』『材料』
セラミック（ポーセレン，陶材）で製作したインレー体.

セラミックス［セラミックス］【ceramics】

『材料』
無機酸化物材料の総称，歯科材料としては，歯科用陶材，歯科用セラミックス，石膏，セメント粉末がある．

セラミックストーン［セラミックストーン］【ceramic stone】『予処・保指』
砥石の種類．潤滑剤は不要または水．きめが細かく，日常のシャープニング・仕上げ用に使用する．

セルフ・エフィカシー［セルフエフィカシー］【self-efficacy】
➡**自己効力感**

セルフアドヒーシブレジンセメント［セルフアドヒーシブレジンセメント］【self-adhesive resin cement】『材料』『保存』
成分として接着性モノマーを含有し，接着前処理が不要なコンポジット系レジンセメントのこと．

セルフエッチングプライマーシステム［セルフエッチングプライマーシステム］【self-etching primer system】『保存』『診補』
現在の主流な接着システムの1つ．歯質のエッチングと象牙質のプライミングを同時に行い，ボンディング材を塗布するツーステップシステム．

セルフケア［セルフケア］【self care】『生態』『歯周』
個人が自らの生活のなかで行うケアのこと．

セルロース［セルロース］【cellulose】『栄養』
多糖類．グルコースが多数結合し，食物繊維の主成分である．

セレン［セレン］【selenium】『栄養』
微量ミネラルの1つ．抗酸化作用や甲状腺ホルモンの生理活性を高める働きをしている．

セロトニン［セロトニン］【serotonin】『薬理』
神経伝達物質の1つ．

腺［セン］【gland】『解剖・生理』
分泌の働きをする上皮細胞の集まり．

線維腫［センイシュ］【fibroma】『病理』
良性の線維性組織の増殖性病変．歯肉，舌，頬粘膜などに好発する．不適合義歯の床下粘膜に発生したものを義歯性線維腫という．

線維状タンパク質［センイジョウタンパクシツ］【fibrous protein】『栄養』
水に溶けないタンパク質のこと．

線維性エプーリス［センイセイエプーリス］【fibrous epulis】『病理』
歯肉に発生した線維性病変．多くは線維性過形成で真の腫瘍ではない．エプーリスのなかで最も多い．

穿下性吸収［センカセイキュウシュウ］【under-mining bone resorption】『矯正』
歯の移動において変性部分から離れた部分および骨の内部に破骨細胞が出現し，内部から骨を吸収すること．

前がん状態［ゼンガンジョウタイ］【precancerous lesion】『口外』『病理』『予処・保指』
明らかにがん発生の危険性が増加した状態．口腔扁平苔癬，梅毒など．

前がん病変［ゼンガンビョウヘン］【precancerous lesion】『口外』『病理』『予処・保指』

正常なものと比較して形態学的にがんが発生しやすい状態に変化した組織．白板症，紅板症など．

前期高齢者医療制度［ゼンキコウレイシャイリョウセイド］『法律』
被用者保険の加入者が退職後，国民健康保険に加入することにより生じる保険者間での医療費の不均衡を調整するために設けられた制度．65～74歳を対象とする．

洗 口［センコウ］【mouth rinsing】『生態』
ブクブクうがいのこと．

線 鉤［センコウ］【wire clasp】『補綴』『機器』
コバルトクロム線などの細い金属線を用いて屈曲操作により形態を付与したもの．
＝ワイヤークラスプ

先行期［センコウキ］【anticipatory stage】『口解・口生』
摂食嚥下の5期の第1段階である．食物を認知して口に入れるまでの時期．
＝認知期

洗口液［センコウエキ］【rinsing agent】『生態』『歯周』『予処・保指』
口腔内の清掃，保健，美化，口臭除去などを目的とした液体の「歯みがき類」．化粧品と医薬部外品および，医薬品がある．フッ化物を主成分としたものは洗口剤とよぶ．

善行の原則［ゼンコウノゲンソク］【principle of beneficence】『倫理』
医療従事者は患者の利益を促進しなければならないという原則．

全国健康保険協会管掌健康保険［ゼンコクケンコウホケンキョウカイカンショウケンコウホケン］『法律』
中小企業の社員とその扶養家族が加入する健康保険．全国単位の全国健康保険協会（協会けんぽ）が保険者．被保険者の資格・保険料の徴収の業務は2010年以降，日本年金機構が行っている．

全国歯科衛生士教育協議会［ゼンコクシカエイセイシキョウイクキョウギカイ］『DH総論』
歯科衛生士養成教育の充実発展に寄与することを目的に研修活動や諸会議を行っている機関．全国の歯科衛生士を養成する大学・短期大学・専門学校160校以上から構成されている．

潜在的悪性疾患［センザイテキアクセイシッカン］『口外』『病理』
白板症，紅板症などの前がん病変と，口腔扁平苔癬などの前がん状態とをまとめた呼び方．

栓 状 歯［センジョウシ］【peg-shaped tooth】『小児』
歯の形態異常．矮小歯のうち栓状の形態を示すもの．

染色体［センショクタイ］【chromosome】『病理』
細胞周期の分裂期にみられる棒状構造で，DNAとヒストンタンパクからなる．

染色体異常［センショクタイイジョウ］【chromosome aberration】『病理』
染色体の数の異常（トリソミー，モノソミーなど）や構造の異常（欠失，転座，相互転座，重複，逆位など），位置や量の異常などがある．

全身性エリテマトーデス［ゼンシンセイ

エリテマトーデス]【systemic lupus erythematosus：SLE】『病理』『診補』
20〜30歳代の女性に好発する．自己免疫疾患．症状は発熱，倦怠感，関節痛，顔面皮膚の蝶形紅斑，腎炎(持続性タンパク尿)など全身性の炎症が特徴である．

全身性止血薬[ゼンシンセイシケツヤク]【systemic hemostatic agent】『薬理』『口外』
出血性素因のある患者に，内服や注射などにより全身的に投与する止血薬．ビタミンK，血管強化薬，抗プラスミン薬など．

全身麻酔薬[ゼンシンマスイヤク]【general anesthetics】『薬理』『口外』
外科手術を可能にするために，鎮痛や意識の消失などを目的とし，手術侵襲に対するストレスを軽減する薬物．

全数調査[ゼンスウチョウサ]【complete survey】『統計』
母集団全員を対象とする調査．

前装鋳造冠[ゼンソウチュウゾウカン]【facing crown】『補綴』
歯冠全体を金属で覆うが，外観に触れる部分にはレジンや陶材などの歯冠色材料が前装される構造の鋳造冠．臨床ではレジン前装鋳造冠と陶材焼付け鋳造冠が使用される．

選択培地[センタクバイチ]【selective medium】『微生』
目的の微生物のみを発育させる培地．

せん断強さ[センダンツヨサ]【shear strength】『材料』
平行方向で反対向きの力が作用したときに破壊する最大応力のこと．

全調節性咬合器[ゼンチョウセツセイコウゴウキ]【fully adjustable articulator】『機器』『補綴』
生体と同じ運動を再現できる咬合器．パントグラフを用いて咬合器に装着する．

穿通仮封[センツウカフウ]【weiser technique for temporary sealing】『診補』
歯内療法時に排膿やガスの排出が必要な症例に使用する仮封．

先天異常[センテンイジョウ]【birth defect, congenital anomaly, congenital abnormality】『病理』『矯正』
出生以前に病因が作用して生じる疾患のこと．

先天歯[センテンシ]【congenital tooth】『小児』『生態』
出生時に萌出した乳歯で，下顎中切歯に多い．舌下部の潰瘍形成(リガ・フェーデ病)や授乳障害の原因となる．
＝**先天性歯**

先天性エプーリス[センテンセイエプーリス]【congenital epulis】『病理』『口外』
新生児に認められるエプーリスのこと．

先天性欠如[センテンセイケツジョ]【congenital missing, congenitally missing】『生態』
先天的に歯数が不足している状態で部分無歯症のうち，1〜2歯の欠如で全身疾患などと関連がない場合．

先天性歯[センテンセイシ]【prenatal dentition】
➡**先天歯**

先天性代謝異常［センテンセイタイシャイジョウ］【inborn metabolism error】『病理』『障害』『口外』
単一遺伝子病のうち特に酵素の機能異常による物質代謝異常が生じること．

先天性風疹症候群［センテンセイフウシンショウコウグン］【congenital rubella syndrome】『微生』
妊娠初期の風疹ウイルス感染により，新生児にさまざまな奇形や障害が生じること．

先天性ミオパチー［センテンセイミオパチー］【congenital myopathy】『矯正』『解剖・生理』
骨格筋の先天的な構造異常により，新生児期ないし乳児期から筋力，筋緊張低下を示し，呼吸障害，心合併症，関節拘縮，側彎，発育・発達の遅れなどを認める疾患群．

先天性免疫［センテンセイメンエキ］【congenital immunity】『生態』
生まれながらにもっている感染症に対する非特異的な抵抗力．

先天性免疫不全症［センテンセイメンエキフゼンショウ］【congenital immunodeficiency syndrome】『薬理』『病理』
先天的に免疫応答が低下していること．

剪刀［セントウ］【scissors】『機器』
ハサミ．軟組織の切離や鈍的剝離，縫合糸の切断などに用いられる器具．

蠕動運動［ゼンドウウンドウ］【peristalsis】『口解・口生』
消化管が食塊を送り込むときのチューブを絞るような動きのこと．

前投薬法［ゼントウヤクホウ］【premedication】『小児』
全身麻酔を安全・円滑に行うために，前もって薬剤を投与すること．

潜伏感染［センプクカンセン］【latent infection】
➡**不顕性感染**

全部床義歯［ゼンブショウギシ］【complete denture, full denture】『補綴』
上顎あるいは下顎の残存歯が全くない顎堤に対して製作する補綴装置．
＝**総義歯，コンプリートデンチャー**

全部鋳造冠［ゼンブチュウゾウカン］【full cast crown】『補綴』
金属を鋳造することにより歯冠全体の形態を回復する全部被覆冠．最も基本的なクラウンで強度や機能性に優れ，審美性を必要としない臼歯部で使用される．

全部被覆冠［ゼンブヒフクカン］【full coverage crown, full veneer crown】『補綴』
口腔内に露出する歯冠全体を覆う形態のクラウン．全部鋳造冠，前装鋳造冠，ジャケットクラウンが相当する．

せん妄［センモウ］【delirium】『高齢』
意識混濁に加え，錯覚や幻覚・妄想などがみられる状態．突然始まり，数時間から数日継続する場合もある．

線毛［センモウ］【fimbrria, pilus】『微生』
細菌の鞭毛よりも細く短く，らせん状にはならない直状の構造物．菌の生体への付着や菌同士の結合などに関与する．

泉門［センモン］【fonticulus】『解剖・生理』『小児』
胎児の頭蓋骨の骨と骨との結合部（縫合部）の集合部の骨未完成の領域．出生時に頭蓋が産道を通過するときに，頭蓋の各骨が重なり合って頭を小さくする役割を果たす．

専門的口腔ケア［センモンテキコウクウケア］【professional oral care】『予処・保指』
医療従事者が行う口腔健康管理を表す一般用語．

線溶系［センヨウケイ］【fibrinolytic system】『薬理』
止血終了後にプラスミノーゲンアクチベーターの作用によりプラスミノーゲンからプラスミンが生成され，このプラスミンによりフィブリンが溶解されること．

線量限度［センリョウゲンド］【dose limits】『放射線』
放射線にかかわる医療従事者（放射線診療従事者）は，被曝による線量がある一定のレベルを超えないように管理しなければならない．このための上限値のこと．

そ

躁うつ病［ソウウツビョウ］【manic depressive psychosis】
➡**双極性障害**

造影〔エックス線〕検査［ゾウエイ〔エックスセン〕ケンサ］【contrast radiography】『放射線』
エックス線画像上では通常，軟組織は写らないため，血管や導管に造影剤（薬剤）を注入して画像化する手法．

騒音性難聴［ソウオンセイナンチョウ］【noise-induced hearing loss, noise deafness, noise-induced deafness】『生態』
85 dB以上の騒音に長期間繰り返し曝露されると発生する，聴器への障害．4,000 Hz付近から聞こえなくなるのが特徴である．

相加作用［ソウカサヨウ］【addition, additive action】『薬理』
薬物を併用したときの効果がそれぞれの薬物の効力の和に等しくなる作用．

走化性［ソウカセイ］【chemotaxis】『病理』
生物体の周囲に存在する化学物質の濃度勾配により移動する性質のこと．

層化抽出法［ソウカチュウシュツホウ］【stratified sampling】『統計』
標本抽出法の1つ．母集団をさまざまな層に分け，その層ごとに標本を抽出していく方法．

総括安全衛生管理者［ソウカツアンゼンエイセイカンリシャ］『生態』
労働安全衛生法に規定された林業，鉱業などでは100人以上，製造業などでは300人以上，その他の業種では1,000人以上の労働者を使用する事業場で選任しなければならない衛生管理者のこと．

相関［ソウカン］【correlation】『統計』
2つの変数で，ある変数が増加するともう1つの変数も増加する（あるいは減少する）傾向を示すこと．

相関係数［ソウカンケイスウ］【correlation coefficient】『統計』
2つの変数の関連性を示す指標．−1〜＋1の間の値をとる．相関がない場合（無相関）は0となり，相関が強くなるほど絶対値が1に近づく（正の相関では1に，負の相関では−1に近づく）．

増感紙［ゾウカンシ］【intensifying screen】『放射線』
蛍光物質の層をもつ板．エックス線をとらえて光に変換し，フィルムを感光させる．

増感紙フィルム組合せ系［ゾウカンシフィルムクミアワセケイ］『放射線』
エックス線フィルムと増感紙を組み合わせて用いる通常の撮影法．

臓器移植［ゾウキイショク］【organ transplantation】『倫理』
他人の臓器を移植すること．

総義歯［ソウギシ］【complete denture, full denture】
➡**全部床義歯**

早期接触［ソウキセッショク］【occlusal premature, initial contact, premature contact, initial occlusal contact】『歯周』『補綴』『小児』
閉口時や偏心運動時に，上下顎の

咬合接触状態が得られる前に特定の歯だけが咬合接触する状態.

双極性障害［ソウキョクセイショウガイ］【bipolar disorder】『高齢』
精神的なエネルギーが低下し，気分がひどく落ち込んだり，だるかったりする症状に対して強い苦痛を感じ，日常生活に支障が出るうつ状態と，精神的に活発になりすぎ，さまざまな問題が生じる躁の状態が交互に現れる疾患.
＝躁うつ病

象牙（質）粒［ゾウゲ（シツ）リュウ］【denticle】『病理』
歯髄にみられる塊状の象牙質．高齢者に好発する．遊離性象牙(質)粒，壁着性象牙（質）粒，介在性象牙（質）粒に分けられる.

総頸動脈［ソウケイドウミャク］【common carotid artery】『口解・口生』
甲状軟骨の上縁の高さで，外頸動脈と内頸動脈に分かれる.

象牙芽細胞［ゾウゲガサイボウ］【odontoblast】『口解・口生』
歯乳頭表層にある象牙質を形成する細胞.

象牙細管［ゾウゲサイカン］【dentinal tubule】『口解・口生』
歯髄腔からエナメル-象牙境近くまで放射状に走行している多数の細い管で，象牙線維が存在する.

象牙質［ゾウゲシツ］【dentin】『口解・口生』『生態』
歯の大部分を占め，エナメル質より軟らかく，骨よりやや硬い．象牙細管と象牙質基質からなる.

象牙質う蝕［ゾウゲシツウショク］【dentin caries】『病理』
エナメル質う蝕やセメント質う蝕に続発して生じるう蝕．露出した象牙質表面からも生じる．う蝕円錐の先端は歯髄側を，底面は外側を向いている.

象牙質形成不全症［ゾウゲシツケイセイフゼンショウ］【dentinogenesis imperfecta】『病理』『小児』
常染色体優性遺伝によって象牙質の形成が傷害されたもの．歯はオパール様色を呈する．歯根の形成障害や歯髄腔の狭窄がみられる.

象牙質シアロタンパク質［ゾウゲシツシアロタンパクシツ］【dentin sialoprotein】『栄養』
酸性基をもつ糖であるシアル酸を含む糖鎖をもち，象牙質の形成には不可欠なタンパク質.

象牙質知覚過敏症［ゾウゲシツチカクカビンショウ］【dentin hypersensitivity】『口解・口生』『病理』『保存』『薬理』
象牙質が咬耗や摩耗，くさび状欠損などで露出することで，さまざまな刺激，冷刺激や温熱刺激によって痛みが起こる状態.

象牙質リンタンパク質［ゾウゲシツリンタンパクシツ］【dentin phosphoprotein】『栄養』
象牙質に特有のタンパク質で，象牙質の石灰化の開始やリン酸カルシウムの沈着に関与していると考えられるタンパク質.
＝ホスホホリン

総再生産率［ソウサイセイサンリツ］【gross reproduction rate：GRR】『生態』
1人の女子がその年次の年齢別出生率で，一生の間に産む平均女児数を表している.

喪失歯［ソウシツシ］【missing tooth】『病理』
う蝕や歯周病などにより失った歯のこと．

桑実状臼歯［ソウジツジョウキュウシ］【mulberry molar】
➡**フルニエ歯**

相乗作用［ソウジョウサヨウ］【synergism, supraaddition】『薬理』
薬物を組み合わせて使用したときに，それぞれの効果の和よりも薬理作用が大きくなる場合をさす．作用機序が異なっている薬物を組み合わせる場合に多い．

叢生［ソウセイ］【crowding】『病理』『矯正』
多数歯が唇側，舌側と交互に転位し，隣在歯との接触関係に乱れが生じている状態．

増生［ゾウセイ］【hyperplasy】
➡**過形成**

双生歯［ソウセイシ］【geminated tooth】『口解・口生』『病理』
正常歯と過剰歯が癒合した歯．歯髄，象牙質を一部共有する．

相対危険［ソウタイキケン］【relative risk】『統計』
曝露群と非曝露群の疾病発生頻度の比のこと．

相対的医行為［ソウタイテキイコウイ］『法律』
主治の医師，歯科医師の指示に基づき，診療の補助として看護師などが行うことのできる医療行為．

相対的欠格事由［ソウタイテキケッカクジユウ］『法律』
該当した場合，免許権者の個別の判断により，免許を与えないことがある要件．

相対的歯科医行為［ソウタイテキシカイコウイ］『法律』『診補』
主治の歯科医師の指示に基づき，診療の補助として歯科衛生士などが行うことのできる歯科医療行為．

層板骨［ソウバンコツ］【lamellated bone, lamellar bone】『口解・口生』
固有歯槽骨の外層をなし，平行に配列する基礎層板からなり，ハバース層板も認められる．

ソーピング液［ソーピングエキ］【soaping liquid】『機器』
模型製作用材料の1つ．模型を滑沢な表面に仕上げる液．

側臥位［ソクガイ］【lateral recumbent position, side lying】『予処・保指』
横向きに寝た体位．

即時義歯［ソクジギシ］【immediate denture, immediate insertion denture】『補綴』
抜歯前に抜歯部位を削除した模型上で義歯を製作し，抜歯した後すぐに装着する義歯．

即時歯間分離法［ソクジシカンブンリホウ］【immediate tooth separation】『保存』
修復時にその場で歯間分離を行う方法．各種の歯間分離器やウエッジを用いる．

塞栓［ソクセン］【embolus】『病理』
血管内の異物のこと．

塞栓症［ソクセンショウ］【embolism】『病理』
塞栓が血管を閉塞すること．

側頭窩［ソクトウカ］【temporal fossa】『口解・口生』

外耳孔を中心として扇状に広がる頭蓋骨の浅い卵円形の凹みのこと．

側方運動［ソクホウウンドウ］【lateral movement of mandible, lateral jaw excursion】『補綴』
下顎の左右側方への運動．

側方加圧充塡法［ソクホウカアツジュウテンホウ］【lateral condensation technique of root canal filling】『保存』
ガッタパーチャポイントによる根管充塡の方法の1つ．スプレッダーによる圧接とアクセサリーポイントの挿入を繰り返す充塡法．

側方咬合彎曲［ソクホウコウゴウワンキョク］【lateral occlusal curve】
⇒**ウィルソン彎曲**

組織再生誘導法［ソシキサイセイユウドウホウ］【guided tissue regeneration：GTR】
➡**歯周組織再生誘導法**

咀嚼［ソシャク］【mastication, chewing】『口解・口生』『栄養』『補綴』『予処・保指』
食物を歯でかみ切り，細かく砕いて唾液と混ぜ合わせて食塊をつくり，飲み込みやすい大きさと固さにする一連の働きのこと．

咀嚼期［ソシャクキ］【masticatory stage】『口解・口生』
摂食嚥下の過程の5期のうちの準備期．摂食可能と判断された食物を随意運動により口腔内に摂取する．

咀嚼筋［ソシャクキン］【masticatory muscle】『口解・口生』『解剖』
閉口運動に関与する筋群．咬筋，側頭筋，内側翼突筋，外側翼突筋をさす．

咀嚼能率［ソシャクノウリツ］【chewing efficiency, masticatory performance, masticatory efficiency】『補綴』
咀嚼能力の一部を示す指標．規格化された条件のもとで達成した食物の粉砕度のこと．

咀嚼力［ソシャクリョク］【masticatory force】『口解・口生』
実際に食物を咀嚼しているときの咬合力．

措置入院［ソチニュウイン］『生態』
本人からの入院の同意が得られない場合でも，入院させなければ自傷他害のおそれがあると判定された者に対して，強制的に入院させることが可能な措置．

ソトス症候群［ソトスショウコウグン］【Sotos syndrome】『障害』
胎生期，小児期の身長や頭囲の過成長，特徴的な顔貌（両眼隔離，前額の突出，尖った顎など），精神遅滞を特徴とする疾患．

ソルビトール［ソルビトール］【sorbitol, D-sorbitol】『栄養』
糖アルコールの一種．低エネルギーおよび低う蝕性をもつ甘味料．

尊厳死［ソンゲンシ］『倫理』
多義的であるが，通常は，消極的安楽死，すなわち生命維持治療の不開始や中止を意味することが多い．

た

ターナー歯［ターナーシ］【Turner tooth, Turner's tooth】『病理』『口外』
乳歯の根尖病巣が原因で，エナメル質の形成障害を生じた後継永久歯．

ターナー症候群［ターナーショウコウグン］【Turner syndrome】『障害』『矯正』『口外』
性染色体異常症．低身長，翼状頸，鳩胸，中耳炎，難聴，短い頭蓋底，小顎症，高口蓋，口蓋裂，永久歯の早期萌出，歯根の短縮，歯根吸収などを症状とする疾患．

ターミナルケア［ターミナルケア］【terminal care】『倫理』『診補』『口外』
死を目前にした人に対し，治療を目的にするのではなく，QOLの向上を目指すケアのこと．エンドオブライフケアともよばれる．
＝終末期医療

ターミナルプレーン［ターミナルプレーン］【terminal plane】『小児』
上下顎第二乳臼歯の遠心面の近遠心的位置関係のこと．

第1号被保険者［ダイイチゴウヒホケンシャ］『高齢』『法律』
介護保険における65歳以上の保険加入者．

第1シャンク［ダイイチシャンク］【lower shank】『予処・保指』『機器』
スケーラーの頸部で，刃部と把柄部との間の部分のことである．
＝ローワーシャンク

第一次性徴［ダイイチジセイチョウ］【primary sexual characteristic】『小児』
男女を識別する生殖腺や生殖器が形成されて，男女の特徴が明らかになること．胎生期に発現する．

第一次予防［ダイイチジヨボウ］【primary prevention】『生態』
疾病の発生以前に，疾病発生の諸要因について対策を講じ，発病を阻止すること．予防手段には，健康増進と特異的予防がある．

体位ドレナージ［タイイドレナージ］【postural drainage】『高齢』
痰など肺内に入った誤嚥物を，重力を利用して中枢気道へ誘導排出する方法．

大うつ病性障害［ダイウツビョウセイショウガイ］【major depressive disorder】『高齢』『障害』
抑うつ症状だけを認める疾患．

ダイオキシン［ダイオキシン］【dioxin】『生態』
ゴミなどを低温で焼却すると発生する内分泌攪乱物質．発がん性や催奇形性が高い．

体外受精［タイガイジュセイ］【in vitro fertilization：IVF】『倫理』
卵子と精子を母体外で受精させる技術のこと．

体格指数［タイカクシスウ］【body mass index：BMI】『栄養』
体格指標のこと．肥満の判定に用いられる．体重(kg)/身長^2(m)で求められる．BMIが18.5未満で低体重(やせ)，18.5以上25未満で普通体重，25以上で肥満と判定される．肥満は1～4度に分類され，35以上は高度肥満である．
＝BMI

帯環［タイカン］【anchor band】

➡バンド

大気汚染［タイキオセン］【air pollution】『生態』
空気中に通常存在しないはずの成分が混入したり，排出されたガスや粉塵などが異常に増加している状況.

大口蓋孔［ダイコウガイコウ］【greater palatine foramen】『口解・口生』
骨口蓋の後外側に位置する，大口蓋神経と大口蓋動脈・静脈が通る場所.

退行性病変［タイコウセイビョウヘン］【regressive change】『病理』
ATPの不足によって細胞内の物質輸送が妨げられると，細胞内の物質の蓄積(変性)，細胞容積の減少(萎縮)などが生じる．ATPの産生が止まると，細胞は死に至る(壊死)．このような変化の総称．代謝障害である.

第三次予防［ダイサンジヨボウ］【tertiary prevention】『生態』
3つの予防段階のうち，リハビリテーションの段階.

第三象牙質［ダイサンゾウゲシツ］【tertiary dentin】『口解・口生』『病理』『高齢』
咬耗やう蝕などの外来刺激に対する反応として形成される象牙質.
＝修復象牙質

代謝［タイシャ］【metabolism】『微生』『栄養』『薬理』
生命の維持活動に必要なエネルギーを獲得したり，成長に必要な物質を合成したりするために生体内部で起こるすべての生化学反応をさす.

代謝拮抗薬［タイシャキッコウヤク］【antimetabolite】『薬理』
細胞周期のS期に特異的に作用し，核酸合成を阻害して細胞を傷害する薬剤．抗悪性腫瘍薬として用いられる.

台状根［ダイジョウコン］【prism shaped root】『口解・口生』『病理』
歯根が歯頸部から根尖部まで融合し，根尖部が丸い椀状をしている歯．上顎大臼歯にみられる.

対称捻転［タイショウネンテン］【winging, symmetrical torsion】『矯正』
上顎中切歯が対称的に捻転したもの．近心舌側に捻転することが多く，翼状捻転ともいう.

帯状疱疹［タイジョウホウシン］【herpes zoster】『病理』『微生』『小児』『口外』
水痘・帯状疱疹ウイルス(VZV)による感染症．体内に潜伏していたウイルスが免疫力低下などで再活性化して出現する症状が帯状疱疹である．体幹を中心に発疹が出現し，小水疱から痂皮形成へと変化していく.

対症療法［タイショウリョウホウ］【symptomatic treatment, symptomatic therapy】『薬理』『口外』
疾病の原因に対して直接的な薬物治療ができない場合に，その症状を取り除くために薬物を適用して，生体に対する負担を軽くすること.

耐性〔薬物〕［タイセイ〔ヤクブツ〕］【tolerance, fastness, resistance】『薬理』『口外』
薬物の反復投与によって薬効が低下し，初期の投与量では十分な効果を発揮できなくなる現象のこと.

耐性菌［タイセイキン］【resistant bacteria】『生態』『薬理』『微生』
抗菌薬の使いすぎや不適切な使用によって，抗菌薬に対する耐性を獲得した細菌.

代生歯［ダイセイシ］【successional teeth】『口解・口生』『小児』
➡後継永久歯

大舌症［ダイゼツショウ］【macroglossia】
➡巨大舌

大泉門［ダイセンモン］【anterior fontanelle, large anterior fontanelle】『解剖・生理』『口解・口生』
冠状縫合と矢状縫合の交点にできるもの. 生後1.5～2年で閉鎖する.

大唾液腺［ダイダエキセン］【large salivary gland, major salivary gland】『口解・口生』『生態』
耳下腺，顎下腺，舌下腺のこと.
＝三大唾液腺

体動コントロール法［タイドウコントロールホウ］『診補』『障害』『小児』
抑制的対応法. 徒手や器具を使って，診療中に対象者が動かないようにする対応法. 手で押さえる，タオルなどでくるむ，レストレイナーを使うなどがある.

第2号被保険者［ダイニゴウヒホケンシャ］『高齢』『法律』
介護保険における40歳以上65歳未満の保険加入者.

第二次性徴［ダイニジセイチョウ］【secondary sexual characteristic】『小児』
性腺刺激ホルモンの分泌が始まり，性の違いにより起こる外観上の差異が現れること. 思春期に発現する.

第二次予防［ダイニジヨボウ］【secondary prevention】『生態』
疾病が発症した場合に，重症化しないように必要な早期の対応を行うこと. 対策として早期発見・即時処置，機能喪失阻止がある.

第二セメント質［ダイニセメントシツ］【secondary cementum】『口解・口生』
セメント質の形成にあたり，最初に原生セメント質が形成され，その後に形成されるセメント質のこと.
＝二次セメント質，有細胞セメント質

第二象牙質［ダイニゾウゲシツ］【secondary dentin】『口解・口生』『病理』『高齢』
歯根が完成してからつくられた象牙質.

タイムアウト法［タイムアウトホウ］【time-out method】『障害』『小児』
行動療法(行動変容法)の1つ. オペラント条件づけ法の応用. 痛みや不快なことがないにもかかわらず，患者が泣き叫んだり，暴れたりして収まらないとき，叱ったりせずに，本人だけを残して周りの者すべてが離れたり，本人を何もない別室に入れたりして落ち着く(クールダウン)のを待つ方法のこと.

ダイヤモンドポイント［ダイヤモンドポイント］【diamond point】『機器』『保存』
主にエアタービンに装着し高速回転切削に用いる器具.

代用甘味料［ダイヨウカンミリョウ］【sweetener substitutes】『栄養』『薬理』『病

理』『予処・保指』
う蝕を起こしにくい甘味料．ショ糖の代わりに用いることが多い．

耐容上限量〔栄養素の〕［タイヨウジョウゲンリョウ〔エイヨウソノ〕］『栄養』『生態』
ある性・年齢階級に属するほとんどすべての人が，過剰摂取による健康障害を起こすことのない栄養素摂取量の最大限の量．

代理同意［ダイリドウイ］【proxy consent】『倫理』
判断能力がない患者に代わって，患者以外の者（通常は近親者）が診療行為に対して与える同意．

ダイレクトボンディング法［ダイレクトボンディングホウ］【direct bonding method】『矯正』
歯面にブラケットなどの各種アタッチメントを直接接着する方法．

多因子性疾患［タインシセイシッカン］【multifactorial disease】『栄養』『病理』
宿主や環境のさまざまな要因が影響する疾患．

タウロドント［タウロドント］【taurodont】『口解・口生』『小児』『障害』
歯髄腔の異常で，臼歯の歯頸部から根分岐部までの部分が異常に長くなり，長胴になったもの．
＝**長胴歯**

ダウン症候群［ダウンショウコウグン］【Down syndrome】『小児』『障害』『病理』『歯周』『口外』
21番目の常染色体が3つになること（21トリソミー）によって生じる染色体異常で，精神遅滞を伴う．特有の顔貌を示し，先天性心疾患を伴いやすい．感染に対する抵抗力が低下するので歯周病を発症しやすい．

唾液［ダエキ］【saliva】『口解・口生』『生態』『補綴』
大唾液腺と小唾液腺から分泌され，水，電解質，粘液，消化酵素を含む．体液としての消化液の1つ．

唾液腺［ダエキセン］【salivary gland】『口解・口生』『生態』
唾液を生成・分泌する器官．大唾液腺と小唾液腺がある．

唾液腺炎［ダエキセンエン］【sialadenitis, sialoadenitis】『病理』『口外』
唾液腺導管の開口部の発赤および腫脹がみられ，開口部から排膿がみられる．耳管腺に多く現れ，ついで顎下腺にみられる．唾液腺炎には，急性化膿性唾液腺炎，慢性唾液腺炎，ウイルス性唾液腺炎がある．

多価不飽和脂肪酸［タカフホウワシボウサン］【polyunsaturated fatty acid】『栄養』
炭化水素基に二重結合（不飽和結合）を2つ以上もつ脂肪酸．

多官能性モノマー［タカンノウセイモノマー］【multifunctional monomer】『材料』
高分子材料を構成するモノマーのうち，反応性のある構造を複数もつもののこと．

多形腺腫［タケイセンシュ］【pleomorphic adenoma】『病理』『口外』
唾液腺腫瘍の1つ．なかでも発生頻度が，30〜40歳代の女性に多い．好発部位は耳下腺で，口腔では半数以上が口蓋の小唾液腺に発生する．

多剤耐性菌［タザイタイセイキン］【multi-

drug-resistant bacteria】『微生』『口外』
多くの抗菌薬が効かない耐性菌のこと．メチシリン耐性黄色ブドウ球菌（MRSA）は代表的．

多肢選択法［タシセンタクホウ］【multiple-choice method】『統計』
質問に対する回答方法の1つで，複数の選択肢を提示し，そのなかからあてはまる選択肢を選択してもらう方法のこと．多肢選択法による質問は多肢選択式項目とよぶ．

多重ロジスティック回帰分析［タジュウロジスティックカイキブンセキ］【multiple logistic regression analysis】『統計』
多重ロジスティックモデルを用いた重回帰分析．従属変数が名義尺度で2つの値をとる場合に，独立変数も2値データやカテゴリーデータで表す．従属変数の関与をオッズ比で表し，検定を行うことができる．

多職種連携［タショクシュレンケイ］【cooperation of multidisciplinary team】『DH総論』『口外』『小児』『高齢』『障害』
歯科医療，医療，看護，予防，福祉などを適切に，効率よく実施するために，これらに関わる専門職が連携してチームアプローチを行うこと．

打診［ダシン］【tap, percussion, percussion test】『保存』『口外』
ピンセットなどで歯を軽く叩いて打診音，不快感あるいは疼痛を検査すること．

唾石症［ダセキショウ］【ptyalolithiasis, salivolithiasis】『病理』『口外』
唾液腺に生じる結石症の1種．

多段抽出法［タダンチュウシュツホウ］【multistage sampling】『統計』
標本抽出法の1つ．複数の段階に分けて標本を無作為に抽出する方法．

脱アミノ反応［ダツアミノハンノウ］【deamination】『栄養』
物質からアミノ基（$-NH_3$）を切り離す反応で，アミノ基はアンモニアとして放出される．

脱灰［ダッカイ］【decalcification, demineralization】『微生』『病理』『栄養』『保存』
有機酸が歯の無機質を溶解すること．

脱殻［ダッカク］『微生』
細胞内に侵入したウイルスが，ウイルス核酸を遊離すること．

脱感作［ダツカンサ］【desensitization】『高齢』『障害』
少しずつ刺激を与えて慣れされて，強い不安や恐怖を減弱させること．

脱感作法［ダツカンサホウ］【desensitization technique】『障害』『高齢』
脱感作を使った行動療法．系統的脱感作法と現実脱感作法がある．

タッピング［タッピング］【tapping】『歯周』『予処・保指』
咬合面間に食物のない状態で上下顎の歯（人工歯）をカチカチかみ合わせること．

タッフルマイヤー型リテーナー［タッフルマイヤーガタリテーナー］【tofflemire retainer】『保存』

隔壁の1つ.

脱分化 [ダツブンカ]【dedifferentiation】『病理』
腫瘍細胞が分化の方向性を逸脱していること. 分化とは, 正常細胞がもつ成熟した機能および形態をとることをいう.

脱分極 [ダツブンキョク]【depolarization】『薬理』
細胞膜を通して外向き電流が流れ分極が小さくなること. 分極とは, 静止時の細胞内が細胞外に対して電位が低い状態にあること.

縦磨き法 [タテミガキホウ]【vertical method】『予処・保指』
歯ブラシの毛先を使ったブラッシング方法. 上下の歯を軽く咬み合わせて, 歯面に歯ブラシの毛先を直角に当てて, 上下に動かしながら磨く. 垂直法ともいう.

多糖類 [タトウルイ]【polysaccharide】『栄養』
単糖が多数結合したもの. デンプン, グリコーゲン, セルロースなどがある.

タフトブラシ [タフトブラシ]【tuft brush】『予処・保指』
歯ブラシの一種. 植毛が一束で刷毛部が小さい. プラークが残りやすい部位への適合がスムーズなブラシ. 萌出途中の歯, 歯列不正部などのプラークが除去しにくい部位に適合しやすい.

ダブルブラッシング [ダブルブラッシング]【double brushing】『予処・保指』
1回目はプラークなどの除去, 2回目はフッ化物応用を目的とした歯磨き法.

多変量解析 [タヘンリョウカイセキ]【multivariable analysis】『統計』
従属変数(目的変数)Yと複数の独立変数(説明変数)Xiの多項式で示される解析方法.

多量元素 [タリョウゲンソ]【major element】『栄養』
人体を構成するミネラルのうち体内存在量の多いカルシウム, リン, イオウ, カリウム, ナトリウム, 塩素, マグネシウムのこと.

短期入所 [タンキニュウショ]
➡**ショートステイ**

タングクリブ [タングクリブ]【tongue crib】『矯正』『小児』
口腔習癖除去装置の1つ. 舌突出癖や拇指吸引癖などの除去に用いる.

タングステンカーバイドバー [タングステンカーバイドバー]【tungsten carbide bur】『機器』『補綴』『保存』
主としてエアタービンハンドピースに装着し高速回転切削に用いる炭化物を焼き固めた器具.
＝**カーバイドバー**

タングスラスト [タングスラスト]【tongue thrast】
➡**舌突出癖**

短根歯 [タンコンシ]【short root tooth】『病理』
歯根が異常に短い歯のこと.

探索反射 [タンサクハンシャ]【rooting response】『口解・口生』
吸啜時にみられる運動の1つ. 乳児の口唇や口唇周辺の皮膚に触刺激を加えると, 刺激された方向へ顔を向ける反射. 生後3〜4カ月頃に消失する.

炭酸脱水酵素［タンサンダッスイコウソ］【carbonic anhydrase】『栄養』
炭酸と二酸化炭素の反応 $H^+ + HCO_3^- \rightleftharpoons CO_2 + H_2O$ を触媒する酵素．

胆汁［タンジュウ］【bile】『解剖・生理』『栄養』
肝臓で生成され，胆のうで濃縮されて，十二指腸に排出される消化液．

単純性歯肉炎［タンジュンセイシニクエン］【simple gingivitis】『小児』
プラークが原因で発症する歯肉炎．不潔性歯肉炎ともいう．

単純ヘルペスウイルス［タンジュンヘルペスウイルス］【herpes simplex virus：HSV】『微生』『口外』
ヘルペス性口唇炎，急性疱疹性歯肉口内炎を発症させる原因ウイルス．
＝**HSV**

単純無作為抽出法［タンジュンムサクイチュウシュツホウ］【simple random sampling】『統計』
無作為抽出法の1つ．母集団のすべての個体に通し番号をつけ，乱数表などを使ってランダムに番号を選び出し，選ばれた番号がついた個体を抽出する方法．

探針［タンシン］【explorer】『機器』『予処・保指』『歯周』『保存』
う蝕検査や歯周検査に用いられる弾力のある針金状の器具．
＝**エキスプローラー**

炭水化物［タンスイカブツ］【carbohydrate】『栄養』
糖質と食物繊維の総称．炭素，水素，酸素から構成されている．ヒトの消化管内で消化・吸収されるものを糖質，されないものを食物繊維とよぶ．

断髄法［ダンズイホウ］【pulpotomy, pulp amputation】『保存』
冠部歯髄の病的組織を除去し，根部歯髄は生活させたまま残留させる歯髄の除去療法．
＝**歯髄切断法，生活歯髄切断法**

弾性印象材［ダンセイインショウザイ］【elastic impression material, elastomeric impression material】『保存』『材料』
弾性変化の大きな印象材のこと．アンダーカットのある有歯顎の印象に用いられる．寒天印象材，アルジネート印象材，シリコーンゴム印象材など．

弾性係数［ダンセイケイスウ］【elastic modulus】『材料』
応力-ひずみ曲線の最初の直線の傾き．大きいほど変形しにくい．ヤング率，弾性率ともよぶ．

弾性ひずみ［ダンセイヒズミ］【straine-in-compression】『材料』『補綴』
材料の弾性変形のしやすさのこと．一定荷重を負荷するとどれだけ変形するかを測定する．大きいほど弾性変形しやすい．

弾線［ダンセン］【spring, spring wire, elastic wire】『矯正』
床矯正装置の構造の1つ．歯を移動するために付与する複式弾線や指様弾線など．

単糖類［タントウルイ］【monosaccharide】『栄養』
これ以上は分解できない単純な糖．三炭糖から七炭糖に分類され

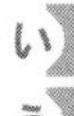

る．主な単糖類はブドウ糖（グルコース），果糖（フルクトース），ガラクトース．

胆嚢 [タンノウ]【gall bladder】『解剖・生理』
肝臓の下面に存在する小さい袋状の器官．肝臓がつくった胆汁を蓄え，十二指腸乳頭へ放出する．

タンパク価 [タンパクカ]【protein score】『栄養』
1957年にFAOが提唱した数値をもとに計算された各食品中に含まれるアミノ酸を必須アミノ酸との比率（%）のこと．

タンパク質 [タンパクシツ]【protein】『栄養』
アミノ酸がペプチド結合した高分子．三大栄養素の1つ．体を構成する細胞のなかで最も量の多い有機化合物．

タンパク質合成阻害薬 [タンパクシツゴウセイソガイヤク]【protein synthesis inhibitor】『薬理』『微生』
細菌のリボソームに働きかけ，タンパク質合成を阻害することで代謝系を阻害する増殖を抑制する薬剤．アミノグリコシド系，テトラサイクリン系，マクロライド系，クロラムフェニコール系の抗菌薬などがある．

ち

チアノーゼ［チアノーゼ］【cyanosis, cyanotic】『病理』『小児』『口外』
粘膜にうっ血が起こり色調が暗紫色となった状態.

チアミン［チアミン］【thiamin, thiamin hydrochloride, thiamin chloride hydrochloride】『栄養』
ビタミンB_1. 糖質・脂質・アミノ酸代謝に重要な働きをしている. 代表的な欠乏症は脚気（末梢神経障害），ウェルニッケ脳症（中枢神経障害，眼球運動麻痺，健忘症）である.

地域医療支援病院［チイキイリョウシエンビョウイン］『法律』『高齢』
医療法で規定され，地域の病院や診療所の後方支援の役割を担う，都道府県知事が個別に承認した病院. 国，都道府県，市町村，社会医療法人などが開設する.

地域支援事業［チイキシエンジギョウ］『法律』『生態』『高齢』
介護保険法において2005年に創設されたもので，全市町村が行う介護予防事業，包括的支援事業と，各市町村の判断により行う任意事業がある.

地域歯科保健活動［チイキシカホケンカツドウ］【community dental health activity】『予処・保指』
地域で行う歯科保健活動のこと.

地域歯周疾患指数［チイキシシュウシッカンシスウ］【community periodontal index：CPI】『予処・保指』『統計』
CPIプローブを用いて歯肉出血と歯周ポケットの2つの指標で評価する指数. 集団における歯周疾患の処置ニーズを計測できるため，要処置者のスクリーニングあるいは集団保健指導に活用することができる.
＝CPI

地域フッ素症指数［チイキフッソショウシスウ］【community fluorosis index：CFI】『生態』『統計』
その地域における住民のフッ化物摂取状態を示す指標. 被検者のフッ素症歯をDeanの分類に従って点数をつけ，各階級の人数をそれに乗じ，その総和を被検者数で割る.
＝CFI

地域包括ケアシステム［チイキホウカツケアシステム］『生態』『高齢』『DH総論』
介護保険法において，医療や介護，予防のみならず，福祉サービスを含めたさまざまな生活支援サービスが日常生活の場で適切に提供できるような地域での体制.

地域包括支援センター［チイキホウカツシエンセンター］『法律』『DH総論』『高齢』
公正・中立な立場から，地域における介護予防マネジメントや総合相談，権利擁護などを担う中核機関. 介護保険法の規定で市町村に設置されている.

地域保健法［チイキホケンホウ］『法律』
地域保健対策の推進に関する基本指針や保健所の設置などを定めることにより，母子保健法などによる地域保健対策が，地域において総合的に推進されることを目的とした法律. 1994年に保健所法から改称された．

チーム医療［チームイリョウ］【team medical care】『高齢』『DH総論』
多職種による医療連携のこと．

チェーン・ストークス呼吸［チェーンストークスコキュウ］【cheyne-stokes respiration, cheyne-stokes breathing】『高齢』『口外』
弱い呼吸が次第に強く大きな呼吸となり，また次第に弱くなり，無呼吸となるサイクルを繰り返すこと．中枢神経系が広範囲に障害されたときにみられる．

チェックバイト［チェックバイト］【check bite】『補綴』
調節性咬合器の設定のために，下顎の咬頭嵌合位偏心位での上下顎の関係を記録すること．

地球温暖化［チキュウオンダンカ］【global warming】『生態』
人間の活動で生じた二酸化炭素やフロン，硫黄酸化物などの増加により，太陽からの輻射熱が地球外へ放出できず大気中に蓄積されて，地表の温度が上昇する現象．

築造窩洞［チクゾウカドウ］【cavity for core】『補綴』
失活歯で根管充塡が終了した歯に対し，支台築造を行うために形成された窩洞．

蓄膿［チクノウ］【empyema】『病理』『口外』
副鼻腔や胸腔などの体腔に膿がたまった状態．

治験［チケン］『倫理』『法律』『薬理』
企業が医薬品や医療機器等の製造販売について国の承認を得るために病院に依頼して行われる臨床試験．医薬品医療機器等法によって法制化されている．

智歯周囲炎［チシシュウイエン］【pericoronitis of wisdom tooth】『予処・保指』『口外』
智歯の萌出異常により，周囲に深いポケットが形成され細菌感染によって起こる炎症．

致死量［チシリョウ］【fatal dose, lethal dose】『薬理』
個体死をきたす薬物の投与量．

地図状舌［チズジョウゼツ］【geographic tongue】『病理』『口外』
舌背部や舌縁部に生じる限局性の舌炎．紅斑状を呈する．紅斑部分が融合すると地図のような形態をとるためこのようによばれる．

チゼル［チゼル］【chisel】『機器』『保存』
窩壁の平坦化や遊離セメント質の除去，歯槽骨の削除に用いる手用切削具．大工道具のノミに似た形をしている．

チタン［チタン］【titanium】『材料』
非貴金属で，耐食性に優れ，生体安全性，生体適合性が特に良好である．生体インプラント用材料として広く用いられている．

窒素［チッソ］【nitrogen】『生態』
元素の1つ．空気中の窒素(N_2)濃度は約78%である．

知能指数［チノウシスウ］【intelligence quotient：IQ】『小児』
暦年齢に対する精神年齢の指数．知能指数＝精神年齢/暦齢×100で示す．精神年齢は，各年齢段階に合わせてつくられた試験問題を，どの年齢段階の問題まで解くことができるかによって決まる．

=IQ

チミン［チミン］【thymine】『栄養』
DNAの4種の塩基の1つ．「T」で表される．

チャーターズ法［チャーターズホウ］【Charters method】『予処・保指』『生態』
歯ブラシの脇腹を使うブラッシング法の1つ．歯ブラシの毛先を歯冠側に向けて当て，歯肉と接したところに圧迫振動を加えてわずかに回転させる．歯肉マッサージに有効な方法．

着床前診断［チャクショウゼンシンダン］【preimplantation genetic diagnosis：PGD】『倫理』
体外受精技術によってつくり出された胚が8細胞かそれ以上に分裂した時点で細胞を1ないしは2つ取り出して染色体や遺伝子を検査し，病気や障害，性別を診断する方法．

注意欠如多動症［チュウイケツジョタドウショウ］【attention-deficit hyperactivity disorder：ADHD】『障害』『診補』『小児』
不注意症状と多動性/衝動性の症状が12歳までに存在し，社会・学業・職業機能を損ねていることが特徴の疾患．
=注意欠如・多動症，注意欠如・多動性障害，ADHD

注意欠如・多動症［チュウイケツジョタドウショウ］【attention-deficit hyperactivity disorder：ADHD】
➡注意欠如多動症

注意欠如・多動性障害［チュウイケツジョタドウセイショウガイ］【attention-deficit hyperactivity disorder：ADHD】
➡注意欠如多動症

中央値［チュウオウチ］【median】『統計』
記述統計の指標．データがn個の場合，小さいほうからn/2番目の数値．nが偶数の場合はn/2とn/2+1番目のデータの平均値．

中核症状［チュウカクショウジョウ］『高齢』
認知症に必ずみられる症状．記憶や判断力，失語，失行，失認などの知的（認知）機能，段取りがわからない，予定が立てられないなどの実行（遂行）機能障害など．

中間義歯［チュウカンギシ］【bounded saddle denture】『補綴』
歯の欠損部位が上顎あるいは下顎のそれぞれの歯列の中間にある場合（中間欠損）に適用する義歯．

中心位［チュウシンイ］【centric mandibular position, centric relation：CR】『補綴』『矯正』『口解・口生』
下顎頭が下顎窩の前上方にあるときの上顎と下顎の位置関係のこと．

中心結節［チュウシンケッセツ］【central tubercle】『口解・口生』『小児』『病理』
臼歯咬合面中央部に出現する円錐状，棒状の異常結節のこと．内部に髄室角を有する場合がある．

中心咬合位［チュウシンコウゴウイ］【centric occlusion：CO】『口解・口生』『矯正』『補綴』
上下顎での関係が中心位にあるときに，上下歯列が咬合するときの下顎位．

中心線〔エックス線の〕［チュウシンセン〔エックスセンノ〕］【central ray】『放射線』
エックス線管の焦点から照射され

るエックス線束の中心．撮影時に照射方向や角度を決定する際の基準となる．
＝**主線**

中性脂肪［チュウセイシボウ］【 neutral fat 】『栄養』
単純脂質．生体内に貯蔵されてエネルギー供給源となる．食品中の主な脂質成分（植物油や肉類の脂肪）．

鋳造［チュウゾウ］【 casting 】『保存』
歯冠修復物・補綴装置を製作する過程における技工操作の1つ．溶解した金属を鋳型に流し込む一連の作業．

鋳造鉤［チュウゾウコウ］【 cast clasp 】『補綴』
鋳造によって製作するクラスプ．部分床義歯の構成要素の1つ．
＝**キャストクラスプ**

鋳造修復［チュウゾウシュウフク］【 cast restoration 】『保存』
金属を鋳造して修復物を製作するメタルインレー，アンレー，クラウンなどの修復のこと．

中毒量［チュウドクリョウ］【 toxic dose 】『薬理』
中毒症状を示す薬物の投与量．

中和反応［チュウワハンノウ］【 neutralization 】『微生』
ウイルスの感染性や毒素の作用が消失する抗原抗体反応．

腸炎ビブリオ［チョウエンビブリオ］【 *Vibrio parahaemolyticus* 】『微生』
高い食塩濃度を必要とする好塩菌．汚染された魚介類の摂取により感染する．症状は発熱，腹痛，下痢，血便など．

超音波スケーラー［チョウオンパスケーラー］【 ultrasonic scaler 】『機器』『予処・保指』『歯周』
電気エネルギーを超音波機械振動に変換し，そのエネルギーで歯面の洗浄・清掃に使用するスケーラー．振動数は1秒間に25,000～40,000回である．スケーリングのほか，根管治療や初期う蝕治療にも使える機種がある．
＝**ソニックスケーラー**

超音波断層検査［チョウオンパダンソウケンサ］【 ultrasonic tomographic examination 】『放射線』
超音波を利用して断層面を撮像する検査方法．唾液腺や口腔軟組織，頸部が対象となる．

超音波歯ブラシ［チョウオンパハブラシ］【 ultrasonic toothbrush 】『機器』『予処・保指』
超音波振動が口腔内の水分に働きかけ，毛先が直接届きにくい臼歯部，歯間部，歯周ポケットなどの清掃に使用する歯ブラシ．ストロークが必要である．

腸管出血性大腸菌［チョウカンシュッケツセイダイチョウキン］【 enterohaemorrhagic *Escherichia coli* 】『微生』『生態』
出血性大腸炎や溶血性尿毒素症候群を引き起こす大腸菌．O157型大腸菌はその代表である．

超硬質石膏［チョウコウシツセッコウ］【 high-strength dental stone, improved stone 】『材料』
タイプ4の硬質石膏（高強度，低膨張型）の別名．

超高齢社会［チョウコウレイシャカイ］【 super-aged society, super aged so-

あいうえおかきくけこさしすせそたちつてとなに

ciety】『高齢』
その国の全人口に占める65歳以上の人口比率が21%に達することと定義される場合もある.

聴診［チョウシン］【auscultation】『歯周』
聴診器などを使って耳から聞こえる音で，患者の体調や状態などを診断すること.

調節彎曲［チョウセツワンキョク］【compensating curve】『補綴』
全部床義歯の臼歯部人工歯排列において，義歯の安定を得るために人工歯列に対して付与する彎曲.

腸チフス［チョウチフス］【typhoid fever】『生態』
腸チフス菌による全身性感染症.特異な熱型，バラ疹，便秘，ときに下痢，脾腫などの症状を有する.患者や保菌者の糞尿およびそれらに汚染された食品，水，手指が感染源である.三類感染症.

稠度［チョウド］【consistency】『材料』
泥状練和物の流動性の指標.コンシステンシーともよばれる.

長胴歯［チョウドウシ］【taurodont】
➡**タウロドント**

腸瘻［チョウロウ］【intestinal fistula】『高齢』
腸管にチューブを挿入して経管栄養を行うこと.

直接伝播［チョクセツデンパ］【direct transmission】『生態』
感染経路のうち，病原体が新たな宿主に直接かつ即座に運ばれるもの.直接接触，飛沫散布，垂直感染がある.

直接覆髄法［チョクセツフクズイホウ］【direct pulp capping】『保存』
覆髄法の1つ.露出健康歯髄に対して水酸化カルシウムやMTAセメントを使用して露髄部を被覆し，第三象牙質(デンティンブリッジ)形成による閉鎖をはかり，歯髄を健康状態で維持する治療法.

直接法修復［チョクセツホウシュウフク］【direct restoration】『保存』
窩洞に可塑性と成形性をもった修復材料を直接填塞し，窩洞内で所定の形態を付与して硬化させる修復法.

貯蔵鉄［チョゾウテツ］【storage iron】『栄養』
生体の鉄は大きく分けて機能鉄と貯蔵鉄に分けられ，その1つ.フェリチン，ヘモシデリンなどの非ヘム鉄.

治療用義歯［チリョウヨウギシ］【treatment denture】『補綴』
最終義歯の製作に先立ち，咬合治療などを目的として装着される暫間的な義歯.

治療係数［チリョウケイスウ］【therapeutic ratio：TR】
LD_{50}/ED_{50}の値で薬物の相対的な安全性についての指標としている.一般に治療係数が大きいほど安全性が高い.
＝**安全域**

チンキャップ［チンキャップ］【chin cap appliance, chin cap】『矯正』『口外』
下顎前突の抑制のために使用する矯正装置.上顎前方牽引装置と併用することもある.
＝**オトガイ帽装置**

沈降反応［チンコウハンノウ］【precipita-

tion】『微生』
タンパク質などの可溶性抗原で沈降物を形成する抗原抗体反応.

つ

ツィードアーチベンディングプライヤー [ツィードアーチベンディングプライヤー]【Tweed's arch bending pliers】『矯正』『機器』
ワイヤーベンディングプライヤーの1つ．エッジワイズ法でよく用いられるプライヤー．レクタンギュラーワイヤーにトルクを付与したり屈曲するのに用いる．

ツィードループフォーミングプライヤー [ツィードループフォーミングプライヤー]【Tweed's loop forming pliers】『矯正』
ワイヤーベンディングプライヤーの1つ．レクタンギュラーワイヤーやラウンドワイヤーに小さなループをつくるプライヤー．ビーク先端は3段階の円柱形，もう一方は内面が凹面である．

ツイストワイヤー [ツイストワイヤー]【twisted wire】『矯正』
何本かの細いワイヤーをねじったワイヤー．

ツインブラケット [ツインブラケット]【twin bracket】『矯正』
ウイングが近遠心2組あるブラケット．

通性嫌気性菌 [ツウセイケンキセイキン]【facultative anaerobe】『微生』
酸素の有無に関わらず発酵する菌．酸素の存在下ではエネルギーを獲得する．乳酸桿菌や大腸菌など．

痛風 [ツウフウ]【gout】『病理』
腎疾患による排泄障害や摂取過剰により，尿酸ナトリウム結晶が関節などに沈着し，激しい疼痛が生じる疾患．

つつが虫病 [ツツガムシビョウ]【tsutsugamushi disease】『微生』
*Orientia tsutsugamushi*が，ラットに寄生するつつが虫を媒介として，ヒトに感染し発症する疾患．感染1～2週間後に発熱，咬み傷，発疹が現れる．

ツベルクリン反応 [ツベルクリンハンノウ]【tuberculin reaction】『微生』『病理』
結核菌に感染した既往のあるヒトにツベルクリンを皮内接種すると，接種部位に発赤や硬結が生じる反応．Ⅳ型アレルギー(遅延型)の最も典型的な例である．

積み上げ棒グラフ [ツミアゲボウグラフ]【cumulative bar chart】『統計』
棒グラフの1つ．項目全体の値の変動と，個々の要素の変動・比較を同時に示すグラフ．

て

手足口病［テアシクチビョウ］【hand, foot and mouth disease】『微生』『病理』『小児』『口外』
コクサッキーウイルスA群，エンテロウイルスが主な原因の感染症．主な症状は，発熱，口唇周囲の紅潮，手掌と足底の水ぶくれやただれなど．五類感染症．

低位〔歯の〕［テイイ〔ハノ〕］【infraversion】『矯正』
切縁や咬頭頂が咬合平面に達しない状態．

低栄養［テイエイヨウ］【undernutrition, nutritional deficiency, underfeeding】『高齢』『予処・保指』
エネルギーや栄養素の摂取量が必要量より不足することで，体重減少やるいそうなどが認められる状態．

低温プラズマ滅菌［テイオンプラズマメッキン］【low-temperature plasma sterilization】『診補』『微生』『保存』
高真空の状態で過酸化水素を噴霧し，高周波エネルギーを与えることで，過酸化水素プラズマの状態をつくって滅菌する方法．耐熱性でない物でも滅菌できる．高価なため，一般の診療室ではあまり使用されていない．

挺出［テイシュツ］【extrusion, elongation】『病理』『矯正』
歯軸に沿って歯冠方向に矯正力を加えると，歯が歯槽内から伸び出てくる移動のこと．

低出生体重児［テイシュッセイタイジュウジ］【low birth weight infant】『生態』『予処・保指』
出生時の体重が2,500g未満の新生児．1,500g未満の新生児を極低出生体重児，1,000g未満の新生児を超出生低体重児という．超低出生体重児は高度な医療ケアが必要となる．

堤状隆起［テイジョウリュウキ］【tension ridge】『口解・口生』『病理』『生態』『歯周』
口呼吸患者の口蓋側の歯肉にみられる堤状の隆起のこと．
＝テンションリッジ

ディスクレパンシー［ディスクレパンシー］【discrepancy】『小児』『矯正』
歯が並ぶのに必要なスペース（歯の大きさ）と実際に存在するスペース（顎の大きさ）との間に生じる大きさの相違．

ディスタルエンドカッター［ディスタルエンドカッター］【distal-end cutter】『矯正』
カッティングプライヤーの1つ．アーチワイヤーの末端を口腔内で切断するのに用いる．

定着液［テイチャクエキ］【fixer】『放射線』
現像されなかったハロゲン化銀を溶かして乳剤層から除去し，ゼラチン層を硬化させる液体．主薬はチオ硫酸ナトリウムやチオ硫酸アンモニウムである．

ティッシュコンディショナー［ティッシュコンディショナー］【tissue conditioner】
➡粘膜調整材

ディボンディング［ディボンディング］【debonding】『矯正』
ブラケットを歯面から撤去する操

作.

テーパードフィッシャー［テーパードフィッシャー］【 tapered fissure bur 】『保存』
先が徐々に細くなった円柱形のエアタービンおよびマイクロモーター用のバー.

適合試験材［テキゴウシケンザイ］【 fitness-test material 】『補綴』
義歯やクラウンブリッジなどの補綴装置と粘膜や支台歯など口腔内の諸組織との適合状態を診査する材料. 白色のシリコーンゴムやペーストが用いられる.

デキストラン［デキストラン］【 dextran 】『栄養』
菌体外多糖の主なもの. 水溶性グルカンである.

デキストリン［デキストリン］【 dextrin 】『栄養』
唾液の消化酵素によって, 食物のデンプンが変化したもの.

テクスチャー〔食べ物の〕［テクスチャー〔タベモノノ〕］【 texture of food 】『栄養』
感触, 食感. 食品の物理的性質による評価. 硬さ, 脆さ, 粘着性, 付着性, ざらつき, 食塊の体積による凝集性, ガム性, 咀嚼性, 脂っこさの状態などが含まれる.

デジタルエックス線撮影装置［デジタルエックスセンサツエイソウチ］【 digital radiographic imaging device 】『放射線』
画像を数値化して記憶媒体に記録させるエックス線撮影.

デジタル画像［デジタルガゾウ］【 digital image 】『放射線』
格子状に分画された小さな画素(ピクセル)からなる. 口内法エックス線撮影用が0.05 mm, パノラマエックス線撮影用が0.1 mm程度の大きさで, 画素は濃度(階調)をもつ.

鉄［テツ］【 iron 】『栄養』
ミネラルの1つ. 赤血球のヘモグロビンや筋肉中のミオグロビンの構成成分, 酸素の運搬, 電子伝達系や組織内の酸化反応に重要な働きをしている. 機能鉄と貯蔵鉄に分けられる.

鉄欠乏性貧血［テツケツボウセイヒンケツ］【 iron-deficiency anemia 】『薬理』『予処・保指』『口外』
大出血や長期に及ぶ食物からの鉄分の摂取不足, 消化管からの鉄吸収障害などで生じる貧血. 治療は主として内服療法で, 硫酸鉄やクエン酸第一鉄ナトリウムなどが使用されている.

テトラサイクリン系抗菌薬［テトラサイクリンケイコウキンヤク］【 tetracycline antibiotic 】『微生』『薬理』『小児』『口外』
タンパク質合成阻害により静菌性に作用する薬剤. リケッチア, クラミジア, マイコプラズマなどの感染症の第一選択薬. 副作用は胃腸障害や妊娠中の服用で新生児の骨・歯が灰褐色に着色する.

デブライドメント〔歯根面の〕［デブライドメント〔シコンメンノ〕］【 debridement 】『歯周』
歯根面に付着した歯石やプラークなどの刺激物および変性した組織などを除去すること. 本来は感染, 壊死組織を除去し, 創を清浄化することを意味する．

デュアルキュア型コンポジットレジン［デュアルキュアガタコンポジットレジン］【dual cured type composite resin】『材料』『保存』
コンポジットレジンの重合方式による分類の1つ．光重合方式とともに化学重合方式の両方を有している重合方式である．

デュシェンヌ型筋ジストロフィー［デュシェンヌガタキンジストロフィー］【Duchenne muscular dystrophy】『障害』『小児』
進行性筋ジストロフィーの1つで半数を占める．原則的には男性のみにみられる．

転位〔歯の〕［テンイ〔ハノ〕］【displacement, translocation, transposition, dislocation】『病理』『矯正』
歯列弓の正常な位置から近遠心あるいは唇(頰)舌方向に位置が変化した状態．

展延性［テンエンセイ］【ductility】『材料』
材料が壊れないでどれだけ変形できるかを示すもの．展性と延性に分けられる．展性とは押しつぶしたときにどれだけ壊れないで薄くなるかを示す性質である．延性とは引っ張ったときに壊れないでどれだけ細くなるかを示す性質である．

伝音性難聴［デンオンセイナンチョウ］【conductive hearing loss】『障害』
機能障害が外耳と中耳にある難聴．

天蓋［テンガイ］【roof of pulp chamber, ceiling of pulp chamber】『口解・口生』『保存』
歯冠部の髄室の上壁のこと．
＝髄室蓋

10カウント法［テンカウントホウ］【10-count method】『予処・保指』『小児』
行動療法の1つ．1～10までの数を数えることがおおむね可能な障害児あるいは低年齢児に用いる方法．10カウントを行うことで見通しをたてさせ，心理的に落ち着かせたり，不安や恐怖を軽減することが期待できる．

てんかん［テンカン］【epilepsy】『診補』『障害』『薬理』
脳疾患．原因は遺伝性の神経疾患，胎児期の障害，出生時異常，頭部外傷，脳炎，髄膜炎，脳症，脳血管疾患などが考えられる．全身けいれんを主症状とし，意識障害が起こることがある．意識を消失する発作は数秒～30秒程度である．

電気歯髄診断器［デンキシズイシンダンキ］【electric pulp test】『機器』
歯髄電気診に用いる機器．歯面に電極をあてがい，高周波電流を流して疼痛を誘発する．歯髄の生死，閾値の変化から歯髄の状態を検査する．

電気的根管長測定［デンキテキコンカンチョウソクテイ］【electric measuring method of root canal length】『保存』
ファイルなどを根管内に挿入した状態で，電気的根管長測定器を用いて，弱い電流を通電し根管長を測定すること．
＝EMR

電気メス［デンキメス］【electric knife, electrome】『機器』

高周波電流により発生した熱エネルギーで軟組織を切除する器具.

電磁波[デンジハ]【electromagnetic wave】『放射線』
空間の電場と磁場の変化でできる波動. 波長の長いほうから電波・光・エックス線がある.

テンションリッジ[テンションリッジ]【tension ridge】
➡堤状隆起

テンダー・ラビング・ケア[テンダーラビングケア]【tender loving care：TLC】『小児』
優しく愛情をもって対応すること.
＝TLC

伝達麻酔[デンタツマスイ]【conduction anesthesia】『薬理』『口外』『診補』
局所麻酔の1つ. 注射器で神経幹に直接薬液を作用させ, 神経支配領域を広範囲に麻酔する方法.

デンタルプラーク[デンタルプラーク]【dental plaque】
➡プラーク

デンタルフロス[デンタルフロス]【dental floss】『材料』『予処・保指』『小児』『生態』
糸状の歯間清掃用具. ワックスタイプ・アンワックスタイプ, ホルダーにデンタルフロスが張られたタイプや糸の太さなど, さまざまなものがある.

デンタルプレスケール®[デンタルプレスケール]【dental prescale®】『機器』『補綴』
専用の感圧フィルムを咬み, 咬合力・咬合接触面積を測定する機器の1つ.

デンタルミラー[デンタルミラー]【dental mirror】『機器』『予処・保指』『歯周』『保存』
口腔内で使用するミラー. 直視できない部分の明視のほか, 口唇や舌などの排除に使用される.
＝歯鏡

デンチャープラーク[デンチャープラーク]【denture plaque】『微生』『生態』『補綴』
義歯に付着したプラーク.

デンティンコンディショナー[デンティンコンディショナー]【dentin conditioner】『保存』
保存修復の際の象牙質窩洞の前処理として塗布する歯科材料.

デンティンブリッジ[デンティンブリッジ]【dentin bridge】『保存』
生活断髄後, 生活断髄薬の応用によって, 断髄面直下の表層歯髄に形成される被蓋硬組織のこと.

電動歯ブラシ[デンドウハブラシ]【electric tooth brush】『機器』『予処・保指』『生態』
電動で歯ブラシの毛先を1分間に約2,000～10,000回振動あるいは反転させ, 機械的に歯面の付着物を除去する歯ブラシ.

デンプン[デンプン]【starch】『栄養』
グルコースが多数結合した多糖類. 米, 麦, いも類に多く含まれる.

天疱瘡[テンポウソウ]【pemphigus】『病理』『微生』『高齢』『口外』
皮膚の水疱性疾患. 水疱は頬粘膜, 舌, 歯肉, 口唇, 口蓋などに生じる. 若年者に発症する.

テンポラリークラウン[テンポラリーク

ラウン]【 temporary crown 】
➡プロビジョナルクラウン

テンポラリーストッピング[テンポラリーストッピング]【 temporary stopping 】『材料』『機器』『診補』『保存』
仮封材の1つ．熱可塑性で粘着性を有するが，歯質への接着性はない．ほかの材料と併用して使用(二重仮封)することが多い．

電離放射線[デンリホウシャセン]【 ionizing radiation 】『放射線』『生態』
原子・分子を電離する能力を有する放射線．波長の短い紫外線，エックス線，ガンマ線である．

と

砥石［トイシ］【abrasive stone】『予処・保指』
スケーラーなどの金属の刃物類を鋭利にし，切れ味をよくするために研ぐ石．天然砥石と人工砥石がある．

樋状根［トイジョウコン］【gutter shaped root】『口解・口生』『病理』
下顎第二・第三大臼歯にみられ，近心根と遠心根が頰側部で融合している状態．

トウ〔スケーラーの〕［トウ］【toe】『予処・保指』
スケーラー刃部の先端のこと．

糖アルコール［トウアルコール］【sugar alcohol】『栄養』
代用甘味料の一種．糖に水素を添加した還元糖．腸からは吸収されにくいため，大量に摂取すると下痢を起こすことがある．

同意書［ドウイショ］【consent form】『倫理』
患者またはその代理人が医師から説明を受けて理解したうえで診療行為を受けることに同意することを示した文書．

同意能力［ドウイノウリョク］【competence to consent】『倫理』
医師が行おうとする診療行為に患者自身が同意するか否かを決定し，それを意思表示する能力．

トゥースウェア［トゥースウェア］【tooth wear】『高齢』『生態』
う蝕や破折以外の歯の実質欠損をもたらす酸蝕，摩耗，咬耗の総称．

トゥースピック［トゥースピック］【tooth pick】『生態』『予処・保指』
木製およびプラスチック製の小楊枝．断面は歯間空隙の形状に合わせた二等辺三角形でつまようじとは異なる．

同化［ドウカ］【anabolism】『病理』
生命維持に必要なホルモンなどの物質をエネルギー(ATP)を使用して合成する物質代謝過程のこと．

等価線量［トウカセンリョウ］【equivalent dose】『放射線』
吸収線量に放射線荷重係数を積したもの．単位はSV(シーベルト)．

動機づけ面接法［ドウキヅケメンセツホウ］【motivational interviewing】『予処・保指』
William R. Miller と Stephen Rollnick が開発したカウンセリングアプローチ．クライエントの矛盾に着目し，動機づけを呼び覚ます手法．
＝MI

道具的条件づけ［ドウグテキジョウケンヅケ］【instrumental conditioning】
➡オペラント条件づけ

統合失調症［トウゴウシッチョウショウ］【schizophrenia, schizophrenic disorder】『障害』『薬理』『生態』『診補』
幻覚や妄想を特徴とする精神疾患．原因は不明．発症は思春期から青年期が多い．主症状は妄想，幻覚，まとまりのない発語・行動などの陽性症状と意欲低下や感情鈍麻などの陰性症状．有病率は約100人に1人という高頻度である．

糖脂質［トウシシツ］【glycolipid】『栄養』
糖を構成成分にもつ脂質．スフィンゴ糖脂質，グリセロ糖脂質に大別される．生体膜の構成成分となっているほか，脳や神経組織にも多く存在している．

糖質［トウシツ］【carbohydrate】『栄養』
三大栄養素の1つ．主要なエネルギー源である．炭水化物ともよばれるが，ヒトの消化管内で消化・吸収されるものを糖質，されないものを食物繊維とよぶ．

糖質コルチコイド［トウシツコルチコイド］【glucocorticoid】『薬理』『口外』『解剖・生理』
副腎皮質ホルモンのコルチゾルやコルチゾンなど．タンパク質から糖の形成をすすめることで血糖値を高める．抗炎症薬，副腎不全に対する補充療法薬，臓器移植の拒絶反応の防止を目的に免疫抑制薬として使用される．
＝グルココルチコイド

透照診［トウショウシン］【transillumination test】『保存』
歯に強い光を当てて，光の透過の違いを観察すること．隣接面う蝕や歯の亀裂の検出に用いる．

洞性不整脈［ドウセイフセイミャク］【sinus arrhythmia】『高齢』
心臓の拍動のリズムは正常であるが，興奮の間隔が乱れているような場合をいう．呼吸性の場合は生理的なもので心配ない．

糖タンパク質［トウタンパクシツ］【glycoprotein】『栄養』
タンパク質に糖が結合した成分で唾液腺から分泌される．漿液性糖タンパク質と粘液性糖タンパク質の2種類がある．

疼痛［トウツウ］【pain】『病理』
痛みがあること．炎症の5大徴候の1つ．

糖尿病［トウニョウビョウ］【diabetes mellitus】『病理』『生態』『高齢』『診補』
インスリンの作用が不足することにより，慢性の高血糖が特徴となる代謝疾患．1型（インスリン型）と2型（非インスリン型）がある．口渇，体重減少，下肢のしびれ，倦怠感，視力障害などが起こる腎症・神経障害・網膜症が三大合併症，動脈硬化性疾患などの合併症が起こる．歯周病は6番目の合併症である．

頭部エックス線規格撮影［トウブエックスセンキカクサツエイ］【cephalometric radiography】『放射線』
エックス線管-患者頭部-フィルム（センサー）の位置関係を一定にして撮影する方法で，頭部の形態の計測，骨の形態異常の診断と治療経過の把握に利用される．
＝セファログラフィー

頭部エックス線規格撮影装置［トウブエックスセンキカクサツエイソウチ］【cephalometric radiographing device】『機器』
頭部エックス線規格撮影を行う機器．セファロスタット（頭部固定装置）に付属しているイヤーロッドを患者の外耳道に挿入して撮影する．

頭部エックス線規格写真［トウブエックスセンキカクシャシン］
頭部エックス線規格撮影で得られる画像のこと．
＝セファログラム

頭部回旋嚥下［トウブカイセンエンゲ］

【head rotation swallow】『高齢』
頭部を回旋させて嚥下させること．回旋させた例と反対の梨状窩を食物が通過しやすくなる．

動物性食品［ドウブツセイショクヒン］【animal food products】『栄養』
動物に由来する食品で，肉，魚，貝，卵，乳などのこと．タンパク質，脂質，ビタミン，無機質が豊富である．
⟺**植物性食品**

動物性タンパク質［ドウブツセイタンパクシツ］【animal protein】『栄養』
動物性のタンパク質．植物性タンパク質より栄養価が高い．
⟺**植物性タンパク質**

等分散検定［トウブンサンケンテイ］
➡**F検定**

動脈血栓症［ドウミャクケッセンショウ］【arterial thrombosis：AT】『高齢』
非心原性脳梗塞，狭心症，心筋梗塞の総称．

動脈瘤［ドウミャクリュウ］【aneurysm】『病理』
動脈硬化症により，血管壁が血圧に耐えられなくなり，外側に膨隆したもの．血流の異常．血栓形成が促進する要因となる．

動揺度〔歯の〕［ドウヨウド〔ハノ〕］【tooth mobility】『歯周』『予処・保指』
歯を支える歯周組織の能力を超えて生理的な範囲を超えた力（咬合力などの負荷）がかかるときや，歯槽骨が吸収され歯の支持組織が減少したとき，生理的な力によって歯が動く度合いのこと．

動揺度検査〔歯の〕［ドウヨウドケンサ〔ハノ〕］【tooth mobility test】『歯周』『保存』『予処・保指』
歯周病や歯の脱臼・破折などの判断に用いる歯の動揺度を測定する検査．ピンセットを使用する．通常Millerの分類0～3度で表示する．

トークンエコノミー［トークンエコノミー］【token economy method】『小児』『障害』『診補』
行動療法（行動変容法）的対応でオペラント条件づけに基づいた方法の1つ．カードやシールなどをトークン（代用貨幣）とし，患者があらかじめ決められた行動ができたときに渡し，ある数になったときに欲しいものと交換する対応法．

トータル・ヘルスプロモーション・プラン［トータルヘルスプロモーションプラン］【total health promotion plan】『生態』
労働安全衛生法により事業者および労働者の努力義務として，労働者の健康保持増進措置の推進をはかること．健康測定の結果に基づき，産業医が中心となって，心身両面のトータルな健康支援を行う．
＝**THP**

トータルエッチング［トータルエッチング］【total etching technique】『材料』
リン酸水溶液などの酸性水溶液で歯面全体をエッチングする方法．

トームス線維［トームスセンイ］【Tomes fiber】『口解・口生』
象牙細管の中にある象牙芽細胞の細胞質の突起．象牙線維ともいう．

トームス突起［トームストッキ］【Tomes process】『口解・口生』
基質合成期のエナメル芽細胞に存在し，エナメル小柱を形成する．

トキソイド［トキソイド］【toxoid】『微生』『生態』
外毒素をホルムアルデヒドで処理することにより，抗原性（宿主に抗体を産生させる能力）を保持したまま毒性をなくしたもの．ワクチンとして利用されることがある．

特異的防御［トクイテキボウギョ］【specific protection】『生態』『予処・保指』
疾病に対する予防策をはかり，積極的に疾病を回避しようとする考え方．伝染病に対する予防接種，個人衛生管理，環境浄化，労働安全と災害防止，特異的栄養，発癌予防やアレルゲン対策など．

特異的防御機構［トクイテキボウギョキコウ］『微生』
生体の非特異的防御機構をかいくぐった病原体に対して働く（脊椎動物の）もう1つの防御機構で，出生後，病原体や毒素などの異物と接することにより誘導（獲得）されるシステム．獲得免疫ともいい，主役はT細胞やB細胞といったリンパ球が担う．唯一の抗原決定基にのみ反応するという特異性を保ちながら，無限ともいえる非自己抗原や生物に対応できるという多様性がある．また，免疫記憶されるという特徴も有する．
＝**獲得防御機構**

特異度［トクイド］【specificity】『統計』
スクリーニング検査における信頼性の評価指標の1つ．健康な者のうち検査陰性者の割合のこと．

特殊健康診断［トクシュケンコウシンダン］『生態』
労働安全衛生法に規定され，労働衛生上，健康に有害な業務に従事する労働者を職業性疾病から予防するために行う健康診断．

毒素中和反応［ドクソチュウワハンノウ］【toxin neutralization】『微生』
抗原抗体反応のうちの中和反応の1つ．抗原が毒素で，抗体が結合することで毒素の活性が失われること．

特定機能病院［トクテイキノウビョウイン］『法律』『高齢』
医療法に規定され，高度医療の提供やその開発，教育や研修を行える能力，人員，設備があるものなどの要件に該当し，厚生労働大臣の承認を得た病院．

特定健康診査［トクテイケンコウシンサ］『法律』『生態』
各保険者が40歳以上75歳未満の被保険者および被扶養者に対して実施するメタボリックシンドローム（内臓脂肪症候群）に着目した健康診査．高齢者医療確保法により規定されている．

特定疾病［トクテイシッペイ］『高齢』
介護保険法で定める40～64歳の第2号被保険者の認定に必要な疾病．現在16疾患ある．

特定保健指導［トクテイホケンシドウ］『法律』『生態』
特定健康診査の結果から，生活習慣病の発症リスクが高く生活習慣の改善による生活習慣病の予防効果が多く期待できる者に対して行う保健指導で，生活習慣を見直すサポートのこと．高齢者医療確保法により規定されている．

特定保健用食品［トクテイホケンヨウショクヒン］『栄養』『法律』『予処・保指』『生態』
健康増進法に規定され，消費者庁が食品の効果・効能を認めた食品．特定の保健の目的に応用できる．
＝**トクホ（食品）**

特発性肥大［トクハツセイヒダイ］【idiopathic hypertrophy】『病理』
原因不明の肥大．特発性肥大型心筋症や巨大内臓など．

毒物及び劇物取締法［ドクブツオヨビゲキブツトリシマリホウ］『法律』
毒物や劇物を保健衛生上の見地から規制している法律．

特別管理産業廃棄物［トクベツカンリサンギョウハイキブツ］『生態』
廃棄物処理法において，爆発性，毒性，感染性その他の人の健康または生活環境に係る被害を生ずるおそれがある性状を有する廃棄物．感染性産業廃棄物など．血液，唾液，注射針，血液・唾液の付着したグローブなど．

特別養護老人ホーム［トクベツヨウゴロウジンホーム］『高齢』『法律』
老人福祉法に規定され，65歳以上で，身体上または著しい障害があるために常時介護を必要とし，居宅において適切な介護を受けることが困難な者を入居させる施設．介護保険法においては介護老人福祉施設と表記される．

特別用途食品［トクベツヨウトショクヒン］『生態』『栄養』
健康増進法に規定され，病者，妊産婦，授乳婦，乳児，嚥下困難者などの特定の対象者に栄養成分を補給する食品．内閣総理大臣から権限を委任された消費者庁長官の許可を得て表示する．

トクホ（食品）［トクホ（ショクヒン）］【food for specified health uses】
➡**特定保健用食品**

毒薬［ドクヤク］【poison】『薬理』『口外』
身体に摂取された場合，有効量が致死量に近い，薬理作用が激しいなどの理由のため，ヒトなどの健康に害を与えるおそれがあるとして厚生労働大臣が指定する医薬品．毒薬は劇薬より毒性が約10倍強い．

ドコサヘキサエン酸［ドコサヘキサエンサン］【docosahexaenoic acid】『栄養』
動物性脂肪のうち，魚油に含まれる多価不飽和脂肪酸のこと．
＝**DHA**

度数分布表［ドスウブンプヒョウ］【frequency distribution】『統計』
データの範囲を適当な区間（階級）に分割し，各区間（階級）に存在するデータの個数を集計した表．ヒストグラムを作成するのに必要である．

ドパミン［ドパミン］【dopamine】『薬理』
錐体外路の神経伝達物質．パーキンソン病はドパミンが不足してスムーズに体が動かせなくなる．

トライセクション［トライセクション］【trisection】『歯周』

根分岐部病変の治療の歯根分割抜去法のうち，上顎複根歯の病変が進行した1根を分割・抜歯する術式．下顎の場合はヘミセクションという．

ドライマウス［ドライマウス］【dry mouth】
➡**口腔乾燥症**

トラキアルタグ［トラキアルタグ］【tracheal tug】『口外』
上気道閉塞時の症状で，吸気時に甲状軟骨や気管が腹部方向に牽引されて胸骨上窩が陥凹する状態．

トラコーマ［トラコーマ］【trachoma】『微生』
クラミジア・トラコマチス（*Chlamydia trachomatis*）を病原体とする眼に発症する伝染性結膜炎．主に開発途上国の子どもにみられる．

トランスイルミネーター［トランスイルミネーター］【transilluminator】『機器』
隣接面う蝕の検査を行う透照診用装置．口腔内から唇側面に光を照射する．

トランス脂肪酸［トランスシボウサン］【trans fatty acid】『栄養』
不飽和脂肪酸に工業的に水素添加して飽和脂肪酸にする際にできるトランス型の二重結合をもつ脂肪酸．冠動脈疾患のリスクを高めるとの報告がある．

トランスポーター［トランスポーター］【transporter】『薬理』
特定の物質を必要に応じて移動させるための機構．物質の移動にATPのエネルギーを必要とする一次性能動輸送と，別の物質の濃度勾配や膜電位などを利用する二次性能動輸送とに分けられる．

トリアージ［トリアージ］【triage〈仏〉】『DH総論』『口外』
大規模災害発生時に，最善の救命効果を得るために，多数の傷病者の治療優先度を決定すること．語源はフランス語の「triage（選別）」．

トリーチャーコリンズ症候群［トリーチャーコリンズショウコウグン］【Treacher-Collins' syndrome】『病理』『矯正』『口外』
下顎骨と顔面骨の複合奇形．下眼瞼や耳の変形，眼窩や頬骨の低形成，小下顎症，相対的上顎前突，開咬，叢生などがある．

鳥インフルエンザ［トリインフルエンザ］【avian influenza】『生態』
輸入感染症の1つ．四類感染症．

ドリオピテクスパターン［ドリオピテクスパターン］『口解・口生』
下顎大臼歯にみられる咬合面形態で，中央溝中央部と舌側溝のなす形がY字型のものをさす．

トリグリセリド［トリグリセリド］【triglyceride】『栄養』
中性脂肪のこと．生体内に貯蔵されてエネルギー供給源となる．

トリゴニード切痕［トリゴニードセッコン］『口解・口生』
下顎第一乳臼歯にみられ，近心辺縁隆線と近心舌側咬頭との間にみられる切痕．

トリゴニード隆線［トリゴニードリュウセン］『口解・口生』
下顎第一乳臼歯の，近心頬側三角隆線と近心舌側三角隆線が連なったもの．

トリハロメタン［トリハロメタン］【Trihalomethane】『生態』
水中にフミン質(微生物による植物などの最終分解生成物)があると消毒用の塩素と反応して生成される，発癌性がある物質.

トリプシン［トリプシン］【trypsin】『栄養』
膵液の成分で，タンパク質の分解に関与する.

トリプトファン［トリプトファン］【tryptophan，L-tryptophan】『栄養』
ヒトの必須アミノ酸の1つ.

トリミング［トリミング］【trimming】『補綴』
作業模型の歯型を製作する場合に，歯肉部分を削除すること.

努力嚥下［ドリョクエンゲ］【effortful swallow，hard swallow】『高齢』
努力して嚥下すること.「舌を意識して力を入れて飲み込んでください」という指示で行うことが多い.

トルク［トルク］【torque】『矯正』
歯冠部に唇舌方向の展開力を加えた際に起こる歯根の回転.

トレーコンパウンド［トレーコンパウンド］【tray compound】『補綴』
個人トレーを用いて歯の欠損のある顎堤の印象採得を行う場合に，トレーの辺縁形成に用いる印象材.

トレードオフの関係［トレードオフノカンケイ］【trade-off relationship】『統計』
一方を追求すれば他方を犠牲にせざるをえない関係のこと．スクリーニング検査における敏感度と特異度の関係がこれにあたる.

ドレーピング［ドレーピング］【draping】『歯周』『口外』『診補』
術前に患者の口腔外消毒を行い，衣服をコンプレッセン(有窓覆布)で被せること.

トレー法［トレーホウ］【tray technique】『生態』『予処・保指』
フッ化物歯面塗布法の1つ．各個トレー，既製トレー，ディスポーザブルトレーを用いて施術する.

トレオニン［トレオニン］【threonine】『栄養』
ヒトの必須アミノ酸の1つ.

トロンビン［トロンビン］【thrombin】『薬理』
局所性止血薬の1つ．フィブリノーゲンに直接作用してフィブリンを生成させ，適用局所での凝血を促進して止血させる.

トンネリング［トンネリング］【tunnel preparation】『歯周』
根分岐部病変の治療の1つ．根分岐部を頬舌的に貫通させ，歯間ブラシの通過を可能にし，根分岐部の清掃性を改善させること.

な

ナイアシン [ナイアシン]【niacin, niacin amide】『栄養』『薬理』
糖質・脂質・アミノ酸代謝に重要な働きをしているビタミン．欠乏症はペラグラ．

内因感染 [ナイインカンセン]【endogenous infection】『微生』
常在菌が疾病の原因微生物となる感染のこと．常在菌が存在する局所の環境変化や宿主の感染防御能力の低下などにより起こる．

内因性色素沈着 [ナイインセイシキソチンチャク]【endogenous intrinsic stains】『生態』
歯質の内部が着色すること．原因は歯髄壊死や薬物の副作用である．

内縁上皮 [ナイエンジョウヒ]【inner marginal epithelium】『口解・口生』『歯周』
歯肉の歯肉頂から歯面側に位置する上皮．歯肉溝上皮と接合上皮(付着上皮)に分けられる．

内斜切開 [ナイシャセッカイ]【inverse bevel incision】『歯周』
フラップ手術や新付着術などで用いられる最も一般的な切開法．歯肉辺縁，または歯肉辺縁のやや根尖側の歯肉外面から歯槽骨頂方向に行う切開．歯周ポケットの内壁を確実に除去できる．

内歯瘻 [ナイシロウ]【internal dental fistula】『病理』『保存』『口外』
歯性感染症が限局して膿瘍を形成し，膿汁を排出する瘻孔を形成する場合に，瘻孔が口腔内に形成されたものをさす．

ナイセリア属 [ナイセリアゾク]【*Neisseria*】『微生』
グラム陰性球菌．約20菌種に分類されている．髄膜炎菌(*Neisseria meningitidis*)と淋菌(*Neisseria gonorrhoeae*)など．

内臓脂肪症候群 [ナイゾウシボウショウコウグン]
➡メタボリックシンドローム

内側翼突筋 [ナイソクヨクトツキン]【medial pterygoid muscle】『口解・口生』
咀嚼筋の1つ．蝶形骨の翼突窩から起こり，下顎角内面で停止する．下顎を挙上する．

内毒素 [ナイドクソ]【endotoxin】『微生』『生態』
グラム陰性菌のもつ菌体成分(リポ多糖)．生体にとって毒性を発揮する．グラム陽性菌には存在しない．

ナイフエッジ状〔歯肉の形態〕 [ナイフエッジジョウ〔シニクノケイタイ〕]【knife edge appearance】『予処・保指』
正常な歯肉の形態を表した表現．歯肉が歯頸部に沿って密着適合し，ナイフの刃のように鋭く尖った状態．

内部吸収〔歯根の〕 [ナイブキュウシュウ〔シコンノ〕]【internal root resorption】『保存』
なんらかの原因で髄室壁，根管壁の象牙質に吸収が起こる疾患．

内分泌攪乱化学物質 [ナイブンピツカクランカガクブッシツ]【environmental hormone, endocrine disrupters】『生態』
低濃度で生殖機能や性分化の異常

をきたす化学物質.

中食 [ナカショク]『予処・保指』
テイクアウト，調理品，半調理品などの調理済み食品を家庭で利用すること.

ナジオン〔セファロ分析の〕 [ナジオン〔セファロブンセキノ〕]【nasion：N】『矯正』
前頭鼻骨縫合の最前点．頭部エックス線規格写真の分析に用いる計測点.

ナチュラルキラー細胞 [ナチュラルキラーサイボウ]【natural killer cell】『微生』『病理』『薬理』
リンパ球の1種．自然免疫を担う細胞で，ウイルス感染細胞や腫瘍細胞などを排除する.
＝NK細胞

ナトリウム [ナトリウム]【sodium】『栄養』
多量ミネラルの1つ．多くは細胞外に存在し，細胞外液の浸透圧の維持，細胞外液量の調節，水分代謝，筋肉の収縮，酸・アルカリ平衡などに関与している．ほとんどは食塩として摂取されている．過剰摂取は血圧を上昇させる.

喃語 [ナンゴ]【babbling，babble】『小児』『予処・保指』
生後4〜6カ月頃に発する「アー」「ウー」など意味のない語のこと.

軟口蓋 [ナンコウガイ]【soft palate，palatum velum】『口解・口生』『予処・保指』
口蓋の後方1/3の部分．骨はなく，角化していない重層扁平上皮で覆われ，軟らかい.

軟口蓋挙上装置 [ナンコウガイキョジョウソウチ]【palatal lift prosthesis】『補綴』『口外』
口蓋床の後方へ延長した挙上子によって軟口蓋を挙上させ発音機能や嚥下機能の回復をはかる装置.

軟質裏装材 [ナンシツリソウザイ]【soft lining materials】『材料』
アクリル系またはシリコーンゴム系の軟性裏装材．床下の疼痛を回避しにくい症例に適用する．使用期間は1カ月程度の短期のものと，1カ月〜半年程度の長期のものがある.

ナンスのホールディングアーチ [ナンスノホールディングアーチ]【Nance holding arch】『矯正』『小児』
加強固定装置の1つ．上顎左右の臼歯を連結，レジンボタンを付加して口蓋粘膜に維持を求めて，維持歯の近心移動を防止する装置.

難聴 [ナンチョウ]【deafness，hearing impairment，auditory disturbance，impaired hearing】『高齢』
聴覚機能が低下し，聞こえにくくなること．伝音性難聴と感音性難聴がある.

に

新潟水俣病［ニイガタミナマタビョウ］『生態』
四大公害の1つ．メチル水銀を含んだ工場排水により，阿賀野川流域の魚介類を食した住民の神経に障害が出た公害．熊本県の水俣病に次いで，第二水俣病ともいう．

Ⅱ型アレルギー［ニガタアレルギー］【type Ⅱ allergic reaction】『薬理』『微生』
補体が活性化されることで，細胞膜が傷害され，細胞が溶解する体液性免疫に基づくアレルギー反応のこと．溶血性貧血，顆粒球減少症，血液型不適合輸血，重症筋無力症などがある．

苦味［ニガミ］【bitterness】『栄養』
基本味の1つ．苦味物質にはアルカロイド（キニーネ，ニコチン，カフェインなど）やアミノ酸（バリン，ロイシン，トリプトファンなど）がある．

肉芽腫［ニクゲシュ］【granuloma】『病理』『口外』
肉芽組織の結節状病変で多核巨細胞が出現する．

肉芽組織［ニクゲソシキ］【granulation, granulation tissue】『病理』
線維芽細胞と毛細血管が主体をなす幼若な結合組織．創傷の治癒や異物の処理に重要な役割を果たす．赤くて軟らかく，表面は顆粒状である．

肉腫［ニクシュ］【sarcoma】『病理』『口外』
非上皮性悪性腫瘍．口腔領域では，線維肉腫や骨肉腫，平滑筋肉腫，横紋筋肉腫などがある．

二次印象［ニジインショウ］【secondary impression】『補綴』
シリコーン連合印象法で一次印象後，その内面に流動性が高いインジェクションタイプの印象材を盛って採得する精密印象．

二次う蝕［ニジウショク］【secondary caries】『病理』『予処・保指』
う蝕治療後の修復物周囲から生じるう蝕．

二次性咬合性外傷［ニジセイコウゴウセイガイショウ］【secondary occlusal trauma】
➡咬合性外傷

二次性高血圧［ニジセイコウケツアツ］【secondary hypertension】『高齢』
腎疾患，内分泌疾患，心臓血管疾患などに伴って起こる高血圧．原因疾患が明らかではない高血圧は本態性高血圧という．

二次セメント質［ニジセメントシツ］【secondary cement】
➡第二セメント質

二次救命処置［ニジキュウメイショチ］【advanced cardiac life support：ACLS】『診補』『口外』
一次救命処置（BLS）のみでは心拍が再開しない傷病者に対して，薬剤や医療機器を用いて行う処置．
＝ACLS

21トリソミー［ニジュウイチトリソミー］【trisomy 21】『病理』『障害』
第21番常染色体が減数分裂時の染色体不分離などにより3本存在する場合のこと．ダウン症候群の原因．

二重盲検法［ニジュウモウケンホウ］【double blind test】『薬理』

医師(観察者)および患者ともに使用されるのが治療薬なのかプラセボなのかを知らされずに臨床試験が行われる方法.

二重らせん構造［ニジュウラセンコウゾウ］【double helix structure】『栄養』
DNAの4つの塩基が巻き貝のように巻かれて，二重に配列されている構造のこと.

二生歯性［ニセイシセイ］【diphyodont, diphyodonty】『口解・口生』
ヒトを含む大部分の哺乳類において，一生のうち歯が1回生えかわること．爬虫類以下の動物は，一生の間に何回も生えかわる多生歯性である.

日常生活自立度判定基準［ニチジョウセイカツジリツドハンテイキジュン］【degree of independent living】『予処・保指』
日常生活における高齢者の自立の程度.「障害高齢者の日常生活自立度(寝たきり度)判定基準」と「認知症高齢者の日常生活自立度判定基準」が厚生労働省より定められている.

日常生活動作［ニチジョウセイカツドウサ］【activity of daily living：ADL】『高齢』『予処・保指』
1人の人間が独立して生活するために毎日繰り返される一連の身体的動作群のこと.
＝ADL

ニッケル［ニッケル］【nickel】『矯正』『材料』
金属元素の1つ．乳歯用既製冠など歯科治療に用いられる合金の多くに含まれている．アレルギー性接触皮膚炎を起こすことがあるので，金属アレルギーの患者には注意が必要である.

ニッケルチタンロータリーファイル［ニッケルチタンロータリーファイル］【nickel titanium file】『機器』
根管拡大・形成法の1つであるクラウンダウン法において，歯冠部から根尖方向に向けて拡大・形成を進める際に使用する器具．低速回転器具を用いて使用する.

二等分法［ニトウブンホウ］【bisecting technique, bisecting-angle technique】『放射線』
口内法エックス線撮影方法の1つ．フィルムと歯軸がなす角度の二等分線に対して，エックス線を垂直に投影する．歯の全体および根尖周囲の骨をフィルム上にゆがみを少なく写し出す.

二糖類［ニトウルイ］【disaccharide】『栄養』
2つの単糖が結合した糖質．代表的なものにスクロース(ショ糖)，ラクトース(乳糖)，マルトース(麦芽糖)がある.

ニトログリセリン［ニトログリセリン］【nitroglycerin】『薬理』
硝酸薬．静脈・動脈を拡張し，心負荷の軽減を行い，心筋の虚血を改善する．狭心症発作を和らげる.

ニフェジピン［ニフェジピン］【nifedipine】『薬理』『小児』
カルシウム拮抗薬．降圧薬として用いられるが，副作用として歯肉増殖が発生することがある.

日本産業規格［ニホンサンギョウキカク］【Japanese industrial standards：

JIS】『材料』『機器』『予処・保指』
日本の工業製品に関する規格や測定法などが定められた日本の国家規格．1949年以来，日本工業規格とよばれてきたが，法改正に伴い2019年7月1日より改称された．
＝JIS

日本歯科衛生学会［ニホンシカエイセイガッカイ］【Japan society for dental hygiene】『DH総論』
2006年に設立された．歯科衛生士の職能としての社会的信頼を構築するため，および歯科衛生士の質の向上や，エビデンスを積み上げるために，研究成果を公表し，学会誌，学術論文誌に投稿して交流をはかり，情報を共有することを目的とした組織．

日本歯科衛生教育学会［ニホンシカエイセイキョウイクガッカイ］【Japan society of dental hygiene education】『DH総論』
歯科保健・医療・福祉の社会的な要請に応えるべく，歯科衛生学教育の向上を目指すとともに，歯科衛生学の発展に寄与することを目的として2010年に設立された．

日本歯科衛生士会［ニホンシカエイセイシカイ］【Japan dental hygienists' association】『DH総論』
日本における歯科衛生士の職能団体．1951年に設立され，全国47都道府県歯科衛生士会と連携をはかり，国民の健康と福祉に寄与するよう活動している．

日本人の食事摂取基準［ニホンジンノショクジセッシュキジュン］【dietary reference intakes for Japanese】『栄養』『予処・保指』
健康な個人や集団を対象として，国民の健康の維持・増進，生活習慣病の発症予防を目的とし，エネルギー・各栄養素の摂取量の基準を示すもの．厚生労働省が策定しており，5年ごとに改定されている．
＝食事摂取基準
▶『栄養と代謝』p.211参照

日本脳炎［ニホンノウエン］【Japanese encephalitis】『生態』
日本脳炎ウイルスを蚊が媒介することによって起こるウイルス感染症．ヒトに重篤な急性脳炎を起こす．四類感染症．

日本薬局方［ニホンヤッキョクホウ］【Japanese Pharmacopoeia】『薬理』『診補』
医薬品医療機器等法により，医薬品の性状および品質と，医療器機，再生医療等製品または体外診断用医薬品の性状，品質および性能の適正をはかるため，厚生労働大臣が薬事・食品衛生審議会の意見を聴いて定めた医薬品の規格基準書．5年ごとに改正されている．

ニューキノロン系抗菌薬［ニューキノロンケイコウキンヤク］【new quinolones】『薬理』
合成抗菌薬．核酸合成阻害による殺菌性の抗菌作用を示す．オフロキサシン，レボフロキサシン水和物などがある．小児や妊婦には使用禁忌である．

乳酸［ニュウサン］【lactic acid】『栄養』
有機酸の1つ．ブドウ糖（グルコース）を分解して，エネルギーを産生する際に副産物として生成される物質.

乳歯［ニュウシ］【deciduous tooth, milk tooth】『小児』『予処・保指』
最初に萌出する歯のこと. 上下顎それぞれ10歯の合計20歯で, 乳前歯(乳中切歯, 乳側切歯, 乳犬歯)12歯と乳臼歯(第一乳臼歯, 第二乳臼歯)8歯よりなる.

乳児死亡［ニュウジシボウ］【infant death】『生態』
生後1年未満の乳児の死亡. 通常, 出生千対の乳児死亡率で表す.

乳歯用既製冠［ニュウシヨウキセイカン］【preformed crown for the primary tooth】『小児』『材料』『診補』
多歯面にわたるう蝕や歯髄処置を施した乳臼歯に用いる既製の金属冠. 歯質の切削量が少なく, 技工操作を必要としないため, 即日治療が可能である.

乳糖［ニュウトウ］【lactose】
➡ラクトース

乳様突起［ニュウヨウトッキ］【mastoid process】『口解・口生』
頭蓋側面にある側頭骨の外耳孔に張り出した突起. 胸鎖乳突筋が付く.

ニュルンベルク綱領【Nuremberg Code】［ニュルンベルクコウリョウ］『DH総論』『倫理』
ナチス政権下において非人道的人体実験を行った医師たちを裁くために米軍が単独で開いた裁判のなかで示された「認められうる医学実験」のための10の原則. 第二次世界大戦後の人を対象とする医学研究の倫理原則の出発点となった.

尿素［ニョウソ］【urea】『栄養』
生体で産生された毒性の強いアンモニアを肝の尿素回路で無毒化した物質. 水に溶けやすく尿中に廃棄される.

二類感染症［ニルイカンセンショウ］【category II infectious diseases】『生態』
感染症法による分類. ポリオ(急性灰白髄炎), 結核, 重症急性呼吸器症候群(SARS), 鳥インフルエンザ(H5N1・H7N9)などで, 感染力, 罹患した場合の重篤性などに基づく総合的な観点からみた危険性が高い感染症.

任意入院［ニンイニュウイン］『生態』
精神保健福祉法に基づく入院形態. 精神障害者自身の同意に基づいて行われる.

認証マーク［ニンショウマーク］【certification mark】『栄養』
食品の品質, 衛生, 生産方法, 流通方法などについて, 認定基準に適合している製品に貼付されているマーク.

妊娠悪阻［ニンシンオソ］【morning sickness】『診補』『予処・保指』
妊娠時に起こる嘔気・嘔吐のこと. つわり.

妊娠性エプーリス［ニンシンセイエプーリス］【gravid epulis, pregnancy epulis】『病理』『予処・保指』『診補』『口外』
妊娠時に現れるエプーリス. 分娩後に退縮する.
＝妊娠腫

妊娠性高血圧症候群［ニンシンセイコウケ

ツアツショウコウグン]【pregnancy-induced hyper-tension】『予処・保指』
妊娠20週以降，分娩後12週まで高血圧がみられる場合，または高血圧にタンパク尿を伴う場合のいずれかで，かつ妊娠の偶発合併症によるものではないもの．
＝**妊娠中毒症**

妊娠性歯肉炎［ニンシンセイシニクエン］【pregnancy-associated gingivitis】『生態』『予処・保指』『口外』
妊娠期間中に女性ホルモンによって*Prevotella intermedia*の発育が促進され，引き起こされる歯肉炎．

妊娠腫［ニンシンシュ］【gravid epulis, pregnancy epulis】
➡**妊娠性エプーリス**

妊娠中毒症［ニンシンチュウドクショウ］【gestosis, pregnancy toxicosis】
➡**妊娠性高血圧症候群**

認知期［ニンチキ］【cognitive stage】
➡**先行期**

認知機能［ニンチキノウ］【cognitive function】『高齢』
さまざまな情報を視覚や聴覚，味覚，嗅覚，体性感覚を通じて知覚し，それを認識（情報の分析・貯蔵など）して活動するための脳の働き．

認知症［ニンチショウ］【dementia】『高齢』『診補』『予処・保指』
「いったんは正常に発達した知的機能が，その後に起こった慢性の脳の器質的障害のために広汎に継続的に低下し，社会生活を営めない状態」（WHO）と定義されている．主なものに，アルツハイマー型，血管性認知症，レビー小体型認知症，前頭側頭型認知症がある．

認知障害［ニンチショウガイ］【dementia, cognitive deficit】『高齢』
認知症や脳卒中，頭部外傷などにより脳が損傷され，認知機能が支障をきたす状態．

認知症高齢者の日常生活自立度判定基準［ニンチショウコウレイシャノニチジョウセイカツジリツドハンテイキジュン］【independence degree of daily living for the demented elderly】『高齢』
認知症の重症度基準．Ⅰ～Ⅱが軽度，Ⅲが中等度，Ⅳが重度に該当する．
▶『高齢者歯科学』p.78参照

ぬ

ヌープ硬さ [ヌープカタサ]【 Knoop hardness：Hk, KHN 】『材料』
歯科材料に用いられる硬さの評価の1つ．ダイヤモンドを押し込んでできる菱形のくぼみの大きさから求める硬さ．硬さが大きいほどくぼみができにくい．

ヌクレオカプシド [ヌクレオカプシド]【 nucleocapsid 】『微生』
ウイルス核酸とカプシドを合わせたもの．

ね

ネグレクト［ネグレクト］【neglect】『予処・保指』『小児』『障害』
育児放棄．児童虐待の1つで子どもに食事や衣類などの世話を怠り，放置，無視すること．

ネクローシス［ネクローシス］【necrosis】
➡壊死

ネコ鳴き症候群［ネコナキショウコウグン］【5p-syndrome, crying cat syndrome】『病理』
5番染色体短腕の部分欠失が原因で生じる症候群である．新生児期の泣き方が猫の鳴き声に似て甲高いことからよばれる．
＝5p-症候群

粘液嚢胞［ネンエキノウホウ］【mucocele, mucous cyst】『病理』『口外』
唾液腺の流出障害によって生じる偽嚢胞．下口唇，舌下面の小唾液腺に好発する．

粘液変性［ネンエキヘンセイ］【mucous degeneration】『病理』
唾液腺や大腸などで産生される糖タンパク質である粘液(ムチン)が過剰に蓄積する病態．

粘結剤［ネンケツザイ］【binders】『生態』
歯磨剤の成分の1つ．固体成分と液体成分を結合させ，適度な粘性をもたせて歯磨剤の形を保つ働きをもつ成分．

年少人口［ネンショウジンコウ］【juvenile population】『生態』
15歳未満の人口のこと．

捻転〔歯の〕［ネンテン〔ハノ〕］【rotation, torsion, volvulus, torsiversion】『病理』『矯正』
歯の長軸(歯軸)を中心に回転した状態．

粘度［ネンド］【viscosity】『材料』
材料などの流体の変形に対する抵抗性を表す．粘度が高い＝抵抗力がある．

捻髪音［ネンパツオン］【crepitus】
➡クレピテーション

粘膜固有層［ネンマクコユウソウ］【lamina propria】『口解・口生』
口腔粘膜の3層のうちの1つ．表面から，粘膜上皮，粘膜固有層，粘膜下組織がある．強靱結合組織である．

粘膜支持義歯［ネンマクシジギシ］【tissue borne denture】『補綴』
咬合咀嚼力を粘膜で支持する義歯．
＝粘膜負担義歯

粘膜調整材［ネンマクチョウセイザイ］【tissue conditioner】『材料』
義歯床下粘膜の粘膜調整や義歯床の暫間的な床裏装，動的印象採得(機能印象)に用いられる義歯床用軟質裏装材の1種類．接着材が不要である．
＝ティッシュコンディショナー

粘膜剥離子［ネンマクハクリシ］【mucosal elevator】『歯周』『機器』『口外』
歯肉弁を歯槽骨から剥離翻転するための器具．

粘膜負担義歯［ネンマクフタンギシ］【tissue-supported denture】
➡粘膜支持義歯

粘膜免疫［ネンマクメンエキ］【mucosal immunity】『微生』
粘膜における免疫機構．粘膜において防御すること．獲得免疫の1つ．

ぬ ね の は ひ ふ へ ほ ま み む め も や ゆ よ ら り る れ ろ わ

の

脳幹［ノウカン］【brainstem】『解剖・生理』
延髄，橋，中脳を合わせてよぶ．延髄には生命の維持に必要な循環，呼吸，排尿中枢や唾液分泌中枢が存在する．延髄と橋との境には嚥下，咀嚼中枢が存在する．

脳血管疾患［ノウケッカンシッカン］【cerebrovascular disease】『診補』『生態』『高齢』
脳に至る血管が閉塞したり，破綻したりした結果，麻痺や言語障害が起こる疾患．脳梗塞，脳出血，くも膜下出血に分けられる．急に発症したものを脳卒中とよぶが，脳血管障害と同義語として扱われる場合も多い．
＝脳血管障害，脳卒中

脳血管障害［ノウケッカンショウガイ］【cerebrovascular accident：CVA, cerebrovascular disorder, cerebrovascular disease】
➡脳血管疾患

脳血栓症［ノウケッセンショウ］【cerebral thrombosis】『障害』
脳梗塞の1つ．脳の血管が動脈硬化を起こして細くなり，詰まること．

脳梗塞［ノウコウソク］【cerebral infarction】『高齢』『診補』
脳血管疾患の1つ．脳血管が閉塞して脳組織が壊死する疾患．脳梗塞には脳血栓症，脳塞栓症がある．

脳死［ノウシ］【brain death】『病理』『倫理』
全脳の機能が不可逆的に停止した状態．

脳出血［ノウシュッケツ］【cerebral hemorrhage, brain cerebral infarction】『診補』『高齢』
脳血管疾患の1つ．突然脳の実質内へ出血すること．血腫のできる部位でさまざまな程度の頭痛，意識障害等が発症する．

脳神経［ノウシンケイ］【cranial nerves】『口解・口生』
脳から出る12対の末梢神経．感覚性，運動性，または混合性で，一部の脳神経には副交感性の成分が含まれる．

脳性麻痺［ノウセイマヒ］【cerebral palsy, cerebral paralysis】『障害』『小児』
「受胎から新生児期（生後4週間以内）の間に生じた脳の非進行性病変に基づく，永続的な，しかし変化しうる運動および姿勢の異常である．その症状は2歳までに発現する．進行性疾患や一過性運動障害，または正常化するであろうと思われる運動発達遅延は，これを除外する」（厚生省脳性麻痺研究班，1968年）とされている．痙直型，アテトーゼ型，失調型，固縮型，低緊張型，混合型の6型に分類されている．

脳塞栓症［ノウソクセンショウ］【cerebral embolism, intracranial embolism】『障害』
脳梗塞の1つ．心臓にできた血栓が流れて脳の太い血管に詰まること．

脳卒中［ノウソッチュウ］【cerebral apoplexy, cerebral stroke】
➡脳血管疾患

脳頭蓋［ノウトウガイ］【neurocranium】『口解・口生』
頭蓋のうち，脳を入れる部分（神経頭蓋）．頭蓋冠と頭蓋底に区分される．
＝**神経頭蓋**

能動免疫［ノウドウメンエキ］【active immunity】『微生』『生態』
抗原が体内に入ることにより誘導される免疫．

脳貧血［ノウヒンケツ］【cerebral anemia】『診補』
脳への血流量が減り，脳への酸素供給が少なくなる結果，意識障害や失神が発生すること．

嚢胞［ノウホウ］【cyst】『病理』『口外』
液状あるいは粘性の半流動体を容れた病的にできた組織中の空洞．多くは内腔が上皮で覆われている．

膿瘍［ノウヨウ］【abscess】『病理』『口外』
多数の好中球が集まって組織内に限局し，その中心部が融解壊死を起こして膿が貯まった状態．

膿瘍切開法［ノウヨウセッカイホウ］【abscess incision method】『保存』『口外』
外科的歯内療法の1つ．根尖性歯周炎で歯肉が腫脹し，膿瘍形成がみられる場合に行う切開法．

ノーマライゼーション［ノーマライゼーション］【normalization】『生態』『DH総論』『障害』
適応力の乏しい障害者や高齢者ができる限り健常者と同じ生活を営めるようにしようとする今日の社会福祉の基本理念．

ノギス［ノギス］【slide calipers】『矯正』
模型分析の際，歯冠近遠心径や歯列弓長径などの計測に用いる器具．

ノルアドレナリン［ノルアドレナリン］【noradrenaline】『口解・口生』『薬理』
交感神経作動薬．ニューロンから放出されるものは神経伝達物質であり，副腎髄質から血液に分泌されるものはホルモンとして機能する．血管収縮作用が強い．

ノロウイルス［ノロウイルス］【norovirus】『生態』
食中毒を起こすウイルス．主な感染源は生カキなど二枚貝や飲料水である．冬期に多発し，患者数が多い．

ノンコンプライアンス行動〔服薬における〕［ノンコンプライアンスコウドウ〔フクヤクニオケル〕］【non-compliance behavior】『倫理』
医師が服用の指示をしたのに，患者が勝手に判断し服用を中止したりすること．

ノンパラメトリック検定［ノンパラメトリックケンテイ］【nonparametric test】『統計』
量的な変数を直接用いず，順序を用いたり，カテゴリーとその割合を用いる検定のこと．

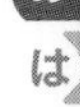
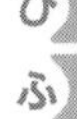
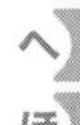
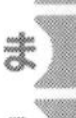
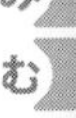
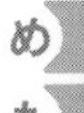
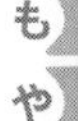
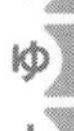
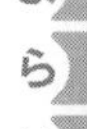
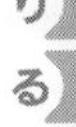
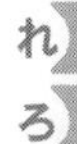
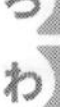

は

バー〔切削具の〕［バー〔セッサクグノ〕］【bur】『機器』
回転切削具などに設置する先端部分.

パーキンソン病［パーキンソンビョウ］【Parkinson disease, Parkinson's disease】『高齢』『障害』
神経変性疾患の1つ. 脳内の神経伝達物質であるドーパミンが減少するために, 大脳の運動調節機能が障害を受け, 運動性・精神性の活動が低下し, スムーズな運動ができなくなる病気.

パーシャルデンチャー［パーシャルデンチャー］【partial denture】
➡**部分床義歯**

パーセンタイル［パーセンタイル］【percentile】『小児』
計測値の分布を小さいほうから並べてパーセントでみた数字のこと. 10パーセンタイル値は, 100人中低いほうから10番目ということを示す. 身体発育の評価に用いる.

バードビークプライヤー［バードビークプライヤー］【bird beak pliers】『機器』『矯正』
ワイヤーベンディングプライヤーの1つ. 比較的細いラウンドワイヤーの屈曲に用いるプライヤーで, 各種ループの屈曲に適している. ビークは小型で, 一方は円錐形, もう一方は角錐形である.

パームグリップ［パームグリップ］【palm grip】
➡**掌握状把持法**
⬌**逆パームグリップ**

バイアス［バイアス］【bias】『統計』
測定の指標を真の値から歪めるもの.

肺炎［ハイエン］【pneumonia】『診補』『高齢』
気道を通して侵入した細菌やウイルスなどの病原体が肺内で増殖し, 肺胞に炎症を起こした状態. 発熱, 悪寒, 咳, 胸痛, 呼吸困難などの症状が出る.

肺炎球菌［ハイエンキュウキン］【*Streptococcus pneumoniae*】『微生』
全肺炎の10〜30％の要因である細菌. 副鼻腔炎や中耳炎を起こす場合もある.

肺炎マイコプラズマ［ハイエンマイコプラズマ］【*Mycoplasma pneumoniae*】『微生』
自己増殖能を有する最小の微生物. 目玉焼き状のコロニー形態を呈する. 感染患者からの飛沫と接触により感染し, マイコプラズマ肺炎を起こす.

バイオアベイラビリティ［バイオアベイラビリティ］【bioavailability】
➡**生物学的利用能**

バイオエシックス［バイオエシックス］【bioethics】
➡**生命倫理(学)**

バイオネーター［バイオネーター］【bionator】『矯正』
機能的矯正装置. 主に下顎骨の後方位による上顎前突の改善を目的として使用される. 下顎の成長促進をはかる. アクチバトールに比べて使用しやすい.

バイオハザードマーク［バイオハザード

マーク]【biohazard mark】『生態』『DH総論』『診補』
感染性廃棄物であることを識別できるように，種類別に色分けしたマーク．赤は液状または泥状のもの，橙は固形状のもの，黄は鋭利なものをそれぞれ示す．

バイオフィルム［バイオフィルム］【biofilm】『微生』『病理』『生態』
生体や金属など，あらゆるものに付着した細菌と菌体外物質の集合体．

徘徊［ハイカイ］【poriomania, wandering behavior】『高齢』
無目的に歩き回ること．認知症の周辺症状である．

倍加時間［バイカジカン］【doubling time】『微生』
細胞が増殖中に2つに分裂するまでの時間．

廃棄物［ハイキブツ］【waste】『生態』
廃棄物処理法で定義された「ごみ，粗大ごみ，燃え殻，汚泥，ふん尿，廃油，廃酸，廃アルカリ，動物の死体その他の汚物又は不要物であって，固形状又は液状のもの（放射性物質及びこれによって汚染されたものを除く）」のこと．廃棄物は一般廃棄物と産業廃棄物に分けられる．

廃棄物処理法［ハイキブツショリホウ］
➡**廃棄物の処理及び清掃に関する法律**

廃棄物の処理及び清掃に関する法律［ハイキブツノショリオヨビセイソウニカンスルホウリツ］『生態』
廃棄物の排出を抑制し，廃棄物を分別，収集，運搬，再生，処分して生活環境を清潔にするため定められている．
＝**廃棄物処理法**

敗血症［ハイケッショウ］【sepsis, septicemia】『微生』『口外』
感染によって惹起された全身性炎症反応症候群（SIRS）．菌血症（微生物が血流中で循環している状態）から移行することもある．

排水トラップ［ハイスイトラップ］【drain trap】『診補』
スピットンから流れてくる汚染物を溜め排水管の詰まりを防ぐ部分．

排泄［ハイセツ］【excretion】『解剖・生理』『薬理』
体内で生産された老廃物や不要物を体外に出すこと．

排唾管［ハイダカン］【saliva ejector】『機器』『診補』
口腔内貯留物の吸引に用いる機器．患者の口角にかけるタイプもある．
＝**エジェクター**

バイタルサイン［バイタルサイン］【vital sign】『臨検』『口外』
ヒトが生きていることを示す証．体温，呼吸，脈拍，血圧の4徴候のほか，意識や瞳孔などでも示される．
＝**生命徴候**

培地［バイチ］【medium, culture medium】『微生』
微生物を培養するときに使う，その微生物の生育に必要な栄養素を含み，pHや塩濃度などが化学的に調整されたもの．

梅毒［バイドク］【lues, syphilis】『病理』『微生』

梅毒トレポネーマによる感染症．性的接触により感染する後天性梅毒と母体から胎盤を通じて垂直感染する先天性梅毒がある．五類感染症．

バイトブロック［バイトブロック］【bite block】『診補』『小児』『障害』
開口器．開口保持のための器具の1つ．

ハイドロコロイド印象材［ハイドロコロイドインショウザイ］【hydrocolloid impression material】『材料』
弾性印象材のうち成分が水の中にコロイドの状態（水の中に分散している状態）で含まれている印象材．寒天印象材やアルジネート印象材．

バイトワックス［バイトワックス］【bite-registration wax】『材料』『診補』
咬合採得や上下顎の咬合関係の記録に用いられるワックス．形状は板状．

ハイブリッド型コンポジットレジン［ハイブリッドガタコンポジットレジン］【hybrid type resin composite, hybrid type composite resin】『保存』『材料』
異なる粒径のフィラー配合によって，高い機械的強度と審美性の両者を併せもつコンポジットレジン．

バイヘリックス［バイヘリックス］【bi helix】『矯正』
緩徐拡大装置の1つ．下顎歯列の拡大に用いる．側方歯の舌側傾斜による狭窄歯列の改善に適する．上顎歯列の拡大に用いることもある．

肺胞［ハイホウ］【alveolus】『解剖・生理』
肺の中で気管支が枝分かれし，末端でブドウの房のようになった部分．肺胞内の空気と，肺胞の壁に分布する血管を流れる血液との間で，酸素と二酸化炭素のガス交換を行う．

ハイムリック法［ハイムリックホウ］【Heimlich maneuver】『口外』『高齢』『小児』
窒息の対応法の1つ．喉につまらせた場合，対象者の背後から両腕を腹部に回し，胸骨と臍の間を上向きにすばやく強く圧迫する方法．
＝ハイムリッヒ法

ハイムリッヒ法［ハイムリッヒホウ］【Heimlich maneuver】
➡ハイムリック法

廃用萎縮［ハイヨウイシュク］【disuse atrophy】『高齢』
高齢者の活動性の低下に伴う筋肉萎縮のこと．

廃用症候群［ハイヨウショウコウグン］【disuse syndrome】『高齢』『生態』
長期的に体を動かさない状態に置くことによってさまざまな心身機能が低下して生じる二次的障害．筋力低下，骨粗鬆症，拘縮，心機能低下，起立性低血圧，沈下性肺炎，褥瘡，精神機能低下などがある．
＝生活不活発病

ハイリスクアプローチ［ハイリスクアプローチ］【high-risk approach】『生態』
対象を病気に罹りやすい（高いリスクをもった）人に絞り込んだ予防方法．援助の必要な個人に絞ったサービスが提供できるが，対象者だけに影響が限られる.
⇔ポピュレーションアプローチ

ハイリスクストラテジー［ハイリスクストラテジー］【high-risk strategy】『生態』
高リスクをもった個人を絞り込み，高リスクをもっていない個人に対する不必要な介入を少なくする予防方法の考え方.
⇔ポピュレーションストラテジー

ハインリッヒの法則［ハインリッヒノホウソク］【Heinrich's law】『診補』『DH総論』
「1件の重大事故(アクシデント)の背景には，29の軽微な事故と，300の障害には至らなかった事故(インシデント)がある」という法則．Heinrichが労働災害事故の研究を通じて発表した.

ハウシップ窩［ハウシップカ］【Hawship lacunae】『栄養』
破骨細胞が付着した骨面にできるくぼみ.

バキュームシリンジ［バキュームシリンジ］【vacum syringe】『機器』
注水下で行う切削の余剰水，切削物，唾液などを吸引して呼吸路を確保する機器．レーザー治療や電気メスなどで発生するにおいも吸引する．舌や頬粘膜などの牽引や排除などにも使用する.

白衣性高血圧［ハクイセイコウケツアツ］『臨検』『高齢』
医療従事者を目の前にした途端に極度の緊張で血圧が上がること.

麦芽糖［バクガトウ］【maltose】
➡マルトース

白質〔歯の〕［ハクシツ〔ハノ〕］【white matter】
➡マテリアアルバ

白斑［ハクハン］【white spot】『微生』『保存』
エナメル質う蝕の初期に，エナメル質の脱灰により生じる白濁斑.
＝ホワイトスポット

白板症［ハクバンショウ］【leukoplakia】
➡口腔白板症

剥離細胞診［ハクリサイボウシン］【exfoliative cytology】『臨検』『診補』『口外』
細胞診の1つ．臓器表面から剥離した細胞を顕微鏡で観察して，異常細胞を検出する.

剥離子［ハクリシ］【raspatory, raspatorium, gingival elevator】『機器』『口外』
軟組織に使用する器具．粘膜剥離子や骨膜起子，骨膜剥離子など.

破骨鉗子［ハコツカンシ］【bone cutting forceps】
➡骨鉗子

破骨細胞［ハコツサイボウ］【osteoclast】『解剖・生理』『栄養』
骨を吸収する細胞.

破擦音［ハサツオン］【affricate】『口解・口生』
摩擦音と破裂音が混じった音.

破歯細胞［ハシサイボウ］【odontoclast】『口解・口生』
歯を吸収する細胞.

橋本病［ハシモトビョウ］【Hashimoto's disease, Hashimoto disease】『病理』
自己免疫疾患で甲状腺炎を起こす．女性に多く，甲状腺機能低下をきたす.

破傷風［ハショウフウ］【tetanus】『微生』

破傷風菌による神経伝達障害および関連疾患．五類感染症．

バス法［バスホウ］【Bass method】『予処・保指』
歯ブラシの毛先を使うブラッシング法の1つ．歯軸に対して45度に毛先をあて，歯周ポケット内に挿入して，軽く前後に加圧振動する．

バセドウ病［バセドウビョウ］【Basedow's disease】『診補』
甲状腺機能亢進症の1つ．過剰な甲状腺ホルモンが分泌され，甲状腺が腫大する．症状は頻脈，動悸，発汗，皮膚湿潤，手指振戦，眼球突出，体重減少，月経異常，下痢など．

パターナリズム［パターナリズム］【paternalism】『倫理』『DH総論』
温情的な父権主義．「（父）親のわが子に対する深い思いやりの態度」のこと．もともと，医師は患者に対してそうした思いやりをもって接するべきであるという基本的態度であったが，患者はただ医師の指示に従っていればよいという方向に変化してしまった．

8020運動［ハチマルニイマルウンドウ］『生態』
80歳で自分の歯を20歯以上保とうとする運動．1989年厚生省「成人歯科保健対策検討会中間報告」で取り上げられ，全国へ広がった．

発育空隙［ハツイククウゲキ］【developmental space】『口解・口生』『小児』
乳歯列中の霊長空隙以外の歯間空隙．

発育指数［ハツイクシスウ］【growth index】『小児』
成長の相対的評価に体型や栄養面から評価する方法．身長と体重のバランス（体格）を表すもの．カウプ指数（6歳未満の幼児）とローレル指数（6歳以上の小児）を用いる．

発音［ハツオン］【pronunciation, phonation】『補綴』
肺から声帯までの器官によって言語音（母音と子音）を発生すること．重要なコミュニケーションの手段の1つ．

発酵性糖質［ハッコウセイトウシツ］【fermentable sugar】『栄養』『生態』
プラーク中で酸産生の材料となる糖のこと．

抜歯［バッシ］【exodontia, odontectomy, tooth extraction】『歯周』『口外』
歯を抜くこと．

抜歯鉗子［バッシカンシ］【dental extracting forceps】『機器』『口外』
歯冠を把持して，頬舌方向へ押し倒す力を加えて，完全脱臼させ，摘出するための鉗子．

抜歯挺子［バッシテイシ］【elevetor】『機器』『口外』
抜歯に使用する器具．くさび作用，回転作用，てこ作用により歯根膜靱帯を断裂させ，歯を脱臼させる．
＝エレベーター，ヘーベル

抜髄針［バツズイシン］【barbed broach】
➡クレンザー

発声［ハッセイ］【phonation】『口解・口生』
音声をつくること．

ハッチンソン歯［ハッチンソンシ］

【Hutchinson incisors, Hutchinson's tooth】『病理』『微生』
先天性梅毒により生じる．上顎中切歯が樽状の歯冠を呈し，切縁部は半月状に欠損する歯の形態異常．

発泡剤［ハッポウザイ］【foaming agent】『生態』
歯磨剤の成分の1つで，洗浄作用がある．ラウリル硫酸ナトリウムなど．

パテタイプ［パテタイプ］【patty type】『材料』『保存』
粘土状の形状の材料など．流動性の小さい超高粘度のもの．

歯のフッ素症［ハノフッソショウ］【dental fluorosis】『病理』『生態』
歯のエナメル質形成期に1ppm以上の過剰なフッ素を含む水を継続的に長期間飲むことによりエナメル質の形成や石灰化の不全が生じる．二次的に着色や実質欠損を生じる．
＝斑状歯，フッ素症歯

パノラマエックス線撮影［パノラマエックスセンサツエイ］【panoramic radiography】『放射線』
上下の顎骨と歯列を展開像として示す画像検査法．顔面周囲をエックス線管と検出器が回転して撮影する．

パラタルストラップ［パラタルストラップ］【palatal strap】『補綴』
パラタルバーよりも薄く，幅を広くした大連結子．

パラタルバー［パラタルバー］【palatal bar】『補綴』
部分床義歯の大連結子の1つ．口蓋粘膜面を横あるいは縦に走るバー．

パラタルプレート［パラタルプレート］【palatal plate】『補綴』
部分床義歯の大連結子の1つ．パラタルバーに比べて幅広く口蓋を被覆する．幅が広くなるに従って，名称がパラタルストラップ，パラタルプレートとなる．

パラトグラム［パラトグラム］【palatogram】『補綴』
発音時に舌が口蓋や歯列に接触する範囲を示す図．義歯の適切な口蓋形態の確認に用いられる．

パラトルモン［パラトルモン］【parathormone】
➡副甲状腺ホルモン

パラフィンワックス［パラフィンワックス］【paraffin wax】『診補』『材料』
義歯の仮床や咬合堤，ろう義歯の製作，咬合採得に用いる歯科用ワックス．板状に形成されている．成分は，パラフィン，蜜ろう，カルナウバ，ダンマーなど．

パラメトリック検定［パラメトリックケンテイ］『統計』
母集団の分布が正規分布に従うことがわかっているデータに対して行う検定法．

バリアフリー［バリアフリー］【barrier free】『障害』『高齢』
障害のある人が生活できるようにさまざまなバリア(障壁)(物理的バリア，社会的バリア，文化・情報のバリア，心理的バリア)を取り除くこと．

バルクウィル角［バルクウィルカク］【Balkwill angle】『口解・口生』
下顎頭と下顎切歯点を結ぶ線と咬

合平面とのなす角度．ボンウィル三角と咬合平面のなす角度と等しい．

パルスオキシメータ [パルスオキシメータ]【pulse oximeter】『機器』『診補』『高齢』『障害』『臨検』『口外』
脈拍数と SpO_2（経皮的動脈血酸素飽和度）を測定する機器．センサーを指先や耳朶（耳たぶ）につけて使用する．

バルビツール酸系薬物 [バルビツールサンケイヤクブツ]【barbiturate】『薬理』
抗けいれん薬，静脈麻酔薬．ベンゾジアゼピン系薬物が登場するまでは抗不安薬・鎮静薬・催眠薬として使用されてきた．

バレーの圧痛点 [バレーノアッツウテン]【Valleix point】『口解・口生』『口外』
三叉神経痛の際に押すと強く痛みを生じる部位のことで，眼窩上孔，眼窩下孔，オトガイ孔をさす．

破裂音 [ハレツオン]【plosive】『口解・口生』
舌や口唇で遮断して気圧を高めた呼気流を一気に開放して発声する音．

ハロゲンランプ [ハロゲンランプ]【halogen lamp】『機器』
コンポジットレジンの光照射器の光源．管球の中にヨウ素などのハロゲンガスが封入されている．

バンコマイシン [バンコマイシン]【vancomycin, vancomycin hydrochloride】『微生』『薬理』
グラム陽性菌に抗菌力を示し，MRSA（メチシリン耐性黄色ブドウ球菌）に有効なグリコペプチド系抗菌薬．細胞壁合成阻害薬．

バンコマイシン耐性腸球菌 [バンコマイシンタイセイチョウキュウキン]【vancomycin-resistant enterococcus：VRE】『生態』
バンコマイシンに耐性をもった腸球菌．病原性が弱いので健常者では問題にならないが，ほぼすべての抗菌薬が効かないため，がんなどの重篤な患者で発症した場合に大きな問題となる．院内感染菌の1つ．
＝VRE

瘢痕 [ハンコン]【scar tissue, cicatrix】『病理』
傷害部の肉芽組織形成後，修復過程が進行し，コラーゲン組織が増加した緻密な線維性組織．

半座位 [ハンザイ]【half sitting position】
➡ファーラ位

反自発的安楽死 [ハンジハツテキアンラクシ]【involuntary euthanasia】『倫理』
患者に判断能力があるのに患者にその意思を問うことなく，または患者の意思に反して行われる安楽死のこと．

反射運動 [ハンシャウンドウ]【reflex movement】『解剖・生理』『小児』
無意識に起こる運動．

反射唾液 [ハンシャダエキ]【reflex saliva】
➡刺激唾液

斑状歯 [ハンジョウシ]【mottled enamel, mottled tooth】
➡歯のフッ素症

伴性遺伝 [バンセイイデン]【sex-linked inheritance】『病理』
形質が性別に関連して現れるこ

と．性染色体であるX染色体上の遺伝子に変異があるとき，主に男性に症状がみられる．

ハンセン病［ハンセンビョウ］【Hansen disease，loprosy】『病理』『微生』
らい菌による感染症．神経障害に加え，肉芽腫が皮膚や末梢神経に形成される．

ハンター・シュレーゲル条［ハンターシュレーゲルジョウ］【Hunter-Schreger striae，Hunter-Schreger stripe，Hunter-Schreger band，striae of Schreger，stripe of Schreger，band of Schreger】『口解・口生』
歯の研磨切片にみられる，エナメル-象牙境からエナメル質表面に向かって，レチウス条に直角に交叉して認められる濃淡な放射状の構造物．エナメル小柱の縦断帯と横断帯が交互に認められる．

ハンター舌炎［ハンターゼツエン］【Hunter glossitis】『病理』
舌粘膜の萎縮．舌の大きさが変化するわけではない．ビタミンB_{12}欠乏による貧血により起こる．

反対咬合［ハンタイコウゴウ］【anterior crossbite，anterior reversed occlusion，reversed occlusion，cross bite】
➡**下顎前突**

半調節性咬合器［ハンチョウセツセイコウゴウキ］【semiadjustable articulator】『機器』『補綴』
矢状顆路と非作業側（平衡側）の側方顆路の調節機構を備えた咬合器．フェイスボウにより模型を咬合器に装着する．

バンド［バンド］【anchor band】『矯正』
矯正歯科用材料．強い咬合力がかかりやすい大臼歯にチューブ（バッカルチューブ）を装着するために用いる．
＝**帯環**

半導体エックス線検出器［ハンドウタイエックスセンケンシュツキ］【solid-state detector】『放射線』
口内法エックス線センサーの1つ．エックス線を光に変換し，これを電気信号として取り出す．

半導体レーザー［ハンドウタイレーザー］【semiconductor diode laser，diode laser，diode】『機器』『保存』
半導体を励起媒質とするレーザー．構造的に小型化が可能でエネルギー効率が高いのが特徴．

ハンドオーバーマウス法［ハンドオーバーマウスホウ］【hand over mouth technique】『診補』『小児』
行動療法の1つ．暴れて話を聞こうとしない小児に対し，手で口を押えて声を出せないようにし，術者の話を聞かせ，聞き入れることができたら手を離す方法．説明が理解できない低年齢児や障害児には応用できない．

パントグラフ法［パントグラフホウ］【pantograph method】『補綴』
下顎頭の偏心運動を矢状面と水平面の二次元の平面で運動の軌跡として描記する方法．

バンドコンタリングプライヤー［バンドコンタリングプライヤー］【band contouring pliers】『矯正』『機器』
矯正歯科用器具．バンドに膨隆を作ったり，辺縁を絞って歯面へ適合させるプライヤー．バンド賦形鉗子や帯環賦形鉗子ともいう.

バンドシーター [バンドシーター]【band seater】『機器』
矯正歯科用器具. 手指または患者の咬合圧によってバンドを圧入するために用いる器具. プラスチック製で, 先端近くに三角柱状の滑り止めの金属製の突起が付与されている.

ハンドピース [ハンドピース]【hand-piece】『機器』『補綴』『保存』
エアタービンやマイクロモーターに取りつけて使用する機器. ストレートタイプを除き, グリップの長軸に対し回転工具の回転軸に70〜75度程度の角度が付いており, 口腔内で使用しやすくなっている.

バンドプッシャー [バンドプッシャー]【band pusher】『矯正』『機器』
矯正歯科用器具. バンドを圧入したり, 歯面に圧接したりする.

バンドリムービングプライヤー [バンドリムービングプライヤー]【debanding pliers, band removing pliers】『矯正』『機器』
矯正歯科用器具. バンドの試適時やセメント合着されているバンドを撤去するのに用いる鉗子. バンド撤去鉗子, 帯環撤去鉗子.

反復唾液嚥下テスト [ハンプクダエキエンゲテスト]【repititive saliva swallowing test：RSST】『高齢』『障害』『予処・保指』
摂食嚥下障害のスクリーニングテストの1つ. 被検者の喉頭隆起, 舌骨に指腹を当て, 唾液を嚥下してもらい, その回数によって摂食嚥下障害の有無を判定する. 30秒間に嚥下回数が3回以上で正常, 2回以下の場合は, 嚥下障害の可能性が高いと判断する.
＝RSST

▶『高齢者歯科学』p.208参照

ひ

ピーソーリーマー［ピーソーリーマー］【Peeso reamer】『機器』『保存』
回転切削器具．根管口を広げるためのエンジン用の器具．

鼻咽腔閉鎖［ビインクウヘイサ］【velopharyngeal closure】『解剖・生理』『予処・保指』『口外』
嚥下の咽頭期において咽頭と鼻腔の間の通路が閉鎖され，食物が鼻腔に流れないように防護する動き．

非う蝕性硬組織疾患［ヒウショクセイコウソシキシッカン］【non-carious hard tissue disease】『保存』
細菌感染を伴わない歯の硬組織の損傷を総称したもの．歯の破折や損耗，先天性の異常などが含まれる．

ピエール・ロバン症候群［ピエールロバンショウコウグン］【Pierre-Robin syndrome, Robin syndrome】『病理』『口外』
下顎の減形成による小顎症，下顎後退症．鳥貌様顔貌を呈する．

ピエゾ方式〔電歪振動子〕［ピエゾホウシキ〔デンワイシンドウシ〕］【piezoelectric】『予処・保指』
超音波スケーラーの電気エネルギーを超音波機械振動に変換する方法の1つ．チタン酸ジルコン酸鉛などの強誘導体に交流電圧をかけるとその長さが伸び縮みする素子でピエゾとよばれる．軸方向に一定した直線の振動方式をとる．

ビオチン［ビオチン］【biotin】『栄養』
水溶性ビタミン．

鼻窩［ビカ］【nasal pit】『口解・口生』
鼻の穴のこと．

被蓋［ヒガイ］【overlap】『矯正』『口解・口生』
下顎前歯に対する上顎前歯のかぶさりの度合いを被蓋とよぶ．

皮下気腫［ヒカキシュ］【subcutaneous emphysema】『保存』『口外』
皮下組織に空気が入りこんだ状態．急激な顔面や頸部の腫脹と捻髪音を伴い，無痛性と疼痛を伴うものがある疾患．不用意なエアシリンジ操作や根管洗浄などによって起こる．

皮下注射［ヒカチュウシャ］【subcutaneous injection】『薬理』『口外』
皮下結合組織に薬液を注入する方法．注射投与のなかで最も吸収が遅く，作用時間は静脈内注射に比べて長い．

光重合型コンポジットレジン［ヒカリジュウゴウガタコンポジットレジン］【light-cured composite resin, light-cured resin composite】『材料』『保存』
1ペーストで可視光線を照射することで重合硬化するレジン．前歯部用，臼歯部用，根面用，支台築造用などの用途別に種類がある．
＝可視光線重合型コンポジットレジン

光照射器［ヒカリショウシャキ］【light-curing unit】『機器』『保存』
光硬化型の材料に光を照射する際に用いる器具．光照射器の光源はLED，ハロゲン，キセノン．

非貴金属合金［ヒキキンゾクゴウキン］【non-precious metal alloy】『材料』
クロムやコバルト，チタン，鉄な

どの非貴金属元素が主成分の合金.

眉弓［ビキュウ］【brow ridge】『口解・口生』
眼窩の上縁の上方にある眉毛の部位にほぼ一致した部分．眉弓の間は眉間とよばれる．

鼻腔［ビクウ］【nasal cavity】『口解・口生』
鼻の中の空洞になっている部分．

非刺激唾液［ヒシゲキダエキ］【unstimulated salira】
➡安静時唾液

非歯原性嚢胞［ヒシゲンセイノウホウ］【non-odontogenic cyst】『病理』『口外』
口腔領域の嚢胞のうち歯原性嚢胞以外のもの．鼻口蓋管(切歯管)嚢胞，術後性上顎嚢胞，単純性骨嚢胞，脈瘤性骨嚢胞，鼻歯槽(鼻唇)嚢胞，類皮嚢胞・類表皮嚢胞，リンパ上皮性嚢胞，鰓嚢胞，甲状舌管嚢胞，粘液嚢胞がある．

非自発的安楽死［ヒジハツテキアンラクシ］【non-voluntary euthanasia】『倫理』
患者が判断能力や意識を失っていて，しかも安楽死に関する患者の意思が不明の場合に行われる安楽死．

鼻唇溝［ビシンコウ］【nasolabial sulcus】『口解・口生』
上唇と頬の境にある浅い溝．

ヒスタミン［ヒスタミン］【histamine】『薬理』『口外』
血管透過性を亢進させる代表的なケミカルメディエーター．血管拡張，気管支や腸管の平滑筋の収縮作用も示す．

ヒスチジン［ヒスチジン］【histidine】『栄養』
ヒトの必須アミノ酸の1つ．

非ステロイド性抗炎症薬［ヒステロイドセイコウエンショウヤク］【non-steroidal anti-inflammatory drug：NSAID】『薬理』『口外』
抗炎症作用，解熱作用，鎮痛作用を有する薬物で，広く使用されている．
＝NSAIDs

ビスフォスフォネート［ビスフォスフォネート］【bisphosphonate】『薬理』『高齢』『口外』
破骨細胞の活動を阻害し，骨の吸収を防ぐ薬剤．骨粗鬆症，変形性骨炎，骨形成不全症，がんの骨転移などの疾患の治療に用いられる．副作用として顎骨の難治性壊死(BRONJ)が発生することが問題となっている．
＝BP

ビスフォスフォネート関連顎骨壊死［ビスフォスフォネートカンレンガクコツエシ］【bisphosphonate-related osteonecrosis of the jaw：BRONJ】『病理』『診補』『口外』
ビスフォスフォネート製剤を投与された患者に発生する顎骨，特に下顎骨の骨髄炎．多くは抜歯後に発症する．
＝BRONJ

ひずみ［ヒズミ］【strain, distortion】『材料』
物体への力において，変形量を全体の長さで割って標準化したもの．

肥大［ヒダイ］【hypertrophy】『病理』
組織や臓器が成長・発育の完了後に過剰に容積を増すこと．

ビタミン［ビタミン］【vitamin】『栄養』『薬理』
五大栄養素の1つ．水溶性と脂溶性に大別され，生体内の代謝を正常に保つために必要な有機物質．

ビタミンA［ビタミンエー］【vitamin A】『栄養』『薬理』
脂溶性ビタミン．レチノール，レチナール，レチノイン酸のこと．視覚機能の維持，上皮細胞の正常化，免疫機能の強化，細胞の分化・成長に関与している．欠乏すると夜盲症，成長障害，皮膚の乾燥化，感染症にかかりやすくなり，骨や歯の発育も悪くなる．過剰摂取により，無気力，脱毛，四肢の痛みなどが起こる．

ビタミンB_1［ビタミンビーワン］【vitamin B_1】『栄養』『薬理』
水溶性ビタミン．チアミンともよばれる．糖質・脂質・アミノ酸代謝に重要な働きをしている．不足すると神経や筋肉の機能が衰え，食欲不振や心臓肥大が起こる．欠乏症は脚気(末梢神経障害)，ウェルニッケ脳症(中枢神経障害，眼球運動麻痺，健忘症)．

ビタミンB_{12}［ビタミンビージュウニ］【vitamin B_{12}】『栄養』『薬理』
水溶性ビタミン．コバラミンともよばれる．動物の成長，血液や消化器の上皮細胞の維持などに必要である．栄養補給や貧血治療のほか，抜歯後の下歯槽神経のしびれに対して投与されることもある．

ビタミンB_2［ビタミンビーツー］【vitamin B_2】『栄養』『薬理』
水溶性ビタミン．リボフラミンともよばれる．糖質・脂質・アミノ酸代謝に重要な働きをしている．正常な発育を維持するために不可欠．欠乏すると成長障害，口角炎，口唇炎，舌炎などを起こす．

ビタミンB_6［ビタミンビーロク］【vitamin B_6】『栄養』『薬理』
水溶性ビタミンでピリドキシンともよばれる．各種アミノ酸の変換や合成・分解，グリコーゲン代謝に必要である．総合ビタミン剤に加えられる．

ビタミンB群［ビタミンビーグン］【vitamin B family】『栄養』『薬理』
補酵素として働くビタミンの集合．口腔扁平苔癬，抜歯後の下歯槽神経のしびれに対して投与することがある．ビタミンB群は化学名でよばれることも多い．

ビタミンC［ビタミンシー］【vitamin C】『栄養』『薬理』
水溶性ビタミン．アスコルビン酸ともよばれる．血管細胞間質であるコラーゲンの合成と維持に必要．欠乏すると血管が脆くなり，出血しやすくなる．欠乏症は壊血病．骨も弱くなる．肝臓での薬物代謝活性や鉄の吸収を促進する働きもある．
＝アスコルビン酸

ビタミンD［ビタミンディー］【vitamin D】『栄養』『薬理』
脂溶性ビタミン．カルシフェロールともよばれる．カルシウム代謝に関与する．欠乏では，骨や軟骨の石灰化が障害され，くる病，骨軟化症，骨粗鬆症などが起こる．過剰症は，高カルシウム血症，高カルシウム尿症など．現在では，ビタミンというよりはむしろホルモンと考えられるようになった．

ビタミンD_3［ビタミンディースリー］【vitamine D_3】『栄養』
7-デヒドロコレステロールが紫外線によって変換した物質．ビタミンD_3はさらに肝と腎で水酸化され活性型ビタミンD_3となる．

ビタミンD受容体［ビタミンディージュヨウタイ］【vitamine D recepter】『栄養』
細胞内で活性型ビタミンD_3と結合して結合体を形成し遺伝子の転写因子となり，目的とするタンパク質の産生を促進する受容体．

ビタミンE［ビタミンイー］【vitamin E】『栄養』『薬理』
脂溶性ビタミン．トコフェロール．抗酸化作用をもち，食品中では油脂の酸化を防止，生体内では細胞膜の酸化障害を防止する．歯肉炎に有効な成分として歯磨剤に配合されることがある．

ビタミンK［ビタミンケー］【vitamin K】『栄養』『薬理』
脂溶性ビタミン．フェロキノン，メナキロン．血液凝固に関与している．欠乏すると血液凝固の遅延が起こる．緑葉野菜や納豆などに豊富に含まれるほか，腸内細菌で産生される．合成のビタミンK_3を過剰に摂取すると高ビリルビン血症などが起こる．

ビタミン欠乏症［ビタミンケツボウショウ］【ariboflavinosis, avitaminosis, vitamin deficiency】『病理』
ビタミンが不足して生じる症状や疾患．

鼻聴道線［ビチョウドウセン］【naso-auditory meatus line】
➡カンペル平面

ビッカース硬さ［ビッカースカタサ］【Vickers hardness (Hv)】『材料』
硬さを表わす指標の1つ．ダイヤモンドを押し込んだときの四角錐のくぼみの大きさ，あるいは深さから判断する．硬さが大きいほどくぼみができにくい．

必須アミノ酸［ヒッスアミノサン］【essential amino acid】『栄養』
体内で合成できない，あるいは合成速度が遅いため，食物から摂取しなければならないアミノ酸．
＝不可欠アミノ酸

必須脂肪酸［ヒッスシボウサン］【essential fatty acid】『栄養』
体内で合成できない，あるいは十分量合成できないため，食物から摂取しなければならない脂肪酸．

引張強さ［ヒッパリヅヨサ］【tensile strength】『材料』
棒状や板状の試験片の両端を引っ張り，破壊までに記録された最大応力のこと．

ヒトサイトメガロウイルス［ヒトサイトメガロウイルス］【human cytomegalovirus：CMV】『微生』
感染した細胞の核および細胞質内に，フクロウの眼とよばれる巨大核内封入体をもつ巨細胞を形成するウイルス．妊婦が初感染を受けた場合，胎児に感染して，先天性サイトメガロ感染症を起こす．

ヒト免疫不全ウイルス［ヒトメンエキフゼンウイルス］【human immunodeficiency virus：HIV】『微生』『病理』

『生態』『口外』
後天性免疫不全症候群（AIDS）の原因ウイルス．
＝HIV

ヒドロキシアパタイト［ヒドロキシアパタイト］【hydroxyapatite】『口解・口生』『病理』『材料』『生態』『栄養』
リン酸カルシウムが沈殿して形成される結晶．歯や骨の主成分．

被曝線量［ヒバクセンリョウ］【exposure dose】『放射線』
エックス線をはじめとする放射線に伴う被曝の量．

批判的思考［ヒハンテキシコウ］
➡クリティカルシンキング

非必須アミノ酸［ヒヒッスアミノサン］【non-essential amino acid】『栄養』
必須アミノ酸以外のアミノ酸．体内で必須アミノ酸からつくられ，栄養上大切な働きをしている．
＝可欠アミノ酸

非付着性プラーク［ヒフチャクセイプラーク］【unattached plaque】『生態』『予処・保指』
歯肉縁下プラークのうち歯根面に付着していないもの．遊離しているプラークとポケット上皮に付着しているプラークがある．歯周病原性の高い細菌で構成される．
⟷付着性プラーク

ビペホルム・スタディ［ビペホルムスタディ］【Vipeholm Study】『統計』
ビペホルム（スウェーデン）にある精神障害者施設入所者を対象としたう蝕誘発性の食品摂取とう蝕発病との関連を調査した研究．砂糖を含む食品（含糖食品）の摂取頻度が高いほどう蝕リスクも高くなり，また間食として含糖食品を摂取すると食事とともに摂取するよりもう蝕発生が高いことを明らかにした．
＝Vipeholm Study

非ヘム鉄［ヒヘムテツ］【nonheme iron】『栄養』
フェリチン，ヘモジデリンなどの貯蔵鉄．野菜，穀物，鶏卵，乳製品などに含まれ，吸収されにくい．

ヒポクラテスの誓い［ヒポクラテスノチカイ］【Hippocratic oath】『倫理』『DH総論』
『ヒポクラテスの誓い』は紀元前5世紀頃の古代ギリシャで書かれた医師の宣誓書である．西洋医学の父といわれるヒポクラテスの名を冠した医術集典『ヒポクラテス全集』に収められている．人命を尊重し，患者のための医療を施すこと，患者らの秘密を守る義務などについて述べられている．

被膜厚さ［ヒマクアツサ］【film thickness】『材料』
練和開始から一定時間経過した合着材が圧縮力によってどのくらい薄い膜になるのかを測定したもの．

飛沫感染［ヒマツカンセン］【droplet infection】『微生』『口外』
咳やクシャミの飛沫微粒子による感染．ウイルス粒子の場合，1回の咳で約10万個，1回のクシャミで約200万個飛び散る．

ヒヤリ・ハット［ヒヤリハット］『DH総論』『小児』『診補』

誤った行為が行われそうになったが，未然に気づきヒヤリとした，ハッとした事象をいう．インシデントの中に含める場合もある．

非ユージノール系セメント［ヒユージノールケイセメント］【 non-eugenol cement 】『材料』
ユージノールを含まず，脂肪酸と酸化亜鉛で硬化するセメント．仮封材，仮着材．辺縁封鎖性があり，レジンの重合阻害・歯髄の鎮静作用は有さない．粉末・液タイプとペースト・ペーストタイプが存在する．紙練板を用い，スパチュラは金属，プラスチックを問わず使用できる．

ヒューマンエラー［ヒューマンエラー］【 human error 】『DH総論』『診補』
人為的なミスや失敗．

ヒューマンニーズ［ヒューマンニーズ］【 human needs 】『DH総論』
人間生活において基本的に必要とされているもの．

ヒューマンニーズ概念モデル［ヒューマンニーズガイネンモデル］【 human needs conceptual model 】『DH総論』『予処・保指』
Darby と Walsh の歯科衛生に関連した対象者のニーズを把握する理論的枠組み．

標準稠度［ヒョウジュンチョウド］【 standard consistency 】『材料』
規格試験で物性値を評価する際に粉液比を決定するために用いる稠度．

標準偏差［ヒョウジュンヘンサ］【 standard deviation：SD 】『統計』
ばらつきの指標．データがどの程度平均値の周りにばらついているかを表す．

標準予防策［ヒョウジュンヨボウサク］【 standard precautions 】
➡スタンダードプリコーション

表情筋［ヒョウジョウキン］【 mimetic muscle 】『口解・口生』
顔面の表層にあり，主として頭蓋骨から起こって皮膚に付く筋．
＝顔面筋

表層下脱灰［ヒョウソウカダッカイ］【 subsurface decalcification 】『保存』
エナメル質う蝕の初期段階において表層直下約10〜20 μmのエナメル質内でカルシウム塩が溶け出し，空虚な脱灰層ができること．

漂白法〔変色歯の〕［ヒョウハクホウ〔ヘンショクシノ〕］【 bleaching, whitening 】『材料』『保存』
変色歯の審美的改善を目的として，漂白剤を作用させて歯を白くする方法．

標本抽出法［ヒョウホンチュウシュツホウ］【 sampling method 】『統計』
母集団から標本を選び出す方法．

表面粗さ［ヒョウメンアラサ］【 surface roughness 】『材料』
表面の凸凹を数値化したもの．

表面麻酔［ヒョウメンマスイ］【 surface anesthesia, topical anesthesia 】『薬理』『口外』『診補』
主として口腔，咽頭など粘膜面に噴霧あるいは塗布して適用する麻酔．

日和見感染［ヒヨリミカンセン］【 opportunistic infection 】『微生』『病理』『生態』『薬理』『口外』
おもに高齢者や有病者が，投薬な

どに伴う宿主の免疫力の低下により，病原性の乏しい常在微生物によって病気になること．

比率尺度［ヒリツシャクド］【ratio scale】『統計』
データの尺度の1つ．0(ゼロ)点を有するもので，データの2倍，3倍などにも意味のある場合をさす．長さ，質量の測定値などがこれにあたる．う蝕有病者率や20歯以上保有割合なども該当する．

微量元素［ビリョウゲンソ］【trace element】『栄養』
体内存在量が鉄以下の無機質．

ビリルビン［ビリルビン］【bilirubin】『病理』
赤血球の破壊後に，ヘモグロビンが分解されてできる色素で鉄をもたない黄褐色の色素．正常時にはビリルビンは肝臓で処理され，胆汁色素として十二指腸で腸の内容物に混入され，便の色となる．

披裂軟骨［ヒレツナンコツ］【arytenoid cartilage】『口解・口生』
喉頭にある声帯を開閉するのに重要な軟骨．

疲労破壊［ヒロウハカイ］【fatigue fracture】『材料』
1回の負荷では壊れない小さな力でも，繰り返し力が加わると材料の内部に変形が蓄積して，ついには破壊してしまうこと．

ピロリン酸［ピロリンサン］【pyrophosphate】『栄養』
2つの無機リン酸が結合したもの．石灰化阻害物質．

ピンアンドリガチャーカッター［ピンアンドリガチャーカッター］【pin and ligature cutter】『矯正』『機器』
矯正用ワイヤー切断用鉗子の1つ．リガチャーワイヤー，ロックピン，細いワイヤーの切断に用いるカッター．刃の先端が小さく鋭利である．

敏感度［ビンカンド］【sensitivity】『統計』
スクリーニング検査における信頼性の評価指標の1つ．患者のうち検査陽性の者の割合．感度ともいう．

貧血［ヒンケツ］【anemia】『高齢』『診補』
ヘモグロビンの濃度が低下し，各組織で低酸素状態となること．脈拍数の増加，動悸，息切れ，めまい，立ちくらみ，易疲労感，顔面蒼白などの症状がみられる．

頻脈［ヒンミャク］【tachycardia】『高齢』
毎分100回以上の脈拍で，通常より脈拍が多くなること．

ふ

ファーガストローム・ニコチン依存度テスト［ファーガストロームニコチンイゾンドテスト］【fagerstrom test for nicotine dependence：FTND】『予処・保指』
ニコチン依存度をはかるテスト．点数の総計が0～2点は低い，3～6点はふつう，7～10点は高いと診断される．

ファーケーションプラスティ［ファーケーションプラスティ］【furcation plasty，furcaplasty】『歯周』
根分岐部病変の治療の1つ．歯の形成術（オドントプラスティ）と歯槽骨整形術（オステオプラスティ）を行い，根分岐部の清掃性の改善と器具の到達性を容易にし，歯周ポケットの改善をはかること．根分岐部形態修正．

ファーケーションプローブ［ファーケーションプローブ］【furcation probe】『予処・保指』『歯周』『機器』
複根歯における根分岐部病変の有無と破壊の程度を測定するために用いる器具．
＝**根分岐部用プローブ**

ファーラ位［ファーライ］【fahrer position】『予処・保指』『口外』
ベッド上で上半身を45度程度起こした体位．食事時や座位の休息時などに適し，頭部や体側，腕の下などに，安楽に保てるようにクッションなどを入れる．
＝**半座位**

ファイル型スケーラー［ファイルガタスケーラー］【file type scaler】『予処・保指』
刃部がヤスリ状のスケーラー．押す-引くの動作で操作する．刃部が厚いことやシャープニングが困難なことから使用頻度は少ない．
＝**ファイルタイプスケーラー**

ファイルタイプスケーラー［ファイルタイプスケーラー］【file type scaler】
➡**ファイル型スケーラー**

フィールド調査［フィールドチョウサ］【field survey，field work】『統計』
健康，マーケティングおよび広告に関する調査．調査者が実際に野外や市場に出て調査すること．デスクリサーチや実験研究などと区別してこうよぶ．

フィッシャーシーラント［フィッシャーシーラント］【fissure sealant】
➡**小窩裂溝塡塞**

フィブリノーゲン［フィブリノーゲン］【fibrinogen】『薬理』
血液凝固因子の1つ．組織中や血漿中の血液凝固因子の作用により，不溶性のフィブリンに転化する．

フィブリン［フィブリン］【fibrin】『薬理』
血漿中のフィブリノーゲンがトロンビンによって切断されることで，不溶性の血栓になったもの．

フィラー［フィラー］【filler】『保存』『材料』
「詰めるもの」を意味する．主な役割は，機械的強度の向上，重合収縮の減少，耐摩耗性の向上，熱膨張率の低減化，吸水膨張の低下，エックス線造影性の付与である．コンポジットレジンの成分の1つであり，そのフィラー表面は，シランカップリング剤によるシラン処理(シランカップリング)が施されている.

フィルムパケット[フィルムパケット]【film packet】『放射線』
口内法エックス線フィルムを遮光と防湿のためにビニール製のもので包装したもの.

フィルムマーカー[フィルムマーカー]【film marker】『放射線』
患者氏名,左右側,撮影年月日などを撮影と同時にフィルムに記録するために,エックス線が透過しない鉛などでつくられた文字.

フードテスト【food test】『高齢』『障害』『予処・保指』
食物を使用した摂食嚥下障害のスクリーニングテスト.
＝FT

フールプルーフ[フールプルーフ]【fool proof】『DH総論』
リスクマネジメントのうち,エラーが起こらないような仕組み.

フェイス〔スケーラーの〕[フェイス〔スケーラーの〕]【face】『予処・保指』『歯周』
スケーラー刃部上面を指し,内面ともいう.第Iシャンクに対してフェイスが傾斜している角度がシャープニング時に重要となる.

フェイス・スケール[フェイススケール]【face rating scale】『統計』
患者の表情によって痛みの強さを判定する方法.数値評価が困難な場合に表情のイラストを用いる.

フェイスボウ[フェイスボウ]【face bow】『補綴』『機器』
調節性咬合器で補綴装置を製作する場合に,患者の頭蓋に対する上顎歯列の位置関係を三次元的に咬合器上に再現するために使用する器具.
＝顔弓

フェイスボウトランスファー[フェイスボウトランスファー]【face bow transfer】『補綴』『機器』
フェイスボウを使って,生体の位置関係を記録し咬合器を装着するまでの操作のこと.

フェーズ〔災害時の〕[フェーズ〔サイガイジノ〕]【phase】『生態』
大規模災害の発災から日常生活へ戻るまでの期間を,被災者の状態や医療救護・保健活動の観点から各フェーズに分けること.フェーズ0:発災直後,フェーズ1:超急性期,フェーズ2:急性期,フェーズ3:亜急性期,フェーズ4:慢性期

フェールセーフ[フェールセーフ]【fail safe】『DH総論』
リスクマネジメントのうち,障害に至らない仕組みのこと.

フェストゥーン[フェストゥーン]【festoon】『歯周』『予処・保指』
唇側遊離歯肉のリング状隆起.ロール型に肥厚した歯肉の形態異常である.

フェニトイン[フェニトイン]【phenytoin】『薬理』『歯周』『小児』『微生』『口外』
抗てんかん薬.副作用は薬物性歯肉増殖症.

フェニルアラニン[フェニルアラニン]【phenylalanine】『栄養』
ヒトの必須アミノ酸の1つ.

フェニルケトン尿症[フェニルケトンニョウショウ]【phenylketonuria】『病理』

先天性アミノ酸代謝異常の1つ．過剰なフェニルアラニン代謝産物が組織に沈着し，精神遅滞や痙攣などが生じる．

フェノール［フェノール］【phenol】『薬理』
中水準消毒薬．ほとんどの細菌と真菌に有効だが，芽胞やウイルスには無効．
＝石炭酸

フェノールカンフル［フェノールカンフル］【phenol with camphor, camphorated phenol, phenol camphor】『薬理』『保存』
フェノールにカンフルを配合した薬剤．う窩，窩洞，象牙質の消毒，歯髄炎やドライソケットの鎮痛・鎮静，根管消毒などに使用する．

フェリアーのセパレーター［フェリアーノセパレーター］【Ferrier separator】『機器』
嘴部（ビーク）を歯に掛けて使用する牽引型の歯間分離器．

フォーダイス顆粒（斑）［フォーダイスカリュウ（ハン）］【Fordyce granule, Fordyce spot】『病理』
異所性の皮脂腺．頬粘膜や口唇（下唇）に顆粒状の黄色斑を生じ，幼児期には目立たないが，青年期以降に目立つようになる．出現頻度は高く，やや男性に多い．

フォーハンデッドデンティストリー［フォーハンデッドデンティストリー］【four handed dentistry】『診補』
術者の手に補助者の手が加わり，4本の手が作業を分担しつつ円滑な流れを生み出し，効率のよい診療を行うこと．
＝フォーハンドシステム

フォーハンドシステム［フォーハンドシステム］【four hand system】
➡フォーハンデッドデンティストリー

フォーンズ法［フォーンズホウ］【Fones brushing method, Fones method】『予処・保指』『小児』
歯ブラシの毛先を使うブラッシング方法の1つ．上下の歯をかみ合わせ，円を描くように磨く．小児の刷掃法として優れている．

フォルマント［フォルマント］【formant】
➡母音

不快指数［フカイシスウ］【discomfort index】『生態』
気温と気湿を用いて，暑さからくる不快の程度を示す指標．不快指数＝0.72×（乾球温度＋湿球温度）＋40.6．日本人では不快指数が85を示すと，90％以上の人が不快を訴える．

付加型シリコーンゴム印象材［フカガタシリコーンゴムインショウザイ］【polyaddition silicone rubber impression material】『材料』
付加重合するシリコーンゴム印象材．硬化後の寸法安定性に優れているが，硬化阻害を引き起こす材料があるので注意を要する．

不可逆性歯髄炎［フカギャクセイシズイエン］【irreversible pulpitis】『保存』
炎症が進行し，正常歯髄に戻らない歯髄炎．

不可欠アミノ酸［フカケツアミノサン］【essential amino acid】
➡必須アミノ酸

不活化ワクチン［フカツカワクチン］【inactivated vaccine】『微生』
抗原性を保ったまま，ホルマリンや紫外線などで感染性をなくしたワクチン．生ワクチンより安全性は高いが，微生物の成分全体を用いるため副作用のリスクは残る．

副交感神経［フクコウカンシンケイ］【parasympathetic nerve】『薬理』『解剖・生理』
自律神経系．睡眠時に活動的となり，胃腸管運動や外分泌の亢進が起こり，食物の消化や吸収を高める．

副甲状腺ホルモン［フクコウジョウセンホルモン］【parathyroid hormone：PTH】『解剖・生理』『薬理』
副甲状腺(上皮小体)で産生され，血中カルシウム濃度を増加させるホルモン．骨の吸収に働くとされる．
＝パラトルモン，PTH

副根管［フクコンカン］【accessory canal, accessory root canal】『歯周』『口解・口生』
主根管から分かれた枝．髄管，根管側枝，根尖分岐などがある．

副菜［フクサイ］【side dish】『栄養』
野菜，きのこ，いも，海藻などの食材を使用した料理．

副作用［フクサヨウ］【side effect】『薬理』
薬物の主作用に対して用いられる用語．治療の目的には不必要なその他の作用．有害作用であることも多い．

輻射熱［フクシャネツ］【radiant ray】『生態』
直射日光やストーブなどから放出される赤外線による熱のこと．

副腎皮質ホルモン［フクジンヒシツホルモン］【adrenocortical hormone】『解剖・生理』『薬理』『口外』
副腎皮質から分泌されるホルモン．糖質コルチコイドと鉱質コルチコイドがある．ステロイドホルモンである．

覆髄法［フクズイホウ］【pulp capping】『保存』
歯髄を健康状態で保存するとともに，第三象牙質の形成を促進させる治療法．間接覆髄法，直接覆髄法，暫間的間接覆髄法(IPC法)がある．

覆髄薬［フクズイヤク］【pulp capping drug】『薬理』『保存』
覆髄法に用いる薬剤．外来性刺激遮断や歯髄保護，第三象牙質の形成促進などを目的とした消炎・消毒に使用する．

複数回答法［フクスウカイトウホウ］『統計』
質問紙法の回答法の1つ．1つの質問に対して複数，回答すること．

副鼻腔［フクビクウ］【paranasal sinuses】『口解・口生』
鼻腔に接している骨(蝶形骨，前頭骨，篩骨，上顎骨)の内部にある空洞のこと．副鼻腔の最大の空洞は上顎洞．

服薬コンプライアンス［フクヤクコンプライアンス］【drug compliance】『薬理』『予処・保指』
患者が医療従事者の指示に従って処方された医薬品を適切に服用すること．

服薬指導［フクヤクシドウ］【patient compliance instruction】『薬理』『予処・

保指』
効果的で安全な薬物治療を行うために用法・用量を守り，薬物を適切に用いることを患者に指導すること．

不顕性感染［フケンセイカンセン］【inapparent infection, subclinical infection】『微生』『生態』
病原微生物に感染しているが発病していない状態のこと．
＝無症状感染，潜伏感染

不顕性誤嚥［フケンセイゴエン］【silent aspiration】『微生』『障害』『高齢』
誤嚥したときにむせを認めない誤嚥のこと．
＝サイレントアスピレーション

浮腫［フシュ］【edema】『病理』『薬理』『高齢』
血管外に出た水分が過剰に皮下組織に貯留した状態．むくみ．
＝水腫

不正咬合［フセイコウゴウ］【malocclusion】『病理』『矯正』
顎顔面，歯，歯周組織などが何らかの要因によってその成長発育，形態，機能に異常をきたし，咬合が正常な状態でないこと．

不整脈［フセイミャク］【arrhythmia】『臨検』『診補』
脈拍のリズムが不規則なこと．

付着歯肉［フチャクシニク］【attached gingiva】『口解・口生』『歯周』
歯面あるいは歯槽骨に付着した非可動性歯肉．遊離歯肉溝から歯肉歯槽粘膜境までをいう．

付着上皮［フチャクジョウヒ］【attached epithelium】
➡接合上皮

付着性プラーク［フチャクセイプラーク］【attached plaque】『生態』『予処・保指』
歯肉縁下プラークのうち，歯根面に付着し，歯石形成や歯根面う蝕の原因となるもの．グラム陽性菌が主体である．
⬌非付着性プラーク

普通石膏［フツウセッコウ］【plaster, β-calcium sulfate hemihydrate】『材料』『診補』
歯科用石膏．印象用，咬合器装着用，模型用および義歯埋没用に使用する．

フッ化カルシウム［フッカカルシウム］【calcium fluoride】『栄養』
カルシウムとフッ素からなる無機化合物でCaF_2の組成をもつ．歯面塗布されたフッ化物の多くは歯表面でCaF_2として存在し，徐々にフルオロアパタイトに変換する．

フッ化ジアンミン銀［フッカジアンミンギン］【diammine silver fluoride】『小児』『保存』『薬理』
う蝕の進行抑制に使用される薬剤．銀の抗菌性とフッ素の耐酸性作用が期待されるが，歯に着色（黒色）を生じるため，前歯部への適用は好ましくない．象牙質知覚過敏の治療にも用いられる．
＝サホライド®

フッ化第一スズ［フッカダイイチスズ］【stannous fluoride, SnF_2】『生態』『予処・保指』
フッ化物歯面塗布溶液やフッ化物配合歯磨剤に配合されている薬効成分．

フッ化ナトリウム［フッカナトリウム］【sodium fluoride，NaF】『生態』
フッ化物歯面塗布溶液や洗口薬，フッ化物配合歯磨剤に配合されている薬効成分．

フッ化物［フッカブツ］【fluoride】『栄養』『生態』『薬理』『予処・保指』
フッ素は化学的に最も反応性が高いイオンのため，自然界では単一の元素として存在することはなく，天然にはフッ化物として存在している．国際純正・応用化学連合(IUPAC)による化学命名法に基づき，「フッ化物」を用いるのが一般的．う蝕抑制効果がある．

フッ化物イオン導入法［フッカブツイオンドウニュウホウ］【iontophoresis】『生態』
微小電圧を用いて人体を(+)に荷電し，歯の表面からフッ化物イオン(−)を浸透させようとするもの．

フッ化物歯面塗布［フッカブツシメントフ］【fluoride application，topical fluoride treatment】『生態』『予処・保指』
フッ化物局所応用の1つ．萌出後の歯のエナメル質表面に直接フッ化物を作用させることによって，う蝕抵抗性を与える方法．2%フッ化ナトリウム溶液やリン酸酸性フッ化ナトリウム溶液が用いられ，術式としては綿球・綿棒塗布法，トレー法，イオン導入法などがある．

フッ化物徐放性［フッカブツジョホウセイ］【fluoride-releasing property】『材料』『保存』
グラスアイオノマーセメントなどの粉末成分のガラスなどからフッ化物イオンが徐々に放出される現象．放出されたフッ素イオンが歯に取り込まれて歯質が強化される．
⇔リチャージ

フッ化物洗口［フッカブツセンコウ］【fluoride mouth-rinsing】『生態』『予処・保指』
フッ化物局所応用法の1つ．フッ化物洗口液を用いて口をすすぐことにより，歯の表面にフッ化物イオンを作用させ，歯質を強化してう蝕を予防する方法．フッ化ナトリウム溶液が一般に用いられており，毎日法と週1回法がある．

フッ化物洗口ガイドライン［フッカブツセンコウガイドライン］『生態』『予処・保指』
2003年にフッ化物洗口の公式な見解を厚生労働省医政局長・健康局長連名の通知として発表したもの．

フッ化物添加食塩［フッカブツテンカショクエン］【fluoridated salt，fluoridated cooking salt，fluoride-supplemented salt】『生態』
フッ化物が添加された食塩．フッ化物全身応用の1つであるが，わが国では用いられていない．

フッ化物バーニッシュ［フッカブツバーニッシュ］『生態』
高濃度のフッ化物を局所へ長期間停滞させることによって，う蝕予防をはかることを目的として開発されたもの．わが国では象牙質知覚過敏症の治療薬として市販されている．

フッ化物配合歯磨剤［フッカブツハイゴウ

シマザイ】【 fluoride-containing dentifrice, fluoride tooth paste 】『生態』『小児』『予処・保指』
フッ化物が配合された歯磨剤．モノフルオロリン酸ナトリウム(MFP)とフッ化ナトリウムを配合することが承認されている．フッ化第一スズ配合歯磨剤の市販も認可されている．フッ化物の配合比は医薬品機器等法により定められている．

フッ素［フッソ］【 fluorine 】『生態』
ハロゲン元素に属する．すべてのイオンのうち化学的に最も反応性が高い．生理的にも他のハロゲン元素と比べて動態が異なる．

フッ素症歯［フッソショウシ］【 fluorosed tooth 】
➡歯のフッ素症

筆積法［フデツミホウ］【 brush-on technique 】『診補』『材料』
化学重合型レジンや接着性レジンセメント(MMA系)において，粉末と液を採取して，付属の筆を用いて混和する方法．

船底型ポンティック［フナゾコガタポンティック］【 spheroid pontic 】『補綴』
基底面が船底のような半球状で，歯槽頂部だけで粘膜と点状あるいは線状に接触する形態のポンティック．違和感が少なく下顎臼歯部で応用される．

ブドウ糖［ブドウトウ］【 glucose 】
➡グルコース

部分床義歯［ブブンショウギシ］【 removable partial denture 】『補綴』
歯列内の部分的な歯の欠損と，それに伴って生じた歯周組織や歯槽突起の実質欠損の補綴を目的とした有床可撤式の義歯．
＝パーシャルデンチャー，局部床義歯

部分被覆冠［ブブンヒフクカン］【 partial veneer crown, partial coverage crown 】『補綴』
口腔内に露出している歯冠のうち一部分の歯面を残し，ほかの面を部分的に覆う形態のクラウン．通常は生活歯に応用され，3/4冠，4/5冠，プロキシマルハーフクラウンなどが相当する．

不飽和脂肪酸［フホウワシボウサン］【 unsaturated fatty acid 】『栄養』
脂肪酸のうち，炭化水素基に二重結合(不飽和結合)をもつもの．大豆油，コーン油，ゴマ油などの植物性脂肪に多く含まれる．オレイン酸やリノール酸が食事から多く摂取されている．

不溶性グルカン［フヨウセイグルカン］【 insoluble glucan, water-insoluble glucan 】『病理』『栄養』『微生』『予処・保指』
ショ糖からミュータンスレンサ球菌によって産生される．粘着性があり，歯面に付着してプラークを形成する．

プラーク〔歯の〕［プラーク〔ハノ〕］【 plaque, dental plaque 】『病理』『栄養』『生態』『歯周』『保存』『予処・保指』
口腔内に常在する細菌が歯の表面に付着して形成された付着物．バイオフィルムともいう．歯周病やう蝕の病原細菌が含まれている．
＝歯垢，デンタルプラーク

プラークコントロール［プラークコントロール］【 plaque control 】『歯周』『予

処・保指』
口腔内の衛生状態を良好に保つこと．ブラッシングだけではなく，生活習慣の改善や口腔内の環境を悪化させるプラークリテンションファクターをコントロールすることである．

プラークコントロールレコード［プラークコントロールレコード］【plaque control record：PCR】『保存』『生態』『予処・保指』
歯垢染色剤を用い，歯頸部のプラーク付着の有無を評価する指標．第三大臼歯を含む全歯が対象で，歯面を唇頬側，舌側，近心，遠心に分け染色された歯頸部歯面数をカウントする．

$$\mathrm{PCR}(\%)=\frac{\text{プラーク付着歯面数}}{\text{被検歯面数}}\times 100$$

＝PCR，オレリー（O' Leary）のPCR

プラーク性歯肉炎［プラークセイシニクエン］【plaque-induced gingivitis】『病理』『生態』『歯周』
歯頸部に付着したプラークの細菌に誘発された歯肉炎．病変は歯肉に限局している．

プラークリテンションファクター［プラークリテンションファクター］【plaque retention factor】『歯周』『生態』『予処・保指』
存在するとプラークの蓄積量が増加し炎症が亢進する因子．歯石や歯列不正，不適合修復物・補綴装置，歯の形態異常，口呼吸などさまざまな因子がある．

プライバシー［プライバシー］【privacy】『倫理』
私事や個人の秘密．また，それらについて他人によって干渉・侵害・暴露されない権利．近年では，自分の情報をコントロールする権利という意味で使われる．

プライマリケア［プライマリケア］【primary care】『DH総論』『予処・保指』
患者の抱える問題の大部分に対処でき，かつ継続的なパートナーシップを築き，家族および地域という枠組みのなかで，責任をもって診療する臨床医によって提供される，総合性と受診のしやすさを特徴とするヘルスケアサービス．国民のあらゆる健康上の問題，疾病に対し，総合的・継続的，そして全人的に対応する地域の保健医療福祉機能と考えられている（米国国立科学アカデミーの定義による）．

プライマリヘルスケア［プライマリヘルスケア］【primary health care：PHC】『DH総論』『生態』『予処・保指』
発展途上国の健康戦略．1978年にWHOとUNICEF合同の国際会議で「アルマ・アタ宣言」として採択された統一理念．限られた資源を有効に活用しながら，住民の主体的参加によって人々の健康を獲得していこうとするもの．

プライミング［プライミング］【priming】『保存』
ボンディング材が性質の異なる象牙質とのぬれ性を獲得するために，接着補助材（プライマー）を用いて，歯質の性状を接着に適した状態に改質すること．

ブラキシズム［ブラキシズム］【bruxism】『病理』『歯周』『保存』『予処・保指』
無意識に歯と歯を強くこすり合わせる(グラインディング，歯ぎしり)，かみしめる(クレンチング)，あるいはカチカチとかみ合わせる(タッピング)などの悪習癖.

ブラケットテーブル［ブラケットテーブル］【bracket table】『機器』『診補』
歯科診療に必要な小器具を載せる歯科用チェアユニットに付属されているテーブル.

ブラケットポジショニングゲージ［ブラケットポジショニングゲージ］【bracket positioning gauge】『矯正』
ブラケットを歯に装着する際，位置設定するための器具.

ブラケットリムービングプライヤー［ブラケットリムービングプライヤー］【debonding pliers, bracket-removing pliers】『矯正』
装着したブラケットを歯面から除去するのに用いる鉗子.

プラスチックマトリックス［プラスチックマトリックス］【plastic matrix】『機器』
隔壁用機器. 主として前歯部の隣接面窩洞(3，4級)に用いられる. 直型と曲型がある.

プラセボ効果［プラセボコウカ］【placebo effect】『薬理』
薬理学的に活性のない物質をプラセボ(偽薬)としてヒトに投与した場合に精神的な要因により効果を示すこと.

ブラックトライアングル［ブラックトライアングル］【interdental gingival space】『歯周』
歯間乳頭の退縮・消失により，歯間部に生じる黒い三角形の間隙.

ブラッシング［ブラッシング］【tooth brushing】『生態』『予処・保指』
歯面や歯肉，歯間部や歯肉溝などを主に歯ブラシで清掃すること. 歯磨き.

フラップ手術［フラップシュジュツ］【flap operation：FOP， flap surgery】『歯周』『診補』
歯周外科手術の1つ. 骨膜を含んだ全層弁，または骨膜を一部残した部分層弁を剥離し，病変部を明視しながら，プラーク，歯石および不良肉芽組織を掻爬し，歯周ポケットの除去もしくは減少を目的とする手術.
＝歯肉剝離掻爬術，FOP

フラビーガム［フラビーガム］【flabby gum】『補綴』『口外』
義歯による慢性的な機械的刺激によりコンニャクのように軟らかく増殖した粘膜. 上顎前歯欠損部の顎堤に好発する.

フランクフルト平面［フランクフルトヘイメン］【Frankfort horizontal plane, Frankfort plane】『口解・口生』『放射線』『矯正』『補綴』
両側の外耳道上縁と左側の眼窩下縁最深点を結ぶ平面である. 顎顔面部の前後左右的な水平基準平面として利用される. オルビターレ(Or)とポリオン(Po)を結んだ線.
＝眼耳平面，FH平面

ブランディン・ヌーン嚢胞［ブランディンヌーンノウホウ］【Blandin-Nuhn cyst】『病理』『口外』
舌尖部下面の前舌腺に関連して発

生する粘液嚢胞．好発年齢は10〜20代である．

プランマー・ビンソン症候群［プランマービンソンショウコウグン］【Plummer-Vinson syndrome】『病理』『口外』
鉄欠乏性貧血に伴う萎縮性舌炎．舌粘膜の乳頭が萎縮して舌全体が滑沢になり，疼痛と味覚障害を生じる．

ブリーチング［ブリーチング］【bleaching】『保存』
変色歯の審美的改善を目的として，漂白剤を作用させて着色物質を分解し，歯を白くする方法．

フリーラジカル［フリーラジカル］【free radical】『微生』『放射線』
不安定な電子（不対電子）をもつ原子，分子，イオン．

プリオン［プリオン］【prion】『微生』
感染性のタンパク質因子．ヒトのクロイツフェルト・ヤコブ病やウシの海綿状脳症（BSE，いわゆる狂牛病）の原因因子である．

プリシード・プロシードモデル［プリシードプロシードモデル］【precede-proceed model】『DH総論』『予処・保指』
ヘルスプロモーション展開のための理論モデル．目標を健康そのものではなく，生活の質としたこと，保健行動に影響を及ぼす因子を準備・実現・強化の3群に分けたこと，診断・実践・評価の各要因を体系化したことが特徴である．
＝MIDORIモデル

ブリッジ［ブリッジ］【fixed partial denture, bridge】『診補』『補綴』
少数歯欠損の症例に応用される固定性の補綴装置．中間欠損で支台歯を橋脚に見立てると，欠損部に橋が架かる形になる．欠損部を補うポンティック，支台歯に装着される支台装置，そしてこれらをつなぐ連結部から構成される．

ブリリアントブルー［ブリリアントブルー］【brilliant blue】『生態』
人工着色料．歯垢染色剤に使われる．食用青色1号であるタール系色素（合成トリフェニルメタン）．熱や光に強く染色性に優れ，菓子，飲料，医薬品などに使用されている．

フルオロアパタイト［フルオロアパタイト］【fluoroapatite】『栄養』『生態』
歯や骨の主成分であるヒドロキシアパタイト〔$Ca_{10}(PO_4)_6(OH)_2$〕にフッ化物イオンが作用して変化したもの．$Ca_{10}(PO_4)_6F_2$．耐酸性が強い．

フルクタン［フルクタン］【fructan】『生態』『栄養』『微生』
菌体外多糖．ショ糖のフルクトースが多数重合した物質（ホモ多糖）である．
＝レバン

フルクトース［フルクトース］【fructose】『栄養』
六炭糖の単糖類．スクロース（ショ糖）の構成成分．果物，蜂蜜などに含まれている．甘味はショ糖より約1.7倍強い．
＝果糖

フルクトオリゴ糖［フルクトオリゴトウ］【fructooligosaccharide】『栄養』

ぬねのはひふへほまみむめもやゆよらりるれろわ

ショ糖にフルクトースが1〜数個結合したもの．低う蝕性およびビフィズス菌の生育因子をもつ甘味料．オリゴ糖の一種．

フルクトシルトランスフェラーゼ [フルクトシルトランスフェラーゼ]【fructosyltransferase】『栄養』『微生』
酵素の一種．細菌の産生する菌体外多糖体(フルクタン)を合成する．

フルニエ歯 [フルニエシ]【Fournier tooth】『病理』
先天性梅毒で生じる形態異常歯．第一大臼歯咬頭の発育異常を認め，咬合面は狭く，歯冠は小さい．
＝**桑実状臼歯，蕾状臼歯，ムーン歯**

フレアー形成〔根管の〕 [フレアーケイセイ〔コンカンノ〕]【flare preparation】『保存』
回転切削器具(ピーソーリーマー，ゲーツグリデンドリル)を用いて根管上部，特に根管口付近に漏斗状の外開き形態を付与する操作．根管治療用器具の到達性を円滑にする．
＝**根管口明示，漏斗状拡大**

フレイル [フレイル]【frailty】『高齢』『予処・保指』
虚弱．高齢者が，身体だけでなく社会性も精神面も弱まっていくこと．可逆性を有する要介護に至るリスクが高い状態．

フロアブルコンポジットレジン [フロアブルコンポジットレジン]【flowable resin, flowable composite resin】『保存』
流動性のあるコンポジットレジン．シリンジから直接塡塞する．

フロー [フロー]【flow】『材料』
歯科材料を加圧したときの変形のしやすさ．ワックスなどの評価に用いる．

ブローイング訓練 [ブローイングクンレン]【blowing exercise】『高齢』『口外』
コップに水を入れ，ストローでぶくぶくと泡が立つように吹く動作の訓練．鼻咽腔閉鎖に関わる神経・筋群を改善させることを目的としている．

ブローカ野 [ブローカヤ]【Broca's area】『解剖・生理』
運動性言語中枢．言語の発声に必要な筋の活動を統合する脳の部位．

ブローチホルダー [ブローチホルダー]【broach holder】『保存』『機器』
ブローチ綿花(綿栓)をつくる際，クレンザーを保持する器具．薬液の貼付，髄腔内の拭掃などに使う．

ブローチ綿花 [ブローチメンカ]【broach cotton】『保存』『機器』
綿栓．薬液を染みこませて使用する．

プロービング [プロービング]【probing】『予処・保指』『歯周』
歯周プローブでポケットの検査を行うこと．ポケットの有無，出血の有無，根分岐部病変の有無などを調べる．

プロービングデプス [プロービングデプス]【probing depth, probing pocket depth】『生態』『予処・保指』『歯周』
歯肉溝またはポケットの深さ．歯周プローブ挿入時のプローブ先端から歯肉縁までの距離．炎症がある場合プローブが深く入り込み，解剖学的なポケットデプスと一致しないこともある．

プロゲステロン［プロゲステロン］【progesterone】『解剖・生理』『薬理』
黄体ホルモン．経口避妊薬に使用される．

フロススレッダー［フロススレッダー］【floss threaders】『予処・保指』
デンタルフロスの誘導針．補綴装置の連結部やブリッジのポンティック基底面，矯正装置の間など，デンタルフロスの通過が困難なところに挿入する際に使う用具．

プロスタグランジン［プロスタグランジン］【prostaglandin：PG】『解剖・生理』『薬理』
炎症のケミカルメディエーターの1つで，ほかのケミカルメディエーターの作用を増強する．生体の恒常性の維持にも関与しており，胃粘膜保護作用を示す．

フロスホルダー［フロスホルダー］【floss holder】『予処・保指』
デンタルフロスを装着して使用する用具．

プロセスモデル〔摂食嚥下の〕［プロセスモデル］【process model】『障害』『予処・保指』
食物を口腔内の前方から後方に移送し（Stage I transport），その後，咀嚼運動により唾液と混ぜ合わされた食塊の一部が嚥下前に咽頭部に流れ込む（Stage II transport）という概念の摂食嚥下のプロセスのこと．

プロテオグリカン［プロテオグリカン］【proteoglycan】『栄養』
皮膚，軟骨，骨，靱帯のような結合組織に豊富に存在するタンパク質化多糖体．組織・細胞，線維成分を保護し，関節などで潤滑油の働きをする．

プロトスタイリッド［プロトスタイリッド］【protostylid】『口解・口生』『小児』
下顎大臼歯の近心頬側面に出現する結節．

プロトロンビン［プロトロンビン］【prothrombin】『臨検』
血液凝固因子の1つ．

プロトロンビン時間【prothrombin time：PT】『臨検』『診補』『口外』
血液の凝固に関わる（凝固系）検査のうち，外因系を調べるもの．抗凝固薬の服用によっても延長する．
＝PT

プロビジョナルクラウン［プロビジョナルクラウン］【provisional crown】『補綴』
形成された支台歯を暫間的に被覆するクラウン．歯髄や歯質の保護，機能の保持，審美性の回復などを目的とする．
＝**暫間被覆冠，テンポラリークラウン**

プロビジョナルレストレーション［プロビジョナルレストレーション］【provisional restoration】
➡**暫間補綴装置**

プロフェッショナルケア［プロフェッショナルケア］【professional care】『生態』
専門家が行う対応のこと．歯科においては，歯科医療の一環で行われ，個人が自ら行うセルフケア，市町村など組織を通じて行われるコミュニティヘルスケアと区別される．

プロプラノロール［プロプラノロール］【propranolol】
➡**プロプラノロール塩酸塩**

プロプラノロール塩酸塩［プロプラノロールエンサンエン］【propranolol】『薬理』
β-遮断薬の1つ．狭心症の発作予防や降圧薬として使用される．
＝**プロプラノロール**

プロポフォール［プロポフォール］【propofol】『薬理』『口外』
吸入麻酔の導入薬・維持薬．静脈麻酔薬．歯科診療における精神鎮静法にも使われる．

フロン［フロン］【freon，fluorocarbon：CFC】『生態』
クロロフルオロカーボン．化学的に安定し，不燃性で，安価，毒性もないため大量生産され，あらゆる分野で利用されたが，分解されないまま成層圏に達して，オゾン層を破壊していることがわかっている．

分散［ブンサン］【variance】『統計』
ばらつきの指標．標準偏差の二乗．

分析疫学［ブンセキエキガク］【analytic epidemiology，analytical epidemiology】『生態』『統計』
観察研究の1つ．関連があると疑われた要因と疾病との関連を統計学的検討を含めて検証し，その要因の因果関係の推定を行う研究デザインである．生態学的研究，横断研究，患者対照研究，コホート研究がある．

分泌型IgA［ブンピツガタアイジーエー］【SIgA，secretory IgA：sigA】『栄養』
抗菌因子の1つ．唾液に含まれる免疫グロブリン中で最も多い．細菌が出すタンパク質分解酵素で分解されにくい．

へ

平滑筋［ヘイカツキン］【smooth muscle】『解剖・生理』
平滑筋線維(細胞)の集まり．血管や胃，腸，膀胱などの壁の中に存在する．

平滑面う蝕［ヘイカツメンウショク］【caries on smooth surface, smooth surface caries】『病理』『保存』
平滑面に生じたう蝕．隣接面，歯頸部など平らな面に生じる．初期エナメル質う蝕では円錐の尖端を象牙質側に，底面を外側に向けた形状を呈する．

平均寿命［ヘイキンジュミョウ］【life span】『生態』『高齢』
人の生存期間を示すもの．0歳の平均余命．

平均値咬合器［ヘイキンチコウゴウキ］【mean value articulator】『機器』『補綴』
生体の形態や顎運動の平均値を基準に製作された咬合器．

平均余命［ヘイキンヨメイ］【average life expectancy, mean life expectancy】『生態』
ある年齢(X歳)の人がX歳以後生存すると期待される年数の平均．

平行測定［ヘイコウソクテイ］【parallel check】『補綴』
ブリッジの支台歯形成時などに支台歯の平行性を検査する方法．

平行測定器［ヘイコウソクテイキ］【paralleling device】『機器』
平行測定に用いる器具．可動性の平行ピン，大型のミラーなど．

閉口反射［ヘイコウハンシャ］【jaw closing reflex】『口解・口生』
口蓋部や舌根部に軽い触刺激を与えると，閉口が生じる反射．下顎張反射，歯根膜閉口筋反射も含めて閉口反射と呼ぶこともある．

平行法［ヘイコウホウ］【parallel radiography】『放射線』
口内法エックス線撮影法の1つ．歯軸とフィルムを平行に保ち，それらに対して中心線(主線)をやや遠距離から垂直に歯頸部付近へ投影する撮影法．

米国疾病予防管理センター［ベイコクシッペイヨボウカンリセンター］【Centers for Disease Control and Prevention：CDC】『診補』
米国ジョージア州アトランタに本部を置く米国保健福祉省所管の感染症対策の総合研究所．1996年にスタンダードプリコーションを提唱した．
＝CDC

閉塞性睡眠時無呼吸症候群［ヘイソクセイスイミンジムコキュウショウコウグン］【obstructive sleep apnea syndrome：OSAS】『補綴』
睡眠時に呼吸停止あるいは低呼吸となる病態の総称である睡眠時無呼吸症候群のうち，閉塞性の病態のこと．閉塞性の場合，歯科的治療の対象となる．
＝OSAS

β-カロテン［ベータカロテン］【β-carotene】『栄養』
プロビタミンA．緑黄色野菜に含まれ，必要に応じてレチノールに変換される．

β-ラクタム系抗菌薬［ベータラクタムケ

イコウキンヤク]【β-lactam antibiotic, β-lactam antibiotic compound】『微生』『薬理』
基本骨格にβ-ラクタム環をもつ抗菌薬の総称．ペニシリン系，セフェム系などに分類される．細胞壁の合成を阻害し，殺菌性に作用する．

ペーパーコーン[ペーパーコーン]【paper cone】『補綴』
ストレートハンドピースに用いられる回転研削材の1つ．大小2種類ある．

ペーパーポイント[ペーパーポイント]【paper point, absorbent paper point】『保存』
根管洗浄後に使用する薬液を吸収するための材料．

ヘーベル[ヘーベル]【hebel〈独〉】
➡**抜歯挺子**

ペクチン[ペクチン]【pectin】『栄養』
水に溶ける食物繊維．糖と酸を加えて加熱するとゼリー状になる性質をもつ．果物や野菜の細胞膜にセルロースと結合して存在している．多糖類．

ベッグ装置[ベッグソウチ]『矯正』『機器』
Beggが1954年に発表した固定式矯正装置．ラウンドワイヤーを用いて弱い矯正力によって主に傾斜移動で歯を動かす．

ペットボトル症候群[ペットボトルショウコウグン]【PET bottle syndrome】『予処・保指』
砂糖が多く入ったペットボトルの飲料水の多飲が原因で起こる口渇や多尿などさまざまな症状のこと．

ヘッドレスト[ヘッドレスト]【headrest】『診補』『予処・保指』
チェアの頭を置く（のせる）部分のこと．
＝**あん頭台**

ヘッドローテーション[ヘッドローテーション]【head rotation】『診補』『予処・保指』
診療をする際の患者の頭部の傾き（側方回転）．

ペニシリン系抗菌薬[ペニシリンケイコウキンヤク]【penicillin antibiotic】『薬理』
細胞壁合成阻害薬であるβ-ラクタム系の薬剤．殺菌性に作用し，歯周治療にも用いられるが，副作用として薬物アレルギーを起こすことがある．

ベネット角[ベネットカク]【Bennett angle】『口解・口生』
側方運動の際，反対側の下顎頭が移動したときに矢状面となす角のこと．

ヘパリン[ヘパリン]【heparin】
➡**ヘパリンナトリウム**

ヘパリンナトリウム[ヘパリンナトリウム]【heparin sodium】『栄養』『薬理』
肝臓や肺などに豊富に存在するムコ多糖類．薬剤としては抗凝固薬として用いる．
＝**ヘパリン**

ペプシン[ペプシン]【pepsin】『解剖・生理』『栄養』
胃液に含まれるタンパク質消化酵素．ペプシノゲンから胃酸によって生成される．

ペプチド[ペプチド]【peptide】『解剖・生理』『栄養』

アミノ酸が複数つながった分子．消化酵素(ペプシンなど)によって，タンパク質が分解されてつくられる．

ペプチドグリカン［ペプチドグリカン］【peptidoglycan】『栄養』『微生』
細菌の細胞壁の構成成分．網の目状構造で細胞壁の物理的な強度を保つ．

ヘマトクリット値［ヘマトクリットチ］【Ht (hematocrit) value】『臨検』
全血液中に占める赤血球の容積の割合である．

ヘミセクション［ヘミセクション］【hemisection】
➡**歯根分割抜去**

ヘム鉄［ヘムテツ］【heme iron】『栄養』
比較的体内に吸収されやすい鉄．ヘモグロビン，ミオグロビンなど．

ヘモグロビン［ヘモグロビン］【hemoglobin】『栄養』
赤血球に含まれ酸素の運搬にかかわるタンパク質．

ペリオドンタルプローブ［ペリオドンタルプローブ］【periodontal probe】
➡**歯周プローブ**

ペリオドンタルメディシン［ペリオドンタルメディシン］【periodontal medicine】『歯周』『生態』
歯周病が全身疾患に及ぼす影響について研究する学問．
＝**歯周医学**

ペリクル［ペリクル］【pellicle】
➡**獲得被膜**

ペルオキシダーゼ［ペルオキシダーゼ］【peroxidase】『栄養』
抗菌因子の1つ．過酸化酵素．唾液の抗菌作用に関与する．

ヘルシンキ宣言［ヘルシンキセンゲン］【Declaration of Helsinki】『倫理』『DH総論』
1964年に世界医師会がヘルシンキで開催された総会において採択した，人を対象とする医学研究の倫理原則．研究の医学的・社会的利益よりも研究対象者の権利と福利が優先するものとして，インフォームド・コンセント取得等について定めている．数次の修正が行われている．

ヘルスプロモーション［ヘルスプロモーション］【health promotion】『DH総論』『生態』『予処・保指』
1986年，WHOのオタワ憲章で唱えられた人々が自らの健康をコントロールし，改善することができるようにするプロセスのこと．健康的なライフスタイルを超えて，well-beingにも関わるとされている．

ヘルトヴィッヒ上皮鞘［ヘルトヴィッヒジョウヒショウ］【Hertwig's epithelial sheath】『口解・口生』『保存』
外エナメル上皮と内エナメル上皮が密着したもの．深部に向かって伸長し，将来歯根となる部分の外形をつくり，象牙芽細胞を誘導して歯根象牙質の形成に関与する．

ヘルパーT細胞［ヘルパーティーサイボウ］【helper T-cell】『栄養』『微生』『病理』
骨髄の造血幹細胞で生まれた後，胸腺で分化・選別される細胞．他のリンパ球の機能を助ける役割をもつ．

ヘルパンギーナ［ヘルパンギーナ］【herpangina】『微生』『病理』『口外』
コクサッキーウイルスA型が主な原因で，乳幼児に軟口蓋後端付近に小水疱，びらん，潰瘍を形成する疾患．五類感染症．

ヘルペスウイルス［ヘルペスウイルス］【herpesvirus】『微生』
大型のDNAウイルスで，持続感染および潜伏感染がある．ヘルペスウイルス，水痘帯状疱疹ウイルス，ヒトサイトメガロウイルス，EBウイルスがある．

ヘルマンの咬合発育段階［ヘルマンノコウゴウハツイクダンカイ］【Hellman dental developmental stage】『小児』
小児歯科臨床で用いられる咬合の発育の評価のこと．最後方臼歯の萌出開始をC(commence)，萌出完了をA(attain)と定め，咬合発育の評価に重要な側方歯群交換期を，第一大臼歯萌出完了(ⅢA)と第二大臼歯萌出開始(ⅢC)およびその間(between)のⅢBとしている．
＝ヘルマンの歯齢

ヘルマンの歯齢［ヘルマンノシレイ］【Hellman dental age】
➡ヘルマンの咬合発育段階

辺縁歯肉［ヘンエンシニク］【marginal gingiva】『歯周』
歯や歯槽骨と付着せず歯頸部を取り巻いている帯状の歯肉．乳頭部歯肉以外の遊離歯肉の部分である．

辺縁性歯周炎［ヘンエンセイシシュウエン］【marginal periodontitis】『病理』『歯周』
主に歯周病原細菌によって歯周組織に生じる炎症性・破壊性病変．アタッチメントロスや骨吸収を起こす疾患．いわゆる歯周病の分類の歯周炎のこと．

変化のステージモデル［ヘンカノステージモデル］【transtheoretical model】『DH総論』
Prochaskaらによる変化のステージモデル．人の行動が変わり，それが維持されるには，①無関心期，②関心期，③準備期，④行動期，⑤維持期の5つのステージを経るものであるとしている．

ペングリップ［ペングリップ］【pen grip】
➡執筆状把持法

ベンザルコニウム塩化物［ベンザルコニウムエンカブツ］【benzalkonium, benzalkonium chloride】『薬理』『微生』
低水準消毒薬．ウイルスの一部には有効だが，結核菌や多くのウイルス，芽胞には無効．普通石けんとの併用によって殺菌作用が著しく低下する．
＝塩化ベンザルコニウム

偏心投影［ヘンシントウエイ］【eccentric projection】『放射線』
口内法エックス線撮影の投影の原則の1つ．意図的に中心線の向きを変えて撮影する方法．埋伏歯の頬(唇)舌的な位置の確認や歯根の分別，像の重複を避けたい場合に適用される．

変性［ヘンセイ］【degeneration, denaturation】『病理』
細胞内に以下のように物質が蓄積する病態をいう．①生理的物質が細胞や組織内に過剰にある：異常量の物質沈着，②生理的物質が本来存在しない部位にある：異所性の物質沈着，③本来は生体内には存在しない物質がある：異常物質の沈着．

変性疾患［ヘンセイシッカン］【degenerative disease】『高齢』
脳などにある神経細胞の中のある特定の神経細胞群（認知機能や運動機能に関係するもの）が徐々に障害を受け脱落してしまう疾患．アルツハイマー型認知症は本疾患が原因である．

ベンゼトニウム塩化物［ベンゼトニウムエンカブツ］【benzethonium, benzethonium chloride】『薬理』『微生』
低水準消毒薬．特徴や作用機序はベンザルコニウム塩化物と同様．ウイルスの一部には有効だが，結核菌や多くのウイルス，芽胞には無効．普通石けんとの併用によって殺菌作用が著しく低下する．
＝塩化ベンゼトニウム

偏側型ポンティック［ヘンソクガタポンティック］【semihygienic pontic】『補綴』
基底面が欠損部歯槽堤粘膜の唇側または頬側の歯頸部だけで接触し，舌側に向かって徐々に粘膜から離れていく形態のポンティック．審美性には優れるが違和感があり，清掃性もそれほどよくない．

ベンゾジアゼピン系薬物［ベンゾジアゼピンケイヤクブツ］【benzodiazepines】『薬理』
中枢神経系に作用して抗不安薬，鎮静薬，抗痙攣薬，催眠薬などとして用いられる．

扁桃［ヘントウ］【tonsil】『口解・口生』
口腔周囲にある集合リンパ小節の集団で粘膜下に位置する．口蓋扁桃，咽頭扁桃，舌扁桃がある．

扁平鉤［ヘンペイコウ］【blade retractor】
➡口角鉤

扁平上皮［ヘンペイジョウヒ］【squamous epithelium】『解剖・生理』
薄く，平らな細胞かからできている上皮．

扁平上皮癌［ヘンペイジョウヒガン］【squamous cell carcinoma】『病理』『口外』
舌側縁や臼歯部歯肉に多く，進展すると頸部リンパ節や肺に転移する．初期には自覚症状は認めないが，粘膜の白斑や潰瘍形成に伴う疼痛を自覚することがある．口腔粘膜に発生する癌腫のほとんどが，扁平上皮癌である．

扁平上皮乳頭腫［ヘンペイジョウヒニュウトウシュ］【squamous cell papilloma】『病理』『口外』
舌，頬粘膜，歯肉，口蓋などに好発する，表面にカリフラワー状の乳頭状小突起を伴う米粒大から大豆大の良性上皮性腫瘍．

扁平苔癬［ヘンペイタイセン］【lichen planus：LP】『口外』『微生』
口腔粘膜，食道粘膜，皮膚などに生じる慢性炎症性角化病変．

ほ

母音［ボイン］【 vowels 】『口解・口生』
子音とともに語音を構成する．日本語では『ア』『イ』『ウ』『エ』『オ』の5つが該当する．
＝フォルマント

ポイント〔研磨・切削具の〕［ポイント〔ケンマセッサクグノ〕］【 polishing point 】『機器』『補綴』
回転装置で用いられる回転工具．研削用に頭部に硬い粒子が付いている．

蜂窩織炎［ホウカシキエン］【 cellulitis, phlegmon 】『病理』『口外』
好中球が組織間隙にび漫性に広がった状態．疎な結合組織に起こることが多い．虫垂炎，腹膜炎などがある．

棒グラフ［ボウグラフ］【 histogram, bar graph, bar chart 】『統計』
項目間の数値・比率を比較する場合に用いる図表．積み上げ棒グラフや複合棒グラフがある．

防護エプロン［ボウゴエプロン］【 protective apron 】『放射線』『診補』
エックス線を照射するときに，エックス線被曝を防ぐために患者が着用する鉛のエプロン．

防湿法［ボウシツホウ］【 dry field technique 】『保存』
感染や水分，湿気などを防止する方法．術野の明視，広い術野を得るため，小器具の嚥下防止などのために行う処置．ラバーダム防湿，簡易防湿などがある．

放射性同位元素［ホウシャセイドウイゲンソ］【 radioisotope 】『放射線』
原子核が崩壊して放射線を放出する同位元素．

放射線骨壊死［ホウシャセンコツエシ］【 radioosteonecrosis 】『病理』
放射線照射の影響で血管が傷害を受け，循環障害が起こることが原因で起こると考えられている骨髄炎．

放射線障害［ホウシャセンショウガイ］【 radiation hazard, radiation injury, radiation damage, radiological hazard 】『放射線』
放射線照射の影響で生じる皮膚の潰瘍や癌，白血病など．

放射線治療［ホウシャセンチリョウ］【 radiotherapy, radiation therapy 】『放射線』『口外』
放射線によりがん細胞を縮少させたり，消滅させたりする治療．

放射線防護［ホウシャセンボウゴ］【 radiation protection 】『放射線』『診補』
エックス線検査に伴う患者および医療従事者の被曝線量の低減を図ること．

萌出［ホウシュツ］【 eruption 】『口解・口生』
歯胚が成長して，歯冠が完成し，歯根が形成されると，口腔粘膜を貫通して口腔内に露出すること．歯が生えること．

帽状期〔歯胚の〕［ボウジョウキ〔シハイノ〕］【 cap stage 】『口解・口生』
歯の発生第9週頃のエナメル器が帽子に似た形をした歯胚のこと．

紡錘菌［ボウスイキン］【 *Fusobacterium* 】『病理』
口腔常在菌の1つ．壊死性歯周疾患は本菌とスピロヘータの混合感染である．

放線菌症［ホウセンキンショウ］【actinomycosis】『微生』『口外』
*Actinomyces*属の細菌に起因する慢性の化膿性腫瘍または肉芽腫性感染症で顎顔面領域に好発する疾患．歯科では，埋伏歯の抜去などの外科処置や口腔内の外傷に続発することがある．

ホウ型スケーラー［ホウガタスケーラー］【hoe type scaler】『予処・保指』
鍬型スケーラー．刃部が農機具の鍬に似ており，刃がシャンクに直角についている．歯肉縁上歯石の除去に適している．刃部を歯石下部にあて歯軸の方向に引上げ操作する．
＝ホウタイプスケーラー

ホウタイプスケーラー［ホウタイプスケーラー］【hoe type scaler】
➡ホウ型スケーラー

ホウプライヤー［ホウプライヤー］【How pliers】『機器』『矯正』
多目的に用いる鉗子．主にワイヤーの適合・着脱，リガチャーワイヤーの結紮に用いる．ビーク先端は円形，内面には滑り留めの細かい溝が刻み込まれている．

訪問介護員［ホウモンカイゴイン］
➡ホームヘルパー

訪問看護ステーション［ホウモンカンゴステーション］『高齢』
健康保険法の規定により，自宅で療養する高齢者などに訪問看護サービスを提供する機関．かかりつけ医の指示によって看護師が自宅を訪問し，医療的処置・管理等を行う．

訪問歯科衛生指導料［ホウモンシカエイセイシドウリョウ］『診補』
歯科訪問診療を行った歯科医師の指示に基づき，歯科衛生士，保健師，看護師または准看護師が訪問して療養上必要な指導として，患者やその家族らに対して，当該患者の口腔内での清掃，または有床義歯の清掃にかかる実地指導を行った場合に算定する．

法律［ホウリツ］【law】『法律』
憲法に基づいて国会により制定され，社会生活の秩序を維持するための規範．

法令［ホウレイ］【statute】『法律』
法律と，その法律に基づき内閣が定める命令である政令，各省の大臣が制定する命令である省令をあわせていう．医療関連職種には医療に関する法律を執行するための細則が規定されている．

飽和脂肪酸［ホウワシボウサン］【saturated fatty acid】『栄養』
脂肪酸で炭化水素基に二重結合(不飽和結合)をもたないもの．ラード，牛脂などの動物性脂肪に多く含まれる．

ホームブリーチ［ホームブリーチ］【home bleaching, home whitening】『保存』『材料』
カスタムトレー(個人トレー)内部に10％過酸化尿素ゲルを入れ，患者が自宅で歯の漂白を行う方法．歯科医院で製作したカスタムトレー(個人トレー)と，処方した漂白剤を使用する．

ホームヘルパー［ホームヘルパー］【home helper】『法律』

ぬ ね の は ひ ふ へ ほ ま み む め も や ゆ よ ら り る れ ろ わ

社会福祉法人などの事業所に所属して，居宅に訪問して，食事や入浴，排泄などの支援，外出などの移動介助などの介護サービスや調理，洗濯，買い物などの援助や代行などの家事援助サービスを行う者．認定資格．
＝訪問介護員

ホー（エ）ン＆ヤール重症度分類［ホー（エ）ンアンドヤールジュウショウドブンルイ］【Hoehn-Yahr scale】『高齢』
パーキンソン病の重症度を表す指標．
▶『高齢者歯科学』p.315参照

ボーンサウンディング［ボーンサウンディング］【bone sounding】
➡ボーンマッピング

ボーンファイル［ボーンファイル］【bone file】
➡骨やすり

ボーンマッピング［ボーンマッピング］【bone mapping】『歯周』
麻酔下で，歯周プローブを用いて垂直的，水平的な骨縁の位置を把握する検査法．
＝ボーンサウンディング

保菌者［ホキンシャ］【carrier】
➡キャリア

ボクシング〔印象の〕［ボクシング〔インショウノ〕］【boxing】『材料』『診補』
ワックス使用方法の1つ．採得した印象辺縁部を模型上に再現する際，石膏がこぼれないように，ワックスで囲むこと．

保隙装置［ホゲキソウチ］【space maintainer, space retainer】『小児』
乳歯，永久歯の早期喪失によって生じる空隙部への隣在歯の移動や対合歯の挺出を予防し，空隙を保持することで正しい永久歯列・咬合の育成をはかるために使用する装置．可撤保隙装置，リンガルアーチやクラウンループなど．

ポケットデプス［ポケットデプス］【pocket depth】『歯周』『予処・保指』
ポケットの深さであり，歯肉辺縁からポケット底部（付着上皮の最歯冠側端）までの距離．
＝PD

保険医［ホケンイ］『法律』
健康保険法に規定され，厚生労働大臣が指定した保険医療機関で保険診療を行うことのできる厚生労働大臣の登録を受けた医師・歯科医師．

保険給付［ホケンキュウフ］【insurance benefit】『法律』
保険制度において被保険者に支払われる給付．

保健行動［ホケンコウドウ］【health behavior】『DH総論』『予処・保指』
健康のあらゆる段階にみられる健康保持，回復や増進を目的として人々が行うあらゆる行動のこと．

保健師［ホケンシ］【public health nurse】『DH総論』『法律』『障害』
保健師助産師看護師法に規定され，保健師の名称を用いて，保健指導に従事することを業とする者．国家資格．

保健師助産師看護師法［ホケンシジョサンシカンゴシホウ］『診補』
保健師，助産師，看護師および准看護師の資格と業務について規定している法律．

保険者［ホケンシャ］【insurer】『法律』

被保険者から保険料を受けて保険制度を運営する者．保険給付を行う．

保健所［ホケンジョ］『法律』
地域保健法で規定される地域における公衆衛生の向上および住民の健康増進を目的とした行政機関．感染症，精神保健など，専門的・広域的な業務を担当する．地域保健法施行後，二次医療圏の規模よりも小さな保健所は統廃合されている．

ポゴニオン〔セファロ分析の〕［ポゴニオン〔セファロブンセキノ〕］【pogonion：Pog】『矯正』
頭部エックス線規格写真分析に用いる計測点．オトガイ部の最前方点．

拇指吸引癖［ボシキュウインヘキ］【thumb sucking habit】『矯正』『小児』
親指をくわえ，吸引する習癖のこと．吸指癖のなかで最も多い．指しゃぶり．

母子健康手帳［ボシケンコウテチョウ］『小児』『生態』『予処・保指』
母子保健法に規定され，住まいの市区町村に妊娠届を提出すると市町村から交付される手帳のこと．妊娠期から乳幼児期を主体に就学前までの健康に関する重要な情報がこの手帳で管理されている．

保湿剤［ホシツザイ］【moisturizer】『高齢』
口腔内が乾燥している場合に使用する口腔内を保湿する洗口液やジェルなど．

母子保健法［ボシホケンホウ］『法律』『生態』
母性および乳幼児の定義，母子保健の向上に関する措置などを定めた法律．乳幼児の健康診査や母子健康手帳の交付などが規定されている．

補充作用［ホジュウサヨウ］【replacement action】『薬理』
ビタミン，ホルモン，ミネラルなど生体に不足している微量物質を補う作用．

母集団［ボシュウダン］【population】『統計』
統計調査において，知ろうとする調査対象すべてのこと．

補充療法〔薬物の〕［ホジュウリョウホウ〔ヤクブツノ〕］【replacement therapy】『薬理』
ビタミンやホルモンなど，生体に不足している物質を補う薬物療法．

補助弾線［ホジョダンセン］【auxiliary spring】『矯正』
舌側弧線装置の主線にろう着・屈曲される矯正用ワイヤー．被移動歯の歯頸部に接し持続的に矯正力を発揮する．

ポステリアガイダンス［ポステリアガイダンス］【posterior guidance】『補綴』
両側の顎関節部における下顎頭の動きが下顎運動に及ぼす影響のこと．後方指導要素である．

ホスピス［ホスピス］【hospice】『高齢』
終末期（ターミナル）の患者に疼痛緩和などの医療を提供する専門の医療施設．

ホスホホリン［ホスホホリン］【phosphophoryn】
➡**象牙質リンタンパク質**

保存液〔歯の〕［ホゾンエキ〔ハノ〕］【storing solution, storage solution】『保存』
脱落などした場合の口腔外での歯の保存に用いる液体.

補体［ホタイ］【complement】『微生』『病理』
細菌の感染に備えられた一群の血清タンパク質の総称. 最終的に食細胞の誘導や活性化, 細胞膜の穿孔(穴を開ける)を引き起こす.

母体保護法［ボタイホゴホウ］『倫理』
母体の生命健康を保護することを目的とした法律. 不妊手術および人工妊娠中絶に関する事項などを定め, 1996年に優生保護法を改正して公布・施行された.

ポッセルトの図形［ポッセルトノズケイ］【Posselt's figure, Posselt's three dimensional representation】『口解・口生』『補綴』
限界運動を行ったときの下顎切歯の軌跡をたどると, 三次元的な立体を示し, 上部が菱形に近い形をしたバナナ状の菱形柱の図形のことをいう.
＝スウェーディッシュバナナ

ホッツ床［ホッツショウ］【Hotz plate】
➡口蓋床

保定［ホテイ］【retention】『矯正』
歯の矯正移動完了後, 歯列や咬合が安定するまでの間, 移動後の歯が後戻りしないように保持すること. 静的矯正治療である.

保定装置［ホテイソウチ］【retainer】『矯正』
矯正治療によって得られた正常な歯列, 咬合, 顎間関係などが治療前の状態の方向に後戻りすることを防ぐ装置. 可撤式にはホーレータイプリテーナー, ラップアラウンドリテーナー, トゥースポジショナーなど, 固定式は犬歯間固定式保定装置などがある.

補綴装置［ホテツソウチ］【prosthetic restoration, prosthesis】『補綴』『歯周』
歯質が崩壊あるいは歯や顎が欠損した場合に, その部分を補う装置
＝補綴物

補綴物［ホテツブツ］【prosthetic restoration, prosthesis】
➡補綴装置

哺乳う蝕［ホニュウウショク］【nursing caries】『小児』
2歳を過ぎても十分なケアなしに就寝時に授乳を続けるなどの誤った習慣のために, 上顎前歯に発生する特徴的な重症う蝕のこと.

哺乳［ホニュウ］【suckling】『小児』
乳児が行う乳汁を吸引する摂食行動.
＝吸啜

哺乳ビンう蝕［ホニュウビンウショク］【nursing bottle caries】『小児』
哺乳ビンを用いることにより起こる哺乳う蝕のこと.

ボバースらの反射抑制肢位［ボバースラノハンシャヨクセイシイ］【reflex inhibiting posture of Bobath et al】『障害』『小児』
頭部や肩が後屈しないようにクッションなどを用いて安定させ, 膝を屈曲させる体位. 歯科診療時の緊張感を和らげ, 反射や不随意運動を少なくするうえで有効. 姿勢緊張調整パターン.

ポビドンヨード［ポビドンヨード］【povidone iodine】『微生』『薬理』『診補』『口外』
中水準消毒薬．手術野の皮膚や粘膜の消毒，口腔粘膜の洗浄や消毒，含嗽薬として使用．

ポピュレーションアプローチ［ポピュレーションアプローチ］【population approach】『生態』『予処・保指』
対象を一部に限定しないで集団全体に行う活動のこと．
⇔ハイリスクアプローチ

ポピュレーションストラテジー［ポピュレーションストラテジー］【population strategy】『生態』
リスクの高低にかかわらず集団全体を対象に戦略を策定し，結果的に発症を減らす予防方法の考え方．
⇔ハイリスクストラテジー

ホメオスタシス［ホメオスタシス］【homeostasis】『栄養』
外部環境が変化しても体内の内部環境が安定に維持されること．内部環境の恒常性．

ホモ変異体［ホモヘンイタイ］【homogygous mutant】『病理』
相同染色体上の両対立遺伝子に同時に変異があること．

ポリエーテルゴム印象材［ポリエーテルゴムインショウザイ］【polyether rubber impression material】『材料』『保存』『補綴』
印象材の1つ．精密印象材として用いられる．寸法安定性に優れヨーロッパでは頻用されるが，日本ではあまり使用されていない．

ポリオ［ポリオ］【poliomyelitis】
➡急性灰白髄炎

ポリオウイルス［ポリオウイルス］【poliomyelitis virus】『微生』
急性灰白髄炎（小児麻痺）の原因ウイルス．

ポリオン〔セファロ分析の〕［ポリオン〔セファロブンセキノ〕］【porion：Po】『矯正』
外耳道最上点．頭部エックス線規格写真の分析に用いる計測点．
＝Po

ポリカルボキシレートセメント［ポリカルボキシレートセメント］【polycarboxylate cement, zinc polycarboxylate cement】『材料』『保存』
歯科用セメントの1つ．酸化亜鉛とカルボン酸が反応することで硬化するセメント．粉末の酸化亜鉛とポリカルボン酸水溶液を練和して使用する．合着時に歯髄刺激が少ないが，機械的性質に劣るために，最近はあまり使用されていない．
＝カルボキシレートセメント，カルボン酸系セメント

ポリッシング［ポリッシング］【polishing】
➡歯面研磨

ポリッシングブラシ［ポリッシングブラシ］【polishing brush】『機器』
歯面研磨（ポリッシング）を行う際に使用するブラシ．

ポリファーマシー［ポリファーマシー］【polypharmacy】『薬理』『高齢』
「Poly（多くの）」＋「Pharmacy（調剤）」の造語．多剤服用．

ポリメチルメタクリレート［ポリメチルメタクリレート］
メチルメタクリレート（MMA）の重合体．常温重合レジンや義歯床

用レジン，MMA系レジンセメントの粉末の主成分として用いられる．
＝PMMA

ホルマリン［ホルマリン］【formalin】『薬理』
ホルムアルデヒドの35〜38％水溶液．殺菌作用が強く，ほとんどの微生物に有効である．
＝FG

ホルムアルデヒド［ホルムアルデヒド］【formaldehyde】『薬理』
中水準消毒薬．強い刺激臭のある気体で殺菌作用が強い．

ホルムクレゾール［ホルムクレゾール］【formocresol】『薬理』
ホルマリンとクレゾールを等量混和したもの．根管消毒薬として使用されている．ホルマリンクレゾールともいう．
＝FC

ホワイトスポット［ホワイトスポット］【white spot】
➡白斑

ホワイトニング〔歯の〕［ホワイトニング〔ハノ〕］【tooth whitening】『保存』
漂白剤を作用させて着色物質を分解し，歯を白くする方法．オフィスブリーチ法とホームブリーチ法がある．

ホワイトポイント［ホワイトポイント］【white point】『機器』『補綴』『保存』
研磨用器具．主としてマイクロモーターに装着し，成形修復物の仕上げや歯科技工用に用いる．
＝アランダムポイント

ボンウィル三角［ボンウィルサンカク］【Bonwill triangle】『口解・口生』
顎三角．左右両側下顎頭上面中央部頂点と左右下顎中切歯の近心切縁隅角間の中点を結ぶ三角形のこと．

本態性高血圧［ホンタイセイコウケツアツ］【essential hypertension】『高齢』
原因疾患の明らかでない高血圧．

ポンティック［ポンティック］【pontic】『材料』『補綴』
ブリッジの構成要素の1つで，支台装置と連結されることによって欠損部を補う人工歯部分のこと．

ボンディング［ボンディング］【bonding】『保存』
エッチングあるいはプライミング処理された歯面に，接着性モノマーなどを含有したボンディング材を塗布すること．光重合型のボンディング材では，光照射して，重合硬化させる必要がある．

ボンディング材［ボンディングザイ］【bonding agent，adhesive agent】『機器』『材料』『保存』
主として歯髄にコンポジットレジンなどの修復材あるいは矯正治療においてブラケットを接着させる際に用いる接着材．

ま

マイクロスコープ［マイクロスコープ］【microscope】『機器』『保存』
歯科用の実体顕微鏡．治療部位を約20～25倍まで拡大できる．

マイクロ波［マイクロハ］【microwave】『生態』
通信，レーダーなどで利用されている電波．電子レンジとしても利用されている．眼に対しては白内障を起こし，睾丸も障害を受けやすい．

マイクロモーター［マイクロモーター］【micromotor】『機器』『保存』
小型電気モーターなどを動力源とする100～40,000rpmの低速回転切削用モーター．口腔内で使用するコントラアングル型(CA)と，チェアサイドで使用するストレート型(HP)がある．

マイコプラズマ肺炎［マイコプラズマハイエン］【Mycoplasma pneumonia】『微生』
マイコプラズマによる肺炎．幼児から学童に多く，発熱，頭痛，咳を生じる．症状が軽いため，集団内で大きな流行となることがある．

マイセル［マイセル］【Meißel〈独〉】
➡骨ノミ

埋伏歯［マイフクシ］【impacted tooth】『口外』『口解・口生』『病理』『生態』『矯正』
通常の萌出時期を過ぎても萌出しない歯．上顎犬歯，正中過剰歯，下顎第三臼歯に多い．

前向き研究［マエムキケンキュウ］【prospective study】『統計』『生態』
研究開始時点から将来に向かって罹患情報を収集する調査．

前向きコホート研究［マエムキコホートケンキュウ］【prospective cohort study】『生態』『統計』
現在，原因因子に曝露されている集団と曝露されていない集団に分け，それぞれの集団で将来どのように疾病や異常が発生していくかを検討する研究．追跡研究である．

マキシラアングル［マキシラアングル］【maxilla angle】『予処・保指』
床面と上顎咬合平面とのなす角度．

マグネシウム［マグネシウム］【magnesium】『栄養』
多量ミネラルの1つ．生体内の物質代謝に重要な働きをする．300種類以上の酵素反応に関わっている．

マグネット方式(磁歪振動子)［マグネットホウシキ(ジワイシンドウシ)］【magnetostrictive】『予処・保指』
超音波スケーラーの電気エネルギーを超音波機械振動に変換する方法の1つ．チップの先端が楕円運動する．ペースメーカー使用者には禁忌である．

マクロファージ［マクロファージ］【macrophage】『微生』『栄養』『病理』『薬理』
免疫担当細胞の1つ．ヒトの体に侵入した病原体(抗原)を貪食する抗原提示細胞．抗体やT細胞に刺激されると，細胞内の殺菌能が増強される．

マクロライド系抗菌薬［マクロライドケイコウキンヤク］【macrolides】『薬理』

『口外』
抗菌薬の1つ．グラム陽性菌・陰性球菌，嫌気性菌，マイコプラズマ，スピロヘータなどに有効であるが，グラム陰性桿菌に対する抗菌力は弱い．副作用は消化器系の症状(下痢，腹痛，胃部不快感，悪心，嘔吐など)，発熱，アレルギーによる肝炎など．

曲げ強さ[マゲツヨサ]【bending strength, flexural strength】『材料』
歯科材料の機械的性質のうちの強さの1つ．曲げ試験(2本の棒の上に試験片を横に置き，その中央部を押す試験)において破壊までに記録された最大の曲げ応力．

摩擦音[マサツオン]【fricative, friction sound】『口解・口生』
声道の一部を狭めて呼気流を摩擦させながら流して発声する音．

麻疹[マシン]【measles】『微生』
一般的には「はしか」とよばれる麻疹ウイルスの急性感染症．発熱し，全身の皮膚や粘膜に紅色の発疹ができる．発疹出現の1〜2日前に頰粘膜にコプリック斑が生じる．五類感染症．

麻酔抜髄即時根管充塡法[マスイバツズイソクジコンカンジュウテンホウ]『保存』
根管充塡法の1つ．歯の根尖部周囲組織，根尖部歯髄に炎症が波及していない場合に，補綴前処置などとして健康歯の抜髄時に行われる充塡法．直接抜髄即時根管充塡法．

マスターポイント[マスターポイント]【master point, master cone, main point】『保存』
ガッタパーチャポイント．メインのポイントとして根管に適合させて使用する．

マズローの欲求階層理論[マズローノヨッキュウカイソウリロン]【Maslow's hierarcy needs】『DH総論』
米国の心理学者Maslowの理論．人間の欲求を低次から高次の順で分類し，「生理的欲求」，「安全の欲求」，「所属と愛情の欲求」，「承認の欲求」，「自己実現の欲求」の5段階の階層で理論化したもの．

マテリアアルバ[マテリアアルバ]【materia alba】『予処・保指』『生態』
剝離した上皮，白血球，菌，唾液などを含んだ白色またはクリーム色をした軟らかい物質．付着が弱いのでウォーターシリンジ(水銃)による洗浄で洗い流せる．
＝白質

マトリックス[マトリックス]【matrix】『保存』
➡隔壁

マトリックスバンド[マトリックスバンド]【matrix band】『機器』『保存』
隔壁の1つ．金属製あるいはプラスチック製のバンド．臼歯部の隣接面窩洞修復あるいは前歯部においても用いる．

マトリックスレジン[マトリックスレジン]【resin matrix】『保存』
コンポジットレジンのレジン成分．

マニフェスト[マニフェスト]【manifesto】『生態』『診補』
医療廃棄物の処理を外部に委託する場合に運搬から最終処分まで廃棄物処理の流れを把握し，確実に行われたことを確認するための書類(写し). 5年間の保存義務がある. 産業廃棄物管理票のこと.
＝産業廃棄物管理票

摩耗〔歯の〕［マモウ〔ハノ〕］【 wear 】『病理』『高齢』
過度のブラッシング, 義歯のクラスプ着脱など咬合以外の要因によって歯がすり減ること.

摩耗症［マモウショウ］【 abrasion 】『生態』『保存』『病理』
咬合や咀嚼以外の物理的・慢性的な刺激(粉塵や不適切なブラッシング圧, 咬合力など)によって, 歯質の表層が損傷を受ける病変.

麻薬［マヤク］【 narcotic 】『薬理』『口外』
麻薬及び向精神薬取締法によって規制された薬物. 容器および被包に(麻)の記号を記載する.

麻薬及び向精神薬取締法［マヤクオヨビコウセイシンヤクトリシマリホウ］『薬理』『法律』
麻薬や向精神薬など, 乱用によって社会に及ぼす影響が大きい薬物の輸入, 輸出, 製造や譲渡などについて厳しく規制した法律.

マラッセ上皮遺残［マラッセジョウヒイザン］【 epithelial cell rest of Malassez 】『口解・口生』『病理』
歯根膜に存在する上皮細胞集団で, 歯根形成時にヘルトヴィッヒ上皮鞘が断裂し, 一部が歯根近くに残ったもの.

マラリア［マラリア］【 malaria 】『生態』
マラリア原虫をもっている蚊(ハマダラカ)に刺されることで感染する疾患. 症状は発熱, 貧血, 脾腫が三徴. 四類感染症.

マルチトール［マルチトール］【 maltitol 】『栄養』
低う蝕性をもつ代用甘味料. 糖アルコールの1種.

マルチブラケット装置［マルチブラケットソウチ］【 multi-bracket appliance, multi-bracket orthodontic appliance 】『矯正』
固定式矯正装置. ブラケットやチューブを歯に装着し, アーチワイヤーを用いて三次元的な歯の移動を行い, 不正咬合を改善する装置である.

マルトース［マルトース］【 maltose 】『栄養』
麦芽や甘酒, 水飴に存在する. 2つのグルコースがα-1, 4グリコシド結合した二糖類.
＝麦芽糖

マレット［マレット］【 mallet 】『機器』『保存』『口外』
骨ノミの槌打に使用されるカナヅチ状の器具.

マンガン［マンガン］【 manganese 】『栄養』
微量ミネラルの1つ. 酵素の成分. 糖, 脂質, タンパク質代謝, 神経の伝達, 生殖機能の維持, 骨形成に関与する.

マンシェット［マンシェット］【 manchette 】『診補』『臨検』
血圧測定をする際に, 上腕に巻き付けるゴム袋が入った布の環状帯のこと.
＝カフ

慢性化膿性骨髄炎［マンセイカノウセイコツズイエン］【 chronic suppurative osteomyelitis 】『病理』『口外』

急性化膿性骨髄炎が遷延化・慢性化したものや，弱毒菌感染による経過の長い骨髄炎．

慢性化膿性根尖性歯周炎 [マンセイカノウセイコンセンセイシシュウエン]【chronic pyogenic apical periodontitis, chronic suppurative apical periodontitis】『病理』
慢性根尖性歯周炎の1つ．多くは急性根尖性歯周炎が慢性化したもので，根尖部の慢性膿瘍を形成する．
＝慢性歯槽膿瘍

慢性根尖性歯周炎 [マンセイコンセンセイシシュウエン]【chronic apical periodontitis, chronic periradicular periodontitis, chronic periapical periodontitis】『病理』『保存』『口外』
根尖性歯周炎の1つ．急性根尖性歯周炎から移行する場合と，始めから弱い刺激により慢性炎として生じるものがある．慢性単純性根尖性歯周炎，慢性化膿症根尖性歯周炎，歯根肉芽腫，歯根囊胞がある．

慢性歯周炎 [マンセイシシュウエン]【chronic periodontitis】『歯周』『病理』『生態』『口外』
歯周病原細菌によって生じるアタッチメントロスと歯槽骨吸収を伴う慢性炎症性疾患．成人において最も多い歯周炎で，以前は成人性歯周炎とよばれていた．

慢性歯髄炎 [マンセイシズイエン]【chronic pulpitis】『病理』
慢性的に歯髄組織に生じる炎症性疾患．経過が長く，リンパ球，形質細胞の浸潤，内芽組織の増殖をみる型の歯髄炎．慢性潰瘍性歯髄炎，慢性増殖性歯髄炎，慢性閉鎖性歯髄炎がある．

慢性歯槽膿瘍 [マンセイシソウノウヨウ]【chronic alveolar abscess】
➡慢性化膿性根尖性歯周炎

慢性単純性（漿液性）根尖性歯周炎 [マンセイタンジュンセイ（ショウエキセイ）コンセンセイシシュウエン]【chronic simple apical periodontitis】『病理』『保存』『口外』
慢性感染性歯周炎の1つ．非常に軽い刺激によって起こる炎症．

慢性閉塞性肺疾患 [マンセイヘイソクセイハイシッカン]【chronic obstructive pulmonary disease：COPD】『診補』
主にタバコや大気汚染などの有毒な粒子やガスの吸入が原因で，肺が炎症を起こし，呼吸困難や咳，痰が慢性的に多くなる疾患のこと．
＝COPD

マンドレール [マンドレール]【mandrel】『機器』『補綴』
回転切削器具．ディスクをマイクロモーターに装着して使用する器具．

マンナン [マンナン]【mannan】『栄養』
単糖のマンノースからなる多糖類で，種子や果実の表皮に含まれる．アルカリを加えて加熱すると凝固する水溶性の食物繊維である．

み

ミールラウンド [ミールラウンド]【meal round】『高齢』
患者や入所者が食事している様子を多職種で観察すること．

ミオグロビン [ミオグロビン]【myoglobin】『栄養』
ヘム鉄，機能鉄を含むタンパク質で，筋肉中に存在し，酸素を貯蔵している．

味覚 [ミカク]【taste, gustation】『栄養』『口解・口生』『高齢』『生態』『高齢』
飲食物に含まれるさまざまな水溶性化学成分を識別・認知する感覚．5種類の基本味の組合せにより多様な味を感じられる．

味覚閾値 [ミカクイキチ]【gustatory threshold, taste threshold】『口解・口生』
味を感じることのできる化学物質の最小濃度．何かの味があることを感じられる検知閾値と味の質を識別できる認知閾値がある．

味覚受容器 [ミカクジュヨウキ]【taste receptor】『口解・口生』
味覚を感じる器官．ヒトでは舌や軟口蓋，咽頭，喉頭にある味蕾．

味覚受容体 [ミカクジュヨウタイ]【gustatory receptor, taste recepter】『口解・口生』
塩味，酸味はイオンチャネルを内蔵するタイプで，甘味・うま味・苦味の受容体はGTP結合タンパク質に共役し，酵素反応を誘起する代謝型である．

味覚障害 [ミカクショウガイ]【taste disturbance, taste disorder】『口解・口生』『薬理』『口外』
さまざまな要因で味覚感受性に問題が生じること．味覚減退，味覚消失，解離性味覚不全(特定の味質が感じられない)，自発性異常味覚(口の中がいつも苦いなど)，錯味(本来の味と異なった味に感じる)などの症状がある．種々の要因による血中亜鉛濃度低下が関係することが多い．

眉間 [ミケン]【forehead】『口解・口生』
眉弓の間．

未熟児 [ミジュクジ]【premature baby】『生態』
出生時の体重が2,000g未満もしくは，生活能力が特に薄弱の低出生体重児で，医師が入院して養育を受ける必要があると認めた乳児．

水疱瘡 [ミズボウソウ]【chickenpox】『病理』
水痘・帯状疱疹ウイルスの一次感染による疾患．小児では水痘症とよばれる．五類感染症．

密封容器 [ミップウヨウキ]【hermetic container】『薬理』
通常の取り扱い，運搬，保存状態において，気体が侵入しない容器．バイアル瓶やアンプルなど．

密閉容器 [ミッペイヨウキ]【sealed container】『薬理』
通常の取り扱い，運搬，保存状態において，固形の異物が混入するのを防ぎ，内容医薬品の損失を防ぐことができる容器．紙袋や紙箱など．

ミトコンドリア [ミトコンドリア]【mitochondria】『解剖・生理』『栄養』
細胞内小器官である．内膜と外膜

で区切られ，内膜はクリステというヒダ状の突起をもつ．細胞が活動するためのエネルギー源となるATP（アデノシン三リン酸）を産生する．細胞の呼吸の場でもあり，細胞が生きるために重要な小器官である．

水俣病［ミナマタビョウ］『生態』
1956年から熊本県の水俣湾周辺で中枢神経障害の患者が多発した公害病．チッソ水俣工場の排水に含まれていたメチル水銀が魚介類を介して人体に入り中毒を起こしたのが原因であった．

みにくいアヒルの子の時期［ミニクイアヒルノコノジキ］【ugly duckling stage】『小児』
上顎中切歯と側切歯の萌出後，犬歯が萌出するまでの間，正中離開がみられること．正常な発育過程の1つの現象．アンデルセン童話「みにくいアヒルの子」にちなむ．

ミニマルインターベンション［ミニマルインターベンション］【minimal intervention：MI】『保存』
2000年にFDI（世界歯科連盟）の委員会が新世紀のう蝕症の治療を中心とした歯科医療のあり方について「歯の組織に対する外科的侵襲を最小限に抑えて治療する」と提言した概念．「生涯を通じて歯を温存するために，再石灰化可能で健全な歯質を保存することを目的」と2017年に再定義された．
＝MI

ミネラル［ミネラル］【mineral】『栄養』『生態』
人体を構成する元素のうち，酸素，炭素，水素，窒素の4元素以外の総称．
＝無機質

味盲［ミモウ］【taste blindness】『口解・口生』
さまざまな要因で味覚感受性に問題が生じること．

身元確認［ミモトカクニン］【personal identification】
➡個人識別

脈拍［ミャクハク］【pulse】『臨検』『高齢』
バイタルサインの1つ．心臓の拍動によって生じる動脈壁の振動（拡張）が末梢血管に伝播されたもの．拡張の回数を測定することで心拍数を知ることができる．

ミュータンスレンサ球菌［ミュータンスレンサキュウキン］【Mutans Streptococci】『微生』『生態』
口腔レンサ球菌のうち，う蝕病原性をもつ細菌群の総称．ヒトの場合は *Streptococcus mutans* と *Streptococcus sobrinus* がある．

ミュールライターの三徴候［ミュールライターノサンチョウコウ］【three symbols of Mühlreiter】『口解・口生』
隅角徴，彎曲徴，歯根徴のこと．左右の歯の識別の目安となる．

味蕾［ミライ］【taste bud】『口解・口生』
味覚の受容器で，4種類の細胞が数十個集まって花の蕾に似た構造をしている．成人では茸状乳頭，葉状乳頭，有郭乳頭に存在する．

む

ムーン歯［ムーンシ］【Moon tooth】
➡**フルニエ歯**

無影灯［ムエイトウ］【shadowless light】『診補』
歯科用ユニットに設置されているライトのこと．術野に応じた照射位置を調整し，口腔内を見やすくするためのライティングを行う．

無危害の原則［ムキガイノゲンソク］【principle of non-maleficence】『倫理』
医療従事者は患者に意図的に害を与えてはならないという原則．

無機質［ムキシツ］【anorganic substance, mineral】
➡**ミネラル**

無効量［ムコウリョウ］【noneffective dose, ineffective dose】『薬理』
薬理作用の発現がみられない少量の投与量．

無細胞セメント質［ムサイボウセメントシツ］【acelluar cementum】『口解・口生』『歯周』
セメント質は構造的に無細胞セメント質と第二セメント質に分けられ，歯根全面が無細胞セメント質で覆われ，根尖側1/3は第二セメント質で覆われる．
＝**原生セメント質**

無作為化比較試験［ムサクイカヒカクシケン］【randomized controlled trial：RCT】『統計』
研究デザインの1つで，介入研究の中の臨床試験の代表的なもの．患者を治療群と対照群にランダムに分け，治療群と対照群の健康結果を比較する試験のこと．
＝**ランダム化比較試験**

無作為抽出法［ムサクイチュウシュツホウ］【random sampling】『統計』
標本抽出法の1つ．母集団から偶然に標本を選び出す方法．

無歯顎［ムシガク］【edentulous jaw】『補綴』
1本も歯がない顎のこと．

無歯症［ムシショウ］【anodontia】『病理』『生態』『口外』
先天性欠如により歯数が正常な歯数より少ないこと．一部の歯の欠如を部分的無歯症，すべての歯の欠如を完全無歯症とよぶ．

ムシャーンのコンタリングプライヤー［ムシャーンノコンタリングプライヤー］【band contouring plier】『機器』
乳歯用既製冠辺縁の屈曲，調整に用いる器具．

無症状感染［ムショウジョウカンセン］【silent infection】
➡**不顕性感染**

ムスカリン（性）受容体［ムスカリン（セイ）ジュヨウタイ］【muscarine receptor】『薬理』
アセチルコリン受容体の1つ．副交感神経の節後神経が支配する心臓，唾液腺，消化管などに存在する．

無声音［ムセイオン］【silence】『口解・口生』
声帯の振動を伴わない構音．

無声歯茎摩擦音［ムセイシケイマサツオン］【voiceless alveolar fricative consonants】『口解・口生』
「サ，ス，セ，ソ」などの音．

無声両唇破裂音［ムセイリョウシンハレツオン］【voiceless bilabial plosive consonants】『口解・口生』

ぬ ね の は ひ ふ へ ほ ま み む め も や ゆ よ ら り る れ ろ わ

「パ，ピ，プ，ペ，ポ」などの音．

無舌症［ムゼツショウ］【aglossia】『病理』『口外』
舌の発生異常で舌がないこと．

ムタン［ムタン］【mutan】『栄養』『生態』
ミュータンスレンサ球菌がショ糖から合成する不溶性・粘着性のグルカン．

6つの基礎食品［ムッツノキソショクヒン］『栄養』
食品を各栄養の給源として6つに分類したもの．第1類はタンパク質，第2類はカルシウム，第3類はカロテン，第4類はビタミンC，第5類は糖質性エネルギー，第6類は脂質性エネルギー．厚生省（現厚生労働省）が示した栄養教育のための教材．

ムチン［ムチン］【mucin】『栄養』『口解・口生』『微生』
粘液性糖タンパク質．主に顎下腺，舌下腺，小唾液腺に含まれる．

ムンプスウイルス［ムンプスウイルス］【mumps virus】『微生』『口外』
流行性耳下腺炎（おたふくかぜ）を起こす原因ウイルス．唾液を介した飛沫感染や接触感染により感染する．

め

名義尺度［メイギシャクド］【nominal scale】『統計』
データの尺度の1つ．文字のデータやう蝕の有無など．

明示の同意［メイジノドウイ］【explicit consent】『倫理』
患者から受ける明確な同意のこと．

名称独占〔歯科衛生士法における〕［メイショウドクセン〔シカエイセイシホウニオケル〕］『DH総論』『法律』
法で他の者が，その名称を使用することが禁じられていること．たとえば歯科保健指導は歯科衛生士の名称独占であり，歯科衛生士以外が行っても，ただちに違法にはならないが，歯科衛生士を名乗って行った場合は違法となる．

迷走神経［メイソウシンケイ］【vagus nerve】『解剖・生理』『口解・口生』
第10脳神経．舌咽神経・副神経とともに頸静脈孔から頭蓋の外に出て，頭頸部，胸部・腹部臓器の感覚，運動，分泌にあたる．

メインテナンス［メインテナンス］【maintenance】『歯周』『補綴』
定期的に治療後の経過や口腔の状態などを確認し，歯周組織など口腔内を長期にわたり，健康に維持するための健康管理のこと．

メタボリックシンドローム［メタボリックシンドローム］【metabolic syndrome】『診補』『生態』
腹囲が男性で85 cm以上，女性で90 cm以上で，かつ血圧，血中脂質，血糖のいずれかのリスクを2つ以上有する場合に強く疑われる者とし，リスクが1つの場合に予備軍としている．
＝内臓脂肪症候群

メチオニン［メチオニン］【methionine, L-methionine】『栄養』
ヒトの必須アミノ酸の1つ．

メチシリン耐性黄色ブドウ球菌［メチシリンタイセイオウショクブドウキュウキン］【methicillin-resistant *Staphylococcus aureus*：MRSA】『微生』『生態』『薬理』『診補』
多くの既存の抗菌薬が効かない代表的な多剤耐性菌．院内感染として問題になっている．症状は発熱・悪寒などの炎症症状，咳・痰・胸痛・呼吸困難など．
＝MRSA

メチルメルカプタン［メチルメルカプタン］【methylmercaptan】『栄養』
口臭の原因物質となる揮発性硫黄化合物．

滅菌［メッキン］【sterilization】『微生』
すべての微生物を殺滅するか，完全に除去して無菌状態を作り，消毒では除去しきれない芽胞やウイルスも含め殺滅，除去する方法．

メッセンジャーRNA［メッセンジャーアールエヌエー］【messenger RNA：mRNA】『栄養』『化学』
DNAの遺伝情報の伝達の第一段階で，遺伝子の情報を担っているDNA（転写）をもとに，それを写しとる過程でつくられるRNAのこと．
＝mRNA

メピバカイン［メピバカイン］【mepivacaine】
➡メピバカイン塩酸塩

メピバカイン塩酸塩［メピバカインエンサンエン］【mepivacaine hydrochloride】『薬理』
アミド型局所麻酔薬．構造も薬理作用もリドカインと類似している．
＝メピバカイン

目安量〔栄養素の〕［メヤスリョウ〔エイヨウソノ〕］【adequate intake：AI】『栄養』
推定平均必要量，推奨量を算定するのに科学的根拠が得られない場合に，良好な栄養状態を維持するのに十分な量．

メラニン［メラニン］【melanin】『病理』
皮膚などに存在するメラノサイト（色素細胞）で合成される黒褐色色素．多量の紫外線による日焼けによって，皮膚のメラニンは増加する．

メラニン色素沈着症［メラニンシキソチンチャクショウ］【melanin pigmentation】『病理』
局所性のものと全身性疾患に関連するものがある．局所性のものは喫煙者の歯肉に多くみられる．全身性疾患は，アジソン病，ポイツ・ジェガース症候群などがある．

メラビアンの法則［メラビアンノホウソク］『統計』
「対話において伝わる情報は，言葉の意味（言語情報）が7%，声の大きさや質（聴覚情報）が38%，表情（視覚情報）が55%である」と限定的な実験によって示されたが，その数値には大意はない．

免疫［メンエキ］【immunity, immunization】『微生』『病理』『薬理』
生体内に自己とは異なる異物が侵入したとき，これを非自己と認識して排除する働きのこと．

免疫応答［メンエキオウトウ］【immune response：IR】『病理』『微生』
生まれつき自分の体にあるもの（自己）とそうでないもの（非自己）を識別し，非自己を体外へ排除する生命維持の基本的反応．

免疫グロブリン［メンエキグロブリン］【Ig (immunoglobulin)】『微生』『病理』『高齢』
抗原を排除するために免疫機構によってつくられた抗体として働くタンパク質．

免疫グロブリン分解酵素［メンエキグロブリンブンカイコウソ］【immunoglobulin degrading enzyme】『栄養』
特異抗体を分解するタンパク質分解酵素．

免疫不全［メンエキフゼン］【immunodeficiency】『微生』『病理』
免疫機能が低下した結果，免疫系が正常に機能していれば問題にならないような感染でも重篤化し，治癒しにくくなるような症状が現れること．

免疫不全症［メンエキフゼンショウ］【immunodeficiency】『病理』『微生』
免疫機構に欠陥があり，免疫応答が低下している状態．感染に対する抵抗力が低下する．先天性と後天性がある．

綿球・綿棒塗布法［メンキュウメンボウトフホウ］【apply method by cotton】『生態』『予処・保指』
フッ化物歯面塗布法の1つ．綿球や綿棒にフッ化物を染みこませて歯面に塗布する．
＝一般法

も

盲検化 [モウケンカ]【blinding】『統計』
臨床試験において，被検者(患者)，治療者(医師)，解析者に治療の内容を知らせないこと．マスキングともいう．

盲 孔 [モ ウ コ ウ]【foramen cecum of tooth】『口解・口生』
舌面窩が歯頸方向へ延長し，小孔を形成するもの．上顎側切歯に最もよくみられる．

毛舌 [モウゼツ]【hairy tongue】
➡**黒毛舌**

盲聾 [モウロウ]【deafblind】『障害』
視覚障害と聴覚障害の両方を有していること．

モース硬度 [モースコウド]『生態』
硬さを表す指標．タルクを1，ダイヤモンドを10とする10段階で表示する．

モールドガイド [モールドガイド]【mold guide】『機器』『材料』『補綴』
既製の人工歯の形態と大きさの型見本．

黙示の同意 [モクジノドウイ]『倫理』
患者の行動から推測される患者の同意．

目標量〔栄養素の〕 [モクヒョウリョウ〔エイヨウソノ〕]【tentaive dietary goal for preventing life-style related diseases：DG】『栄養』
生活習慣病の予防のために，現在の日本人が当面の目標とすべき摂取量．

モスキート鉗子 [モスキートカンシ]【mosquito forceps】『口外』『機器』
先端が直の止血鉗子．

モスキートフォーセップス [モスキートフォーセップス]【mosquito pliers】
➡**モスキートプライヤー**

モスキートプライヤー [モスキートプライヤー]【mosquito pliers】『機器』『矯正』
矯正歯科器具．アーチワイヤーをブラケットに結紮するとき，エラストメトリックモジュールを把持するために用いる．
＝**モスキートフォーセップス**

モダイオラス [モダイオラス]【modiolus】『口解・口生』『高齢』
口角の外側で口裂周囲の筋(口輪筋，頬筋，大・小頬骨筋，口角下制筋，笑筋など)が集合・交錯する部位．義歯の設計において考慮する部位である．
＝**口角結節**

モデリングコンパウンド [モデリングコンパウンド]【modeling compound】『材料』『診補』
可逆性の非弾性印象材．天然樹脂を主成分とする．加熱による軟化と冷却による硬化を繰り返すため，数回の使用が可能．

モデリング法 [モデリングホウ]【modeling technique】『小児』『障害』
行動療法の1つ．他人(モデル)が示した模範的な行動を観察させ，同じように行動させようとする方法．ビデオや絵，写真などを用いる方法もある．

モデルトリマー [モデルトリマー]【model trimmer】『機器』
硬化した石膏模型の外形を整形するのに使用する機器．

モノグリセリド [モノグリセリド]【monoglyceride】『栄養』

中性脂肪(トリグリセリド)から2カ所の脂肪酸が外れたもの．モノアシルグリセロール．

モノフルオロリン酸ナトリウム [モノフルオロリンサンナトリウム]【sodium monofluorophosphate：MFP】『生態』『予処・保指』
フッ化物．医薬部外品の「薬用歯磨剤」の成分として使用されている．
＝MFP

モノマー [モノマー]【monomer】『材料』
高分子化合物を構成する単位となる簡単な分子．単量体．

もやもや病 [モヤモヤビョウ]【moyamoya disease】『障害』
日本人に多発する原因不明の進行性脳血管閉塞症である．両側の内頸動脈終末部に狭窄ないしは閉塞所見がみられ，脳血管撮影では煙のようにもやもやした様子にみえるためによばれる．遺伝と何らかの二次的要因が疑われている．小児では，意識障害，麻痺，言語障害，不随意運動，けいれん，知能低下，視野障害などの脳虚血症状がみられ，成人では頭蓋内出血がみられる．

モリブデン [モリブデン]【molybdenum】『栄養』
微量ミネラルの1つ．体内では肝臓や腎臓，歯のエナメル質に存在する．穀物や豆類に多く含まれている．欠乏症は頻脈，頭痛，多呼吸，悪心，視野暗転，夜盲症など．

モル [モル]【molar】『栄養』『化学』
物質量の基本単位．アボガドロ数(6.02×10^{23})個の粒子(原子，分子，イオン)を含む物質を1モルとよぶ．

モルヒネ [モルヒネ]【morphine, morphine hydrochloride, morphine hydrochloride hydrate】
➡モルヒネ塩酸塩水和物

モルヒネ塩酸塩水和物 [モルヒネエンサンエンスイワブツ]【morphine, morphine hydrochloride, morphine hydrochloride hydrate】『薬理』『口外』
強力な鎮痛作用を示す薬物．そのほか，鎮静，呼吸抑制，催吐，腸管平滑筋緊張亢進，縮瞳，鎮咳作用など多彩な薬理作用を示す．麻薬及び向精神薬取締法で麻薬に指定されている．
＝モルヒネ

問診票 [モンシンヒョウ]【interview sheet】『歯周』『予処・保指』『診補』
初診時，診療前に患者に記入してもらう用紙．

モンソンカーブ [モンソンカーブ]【Monson curve, curve of Monson】『口解・口生』『補綴』
「歯列には前後および側方の立体的な咬合彎曲があり，半径4inchの球の表面にほぼ一致する」という説(モンソン球面説)における球面上の彎曲のこと．

問題志向型システム [モンダイシコウガタシステム]【probrem oriented system】『DH総論』『予処・保指』
対象者の抱えている疾患，心理的背景，社会経済的な問題を対象者の視点に立ち，その問題を解決するための考え方.
＝POS

問題志向型診療録［モンダイシコウガタシンリョウロク］【 probrem-oriented medical record 】『DH総論』『予処・保指』
患者の抱える問題に目を向け，その解決を目指して診療するというPOSの考え方を実践するために考えられた診療録.
＝POMR

問題の明確化〔歯科衛生過程における〕［モンダイノメイカクカ〔シカエイセイカテイニオケル〕］『DH総論』『予処・保指』
対象者が抱える問題を明確にすること.

門脈［モンミャク］【 portal vein 】『解剖・生理』『薬理』
消化管から吸収した栄養を含んだ血液を集めて肝臓へ運ぶ血管（静脈）.
＝肝門脈

や

野外試験［ヤガイシケン］『統計』
研究デザインにおける介入研究の1つ．一般集団における健康な個人を対象として介入を加える研究方法．

薬剤師［ヤクザイシ］【pharmaceutical chemist, pharmacist】『DH総論』『法律』
薬剤師法で規定され，薬の調剤，医薬品の供給を行うことを業とする者．国家資格．

薬物［ヤクブツ］【drug, remedy】『薬理』
病気の治療や予防などを目的として，ヒトや動物に使用する化学物質．

薬物アレルギー［ヤクブツアレルギー］【drug allergy】『薬理』『口外』
薬物によって起こるアレルギーで，軽症の皮膚症状やアナフィラキシーショック，アレルギー性肝障害など．薬物過敏症．薬物による有害作用のなかでも頻度が高い．

薬物依存［ヤクブツイゾン］【drug dependence】『薬理』
薬物を連用した結果，生体が精神的，身体的にその薬物に依存せざるをえなくなった状態．

薬物性歯肉増殖症［ヤクブツセイシニクゾウショクショウ］【drug-induced gingival overgrowth】『病理』『歯周』『口外』
ある種の薬剤の服用により，副作用として歯肉増殖が起こること．代表的な原因薬物は，抗てんかん薬であるフェニトイン（ダイランチン），降圧薬であるニフェジピン，免疫抑制薬であるシクロスポリンなど．

薬物動態［ヤクブツドウタイ］【pharmacokinetic】『薬理』
薬物が投与され，吸収された後，生体内に分布し，代謝後，体外に排泄される過程のこと．

薬機法［ヤッキホウ］
➡**医薬品，医療機器等の品質，有効性及び安全性の確保等に関する法律**

夜盲症［ヤモウショウ］【night blindness, nyctalopia】『薬理』
ビタミンAの欠乏症．昼間は正常であるが，暗くなると視力が低下する．

ヤングのプライヤー［ヤングノプライヤー］【Young's pliers】『機器』『矯正』
矯正歯科用器具で線屈曲用鉗子の1つ．比較的太いワイヤーを屈曲するためのプライヤーで，舌側弧線装置の主線や補助弾線，クラスプの屈曲や調整などに用いる．

ゆ

有意水準［ユウイスイジュン］【level of significance】『統計』
検定において，めったに起こらないことが起こる確率のこと．帰無仮説が誤って棄却される確率のこと．

融解壊死［ユウカイエシ］【liquefactive necrosis】『病理』
タンパク質分解酵素で組織が溶解して軟化した状態．脳梗塞の際にみられ，脳軟化症といわれる．

有郭乳頭［ユウカクニュウトウ］【vallate papilla, circumvallate papilla】『口解・口生』
舌の表面にある分界溝の直前に並ぶ大きな舌乳頭．

有機酸［ユウキサン］【organic acid】『栄養』
クエン酸，乳酸，酢酸など．

有棘層［ユウキョクソウ］【stratum spinosum】『口解・口生』
角化口腔粘膜上皮の表層から3番目の層のこと．

融合歯［ユウゴウシ］【fused tooth, fused teeth, fusion of tooth】
➡癒合歯

有鉤探針［ユウコウタンシン］【explorer with hook】『機器』『保存』
天蓋の取り残しの有無の確認に用いられる探針．

有効な同意［ユウコウナドウイ］【effective consent】『倫理』
「同意能力」のある患者が，患者自身に対して行われる診療行為について，医師から適切な「情報」を与えられ，それを「理解」し，納得したうえで，「自発的」に同意していること．

有効量［ユウコウリョウ］【effective dose：ED】『薬理』
薬物の用量で，薬理作用が現れ，毒性が現れない量(最小有効量から最小中毒量まで)．

有細胞セメント質［ユウサイボウセメントシツ］【cellular cementum】
➡第二セメント質

有床義歯［ユウショウギシ］【removable denture】『補綴』
床を付した可撤性の義歯．全部床義歯と部分床義歯がある．

有声音［ユウセイオン］【voiced sound】『口解・口生』
声帯の振動を伴う構音．

優性遺伝［ユウセイイデン］【dominant inheritance】『病理』
異なる遺伝子が組み合わさって新しい遺伝子がつくられるが，このときに遺伝しやすいものが現れること．

優生学［ユウセイガク］【eugenics】『倫理』
人類の遺伝的素質の向上を目的とする思想および社会的実践のこと．イギリスのFrancis Galtonによって1883年に唱えられた．

有声両唇破裂音［ユウセイリョウシンハレツオン］【voiced bilabial plosive】『口解・口生』
「バ，ビ，ブ，ベ，ボ」などの音．

有声両唇摩擦音［ユウセイリョウシンマサツオン］【voiced bilabial fricative】『口解・口生』
「ザ，ゼ，ゾ」などの音．

ユーティリティープライヤー［ユーティリティープライヤー］【utility pliers】

『機器』『矯正』
矯正歯科用器具．用途は多いが，主にアーチワイヤーをブラケットやチューブに挿入するのに用いる．

ユーティリティーワックス［ユーティリティーワックス］【utility wax】『材料』『診補』
室温で柔軟性および粘着性を有するため，多目的に使え，印象用既製トレー周縁の修正や技工作業時の補助的な用途に使われる．

有病率［ユウビョウリツ］【prevalence rate】『生態』
一定時点での患者（有病者）の割合のこと．

遊離歯肉［ユウリシニク］【free gingiva】『口解・口生』『予処・保指』
歯の周囲を取り囲んでいる可動性のある狭い（1〜2mm）部分．歯間乳頭と辺縁歯肉に分けられる．

遊離歯肉移植術［ユウリシニクイショクジュツ］【free gingival graft】『歯周』
歯周外科治療の歯周形成手術の1つ．付着歯肉幅の拡大，露出歯根の被覆などを目的とする．

遊離歯肉溝［ユウリシニクコウ］【free gingival groove】『口解・口生』
遊離歯肉と付着歯肉の間にある溝．

遊離脂肪酸［ユウリシボウサン］【free fatty acid：FFA】『栄養』
血液中の脂肪酸のうち，リポタンパク質と結合していない脂肪酸のこと．血液中ではアルブミンと結合して運搬される．

遊離端義歯［ユウリタンギシ］【distal extension removable partial denture】『補綴』
歯列の遠心端に天然歯がない欠損（遊離端欠損）に適用する義歯．

有料老人ホーム［ユウリョウロウジンホーム］『高齢』
老人福祉法に規定され，入居する高齢者に，入浴，排泄，食事の介護，食事の提供またはその他の日常生活上必要な便宜を供与する事業を行っている施設．

癒合歯［ユゴウシ］【fused tooth, fused teeth, fusion of tooth】『口解・口生』『病理』『生態』『小児』
隣り合う歯胚が発育途中で融合して，象牙質とエナメル質で結合し，歯髄腔の連絡がみられるもの．
＝融合歯

癒着歯［ユチャクシ］【concrescent tooth】『口解・口生』『病理』『生態』
歯根完成後，歯が隣接面のセメント質のみ結合した歯．エナメル質，象牙質，歯髄腔は完全に分離している．上顎第二大臼歯と埋伏第三大臼歯との間でみられることが多い．

ユニバーサル型キュレット［ユニバーサルガタキュレット］【universal type curette】『歯周』『予処・保指』
主として歯肉縁下のスケーリング・ルートプレーニング（SRP）に用いられるスケーラー．刃部の両側に刃がついている．刃部上面が第1シャンクと90度になっている．
＝ユニバーサルタイプキュレット

ユニバーサルタイプキュレット［ユニバーサルタイプキュレット］【universal

type curette】
➡ユニバーサル型キュレット

ユニバーサルデザイン［ユニバーサルデザイン］【universal design】『障害』
すべての人に使いやすい製品，環境，情報のデザインを目指す理念.

ユニバーサルプリコーション［ユニバーサルプリコーション］【universal precautions】『診補』
CDC（米国疾病予防管理センター）が1985年に提唱した，すべての人に感染性があるものとして取り扱うべきであるという医療従事者の概念である普遍的予防策.

輸入感染症［ユニュウカンセンショウ］【imported infection】『生態』
それまで国内ではみられなかったか，ほとんど流行していなかったが海外旅行者や輸入動物，食品などを通じて国内にもち込まれた感染症のこと.

よ

要介護高齢者［ヨウカイゴコウレイシャ］【disabled elderly people, dependent elderly】『高齢』
介護が必要になった高齢者のこと.

要介護認定［ヨウカイゴニンテイ］【care need certification, certification of long-term care need】『法律』『高齢』
市町村などに設置される介護認定審査会において，介護保険制度における要介護度を判定するために行われる認定のこと.

要観察歯［ヨウカンサツシ］【caries observation tooth】『生態』『予処・保指』
学校歯科健康診断において使用する評価項目の1つ．放置すると実質欠損（う窩）を生じるう蝕に移行するリスクのある歯のこと．COと表記する.
＝CO

陽型［ヨウケイ］【die】『材料』
口腔内を印象採得した印象（陰型）に石膏などの模型材を注入して口腔内を再現した模型.

養護教諭［ヨウゴキョウユ］【school nurse】『生態』
学校教育法に基づいて小・中学校および高等学校におかれる学校保健の専門的教育職員．専門的立場から児童生徒の健康の保持増進，学校保健組織活動の中心的役割を担う.

養護老人ホーム［ヨウゴロウジンホーム］【nursing home for the elderly】『法律』『高齢』
65歳以上の者であって，環境上の理由および経済的な理由により居宅での生活が困難な者を入居させる施設.

葉酸［ヨウサン］【folic acid】『栄養』『薬理』
水溶性ビタミンの1つ．正常な造血機能を維持するために働く．欠乏すると巨赤芽球性貧血や神経障害が起こる．妊娠初期の欠乏は，新生児の神経管閉鎖障害（二分脊椎症）を引き起こす危険性がある.

幼児虐待［ヨウジギャクタイ］【child abuse】『小児』
幼児に対して発達を妨げるような暴力行為を行うこと．身体的虐待，ネグレクト（放棄），心理的虐待，性的虐待などがある.

葉状乳頭［ヨウジョウニュウトウ］【foliate papilla】『口解・口生』
舌の後部の側面に並ぶ舌乳頭で，味蕾が存在する.

ヨウ素［ヨウソ］【iodine】『栄養』
微量ミネラルの1つ．甲状腺ホルモンの構成成分．エネルギー代謝，タンパク質の合成，胎児の分化・発育，骨形成などに関与している．欠乏症は甲状腺腫とクレチン症，過剰症は甲状腺腫と甲状腺機能亢進である.

溶存酸素［ヨウゾンサンソ］【dissolved oxygen：DO】『生態』
水中に溶けている酸素量のこと.

要配慮者〔災害時における〕［ヨウハイリョシャ〔サイガイジニオケル〕］【persons requiring special assistance】『生態』
高齢者や障害者，乳幼児，妊産婦

など，災害時において特に配慮を要する者をさす．

用量反応曲線［ヨウリョウハンノウキョクセン］【dose-response curve】『薬理』
薬物の用量を横軸に，それに対する反応(効果)を縦軸にとって両者の関係を示したグラフ．

ヨードグリセリン［ヨードグリセリン］【iodine glycerin】『薬理』
ヨードチンキよりも刺激作用が少ない薬剤．歯肉や口腔粘膜の消毒，咽頭炎，喉頭炎，扁桃炎などに使用される．

ヨードチンキ［ヨードチンキ］【iodine tincture】『薬理』
主に皮膚に対する外用消毒薬として用いる中水準消毒薬．

ヨードホルム［ヨードホルム］【iodoform】『薬理』
ヨードホルム自体は殺菌作用をもたないが，創傷面や潰瘍面の組織液，血液に触れるとヨウ素を遊離して殺菌作用を示す．根管充塡材に配合されている．

翼口蓋窩［ヨクコウガイカ］【pterygopalatine fossa】『口解・口生』
翼上顎裂から内方に連なる狭いくぼみ．神経，血管の交通の要の場所となっている．

翼状突起［ヨクジョウトッキ］【pterygoid process】『口解・口生』
翼口蓋窩の後方にある蝶形骨の突起．

翼状捻転［ヨクジョウネンテン］【winging】『矯正』
対称捻転のうち，近心舌側に捻転したもの．

抑制具［ヨクセイグ］【physical restraining device】『小児』『機器』
低年齢で治療時に泣いたり，暴れたりする突発的な動きを物理的に抑制し，安全に治療を進めるために使う器具．レストレイナー，マジックベルトなどがある．

抑制作用［ヨクセイサヨウ］【depressant action, inhibition】『薬理』
薬理作用の1つで薬物が特定の細胞・組織・器官の機能を低下させること．
⇔**興奮作用**

翼突下顎ヒダ［ヨクトツカガクヒダ］【pterygomandibular fold】『口解・口生』
頰筋の起始部である翼突下顎縫線の口腔内へ突出した部分．下顎孔伝達麻酔の際の注射針の刺入部位の目印となる．

翼突筋窩［ヨクトツキンカ］【pterygoid fovea】『口解・口生』
下顎頸の前内側面にある浅いくぼみ．外側翼突筋が付く．

翼突筋粗面［ヨクトツキンソメン］【pterygoid tuberosity】『口解・口生』
下顎角の内面の外面同様にざらざらしている部分．内側翼突筋が付く．

翼突鈎［ヨクトツコウ］【pterygoid hamulus】『口解・口生』
蝶形骨翼状突起の内側板の下端の外方に向かって鈎状に曲がった部位．口蓋帆張筋の腱が方向を変える．

予備アルカリ［ヨビアルカリ］【alkali reserve】『栄養』
血液中で最も重要なpH維持機能をもつ重炭酸イオン(HCO_3^-)の

こと．特に代謝反応で生じやすい酸に対抗するという意味でよばれる．

予防給付サービス〔介護保険制度における〕［ヨボウキュウフサービス〔カイゴホケンセイドニオケル〕］『法律』
介護保険制度における要支援1・2と認定された人が受けられる介護予防サービス．

予防接種［ヨボウセッシュ］【vaccination, prophylactic inoculation】『生態』
感染を予防するため，病原体の免疫原性製剤(生ワクチン，不活性ワクチンなど)を接種し，宿主に特異的な免疫を与えること．現在，予防接種法では，接種を受けることは努力義務となっている．

Ⅳ型アレルギー［ヨンガタアレルギー］【type Ⅳ allergic reaction】『薬理』『微生』『病理』
ツベルクリン反応にみられる反応で，サイトカインがマクロファージなどの炎症性細胞を活性化して引き起こす細胞性免疫に基づく組織傷害をさす．遅延型アレルギー．同種移植片拒絶反応，アレルギー性接触性皮膚炎など．

四原則〔医療倫理の〕［ヨンゲンソク〔イリョウリンリノ〕］『倫理』
自律尊重，正義，善行，無危害の原則のことで，医療倫理や生命倫理の四原則とされている．

4種の塩基［ヨンシュノエンキ］『栄養』
DNAにおけるアデニン(A)，グアニン(G)，チミン(T)，シトシン(C)のこと．

3/4冠［ヨンブンノサンカン］【three-quarter crown】『補綴』
前歯の歯冠の4面のうち，唇面を除く3面を被覆するクラウン．

四類感染症［ヨンルイカンセンショウ］『生態』
感染症法で規定されている．E型・A型肝炎，狂犬病，ボツリヌス症，マラリア，日本脳炎など，ヒトからヒトへの伝染はないが，動物や飲食物などを介して感染し，国民の健康に影響のある44の感染症が指定されている．

ら

蕾状期〔歯胚の〕［ライジョウキ〔シハイノ〕］【bud stage】『口解・口生』
発生第8週頃には乳歯の数だけ歯堤の先端が膨らみ，歯胚が形成される．その周りに間葉細胞が集まる．蕾のような形をしていることからよばれる．結節期歯胚ともいう．

蕾状臼歯［ライジョウキュウシ］【bud molar】
➡フルニエ歯

ライ症候群［ライショウコウグン］【Reye syndrome】『薬理』
水痘あるいはインフルエンザが引き金となり，急速な脳浮腫と肝臓の脂肪変性を主体とする病変．小児に好発し，嘔吐，痙攣，意識障害がみられ，致死率も高い．

ライティング［ライティング］【lighting】『診補』
口腔内を明視するため，歯科用ユニットのライト（無影灯）をつけて調整すること．

ライニング［ライニング］【cavity lining】
➡裏層

ラウンドバー［ラウンドバー］【round bur】『機器』『保存』
バーの1つ．う蝕象牙質の除去と天蓋除去に用いられる．シャンク部とネック部の長さがさまざまなものがある．

ラウンドワイヤー［ラウンドワイヤー］【round wire】『矯正』
矯正用ワイヤーの種類．丸線．アーチワイヤーのうち，断面が丸いもの．

ラクターゼ［ラクターゼ］【lactase】『栄養』
乳製品に含まれる乳糖（ラクトース）を分解する酵素．

ラクトース［ラクトース］【lactose】『栄養』
グルコースとガラクトースからなる二糖類．動物の乳汁中に存在し，人乳には5〜7%，牛乳には4〜5%のラクトースが含まれている．
＝乳糖

ラクトフェリン［ラクトフェリン］【lactoferrin】『口解・口生』『栄養』『生態』
鉄結合性タンパク質．細菌の増殖に必要な鉄を奪うことによって，抗菌作用を発揮する．

ラシュコフ神経叢［ラシュコフノシンケイソウ］【plexus of Raschkow】『口解・口生』
神経線維が歯髄表層の細胞稠密層付近で形成する神経叢．

ラスパトリウム［ラスパトリウム］【raspatory】
➡骨膜剝離子

ラッサ熱［ラッサネツ］【Lassa fever】『生態』
ラッサとは，1969年に最初の患者が発生した村の名に由来する．自然宿主は西アフリカ一帯に生息するマストミス（齧歯類）．その糞尿などとの濃厚接触による感染のほか，患者の血液や体液を介した院内感染が知られている．一類感染症．

ラテックスアレルギー［ラテックスアレルギー］【latex allergy】『診補』

天然ゴムラテックスから作られたゴム製品に含まれる可溶性タンパク質に対する即時型アレルギーである．かゆみ，紅斑などを生じる．

ラテラルサーフェイス［ラテラルサーフェイス］『予処・保指』
シックルスケーラーの刃部側面をさす．

ラトケ嚢［ラトケノウ］【Rathke pouch】『口解・口生』
口窩の天井部から生じた部位．ここに由来する前葉と中間葉，間脳から伸びてできた後葉が組み合わさって下垂体を発生する．

ラバーカップ［ラバーカップ］【rubber cup】『予処・保指』
平滑面の歯面研磨に使用する器具．

ラバーダム［ラバーダム］【rubberdam】『保存』『診補』『小児』
術野の明視，唾液からの確実な防湿，小器具の嚥下防止などを目的とし，術野をラバーダムシートで隔離すること．

ラバーダムクランプ［ラバーダムクランプ］【rubberdam clamp】『機器』『保存』『診補』
歯にラバーダムシートを固定するための器具．歯種に応じた種類がある．
＝クランプ

ラバーダムクランプフォーセップス［ラバーダムクランプフォーセップス］【rubberdam clamp forceps】『機器』『保存』『診補』
ラバーダムクランプを歯に着脱する際に用いる器具．

ラバーダムシート［ラバーダムシート］【rubberdam seat】『機器』『保存』『診補』
患歯を唾液や軟組織から隔離するために使用するゴム製のシート．ラテックス製とシリコーンゴム製（ノンラテックス）がある．

ラバーダムテンプレート［ラバーダムテンプレート］【rubberdam template】『診補』
ラバーダムシートの穿孔位置を決めるのに用いる器具．

ラバーダムパンチ［ラバーダムパンチ］【rubberdam punch】『機器』『保存』『診補』
ラバーダムシートに歯の大きさにあわせた孔を開けるための器具．

ラバーダムフレーム［ラバーダムフレーム］【rubberdam frame】『機器』『保存』『診補』
ラバーダムシートを広げた状態で固定させるための器具．

ラバーチップ［ラバーチップ］【rubber tip】『生態』『予処・保指』
歯肉清掃用具の1つ．弾性のあるゴム製で円錐形のチップを歯間部に挿入して，圧迫や振動を加えて歯間部のマッサージ清掃に使用する．プラークの除去効果は低い．
＝歯間刺激子

ラバーポイント［ラバーポイント］【rubber point】『予処・保指』『診補』
歯面研磨の際，歯間部に使用する器具．

ラバーボウル［ラバーボウル］【rubber bowl】『機器』『診補』
アルジネート印象材，石膏などを練和するための容器．

ラポール［ラポール］【rapport〈仏〉】『DH総論』『予処・保指』
医療従事者と患者との間の信頼関係．心が通いあうこと．心理学的用語．

ラミネートベニア〔修復〕［ラミネートベニア〔シュウフク〕］【laminate veneer restoration】『保存』
主に前歯部の審美性の回復を目的とした，シェル(貝がら)状の修復物．間接法でポーセレンやコンポジットレジンなどを用いて製作する．いずれも接着性レジンで接着させる．

ラムダ縫合［ラムダホウゴウ］【lambdoid suture】『口解・口生』
左右の頭頂骨と後頭骨との間の縫合のこと．

卵円孔［ランエンコウ］【foramen ovale】『解剖・生理』『口解・口生』
蝶形骨大翼にある下顎神経が通る孔．

乱数表［ランスウヒョウ］『統計』
0〜9までの数字が規則性なく無作為に並んだ表．

ランダム化比較試験［ランダムカヒカクシケン］
➡**無作為化比較試験**

り

リーウェイスペース [リーウェイスペース]【leeway space】『矯正』『小児』
乳歯側方歯群と永久歯側方歯群の歯冠近遠心幅径総和の差．側方歯群の交換をスムーズに行うために利用される．

リーマー [リーマー]【reamer】『機器』『保存』
根管拡大形成の際，リーミングによる回転操作によって根管壁を切削する機器．表記記号は「△」である．

利益相反 [リエキソウハン]【conflict of interest】『倫理』
利害関係が想定される企業などとの関わりのこと．

リガ・フェーデ病 [リガフェーデビョウ]【Riga-Fede disease】『病理』『生態』『小児』『予処・保指』
先天歯により授乳の際や刺激によって舌下部に形成される潰瘍．

理学療法士 [リガクリョウホウシ]『法律』『DH総論』『障害』『診補』
理学療法士・作業療法士法に規定され運動機能が低下した状態にある人に対し，運動機能の維持・改善を目的に理学療法(運動，温熱，電気，水，光線などの物理的手段を用いて行われる治療)を行うことを業とする者．国家資格．
＝PT

リガチャータイイングプライヤー [リガチャータイイングプライヤー]【ligature tying pliers】『矯正』
矯正歯科用器具．リガチャーワイヤーでブラケットとアーチワイヤーとを結紮するのに用いる．

リガチャーワイヤー [リガチャーワイヤー]【ligature wire】
➡結紮線

リガンド [リガンド]【ligand】『薬理』
受容体に特異的に結合する物質のこと．

罹患率 [リカンリツ]【morbidity rate】『生態』
一定期間での患者発生率．期間は，年，月，週，日，時間が用いられる．歯科保健では有病率と同様の意味で用いられることもある．

リケッチア [リケッチア]【Rickettsia】『微生』
原核生物で，生きた細胞に寄生しなければ生育できない偏性細胞寄生性細菌．ノミやダニなどを運び屋とし，ラット，イヌ，ネコなどの小動物を介してヒトに感染する．

梨状陥凹 [リジョウカンオウ]【piriform recess，piriform sinus】『口解・口生』
喉頭口の横にある溝のこと．食塊はここを通り食道に流れ込む．

梨状口 [リジョウコウ]【piriform aperture】『口解・口生』
洋梨状をした鼻腔の入口．

リジン [リジン]【lysine】『栄養』
ヒトの必須アミノ酸の1つ．

リスクファクター [リスクファクター]【risk factor】『歯周』『生態』
疾患の発症，進行を修飾，促進する因子．う蝕・歯周病においては，細菌因子，宿主因子，環境因子がある．

リスボン宣言［リスボンセンゲン］【 Declaration of Lisbon, Lisbon Declaration 】『倫理』『DH総論』
1981年に世界医師会が，リスボンで開催された総会において採択した患者の権利に関する宣言．
1995年に大幅に修正され，8つの主要な権利と判断能力のない患者への対応などについて定めている．

裏装［リソウ］【 relining 】
➡リライン

裏層〔窩洞の〕［リソウ〔カドウノ〕］【 cavity lining 】『保存』
修復材料を通した外来刺激が窩壁や歯髄に加わることを防ぐために，窩壁や象牙質面にセメント類などを一層塗布すること．窩洞の形態を整えることを目的とする場合はベース（裏装）という．
＝ライニング

リソソーム（ライソソーム）［リソソーム（ライソソーム）］【 lysosome 】『微生』『栄養』
細胞（内）小器官の1つで，糖やタンパク質の加水分解酵素を含み，異物や使用済みの細胞成分を消化・分解する構造体．

リゾチーム［リゾチーム］【 lysozyme 】『口解・保指』『微生』『栄養』
唾液に含まれる酵素．細菌を溶解する働きがある．唾液の抗菌作用に関与する．

リチャージ〔フッ化物の〕［リチャージ〔フッカブツノ〕］【 recharge 】『保存』『生態』
フッ化物局所塗布などによって周囲のフッ化物濃度が高くなった場合に，充填したセメントやコンポジットレジンがフッ化物を取り込む現象．
⬌フッ化物徐放性

立位［リツイ］【 upright position 】『診補』
立った姿勢のこと．歯科においては，立って施術すること．

リッカート尺度［リッカートシャクド］【 Likert scale 】『統計』
回答方法の1つ．複数の項目それぞれに，どれくらいあてはまるかを回答し，各項目の回答に尺度値が与えられ，その合計点を回答者の総合得点とする．

リッジラップ型ポンティック［リッジラップガタポンティック］【 ridge lap pontic 】『補綴』
基底面が歯槽堤の歯頸相当部から歯槽頂部付近まで，粘膜と接触する形態のポンティック．審美性に優れ違和感も少ないため，上顎では前歯部・臼歯部問わず応用される．

リップバンパー［リップバンパー］【 lip bumper 】『矯正』
機能的矯正装置の1つ．下顎大臼歯の遠心移動，近心移動の防止，下顎前歯を唇側傾斜させ歯列弓長径を増加させるための装置．吸唇癖や咬唇癖などの不良習癖を取り除くためにも用いられることもある．

離底型ポンティック［リテイガタポンティック］【 hygienic pontic 】『補綴』
基底面が歯槽堤粘膜から完全に離れた形態のポンティック．清掃性に優れるが審美性に劣り，違和感もあるため下顎臼歯部で応用される．

リドカイン［リドカイン］【 lidocaine 】
➡リドカイン塩酸塩

リドカイン塩酸塩［リドカインエンサンエン］【 lidocaine 】『薬理』
歯科領域を含め最も頻用されているアミド型局所麻酔薬．不整脈の治療にも使用される．
＝リドカイン

離乳［リニュウ］【 ablactaition, weaning 】『小児』『予処・保指』
咀嚼機能の発達に合わせて，乳汁栄養からかんで食べる固形栄養に移行すること．その際にとる食物を離乳食という．

リノール酸［リノールサン］【 linoleic acid 】『栄養』
必須脂肪酸の1つ．不飽和脂肪酸．

リパーゼ［リパーゼ］【 lipase 】『解剖・生理』『栄養』
膵液に含まれ，中性脂肪を分解する酵素．

リハビリテーション［リハビリテーション］【 rehabilitation 】『生態』『高齢』
障害を有する者の能力を最大限引き出し，身体的，精神的，社会的，職業的，経済的に可能な限り回復させること．

リビングウィル［リビングウィル］【 living will 】『倫理』
延命措置を拒否する意思を生前に書面にしておくこと．

リベース［リベース］【 rebase 】『補綴』
義歯を使って粘膜面の印象採得を行い，人工歯部だけをそのまま残し，義歯床部分を新しい床用材料に交換する方法．
＝改床法

リボース［リボース］【 ribose 】『栄養』
単糖類の代表的な五炭糖．生体の核酸の成分となっている．

リボソーム［リボソーム］【 ribosome 】『栄養』『微生』
細胞質内に存在し，タンパク質合成において中心的に働く．

リポ多糖［リポタトウ］【 lipopolysaccharide：LPS 】『栄養』『微生』
グラム陰性菌の細胞壁の外膜表面に結合している成分．歯周病を進行させる細菌内毒素の代表．
＝LPS

リムーバー［リムーバー］【 remover 】『機器』
試適，仮着された補綴装置などを除去する際に用いる器具．

リモデリング［リモデリング］【 remodeling 】『解剖・生理』『栄養』
骨組織において，常に古い骨が壊されて新しい骨が形成されていること．
＝骨の改造

流行性耳下腺炎［リュウコウセイジカセンエン］【 epidemic parotitis 】『微生』『病理』『口外』
ムンプスウイルスの飛沫感染により，主として耳下腺に現れる感染性の急性ウイルス性唾液腺炎．小児への感染が一般的で，発症後12～24時間くらいで，発熱，頭痛，咽頭痛なども認められる．五類感染症．
＝おたふくかぜ

流動食［リュウドウショク］【 fluid diet, liquid diet 】『予処・保指』
固形物を含まない流動タイプの食物．

良性腫瘍［リョウセイシュヨウ］【benign tumor】『病理』『口外』
増大傾向が緩やかで，限局した腫瘤を形成し，死に至る危険性の少ない腫瘍．

良性上皮性腫瘍［リョウセイジョウヒセイシュヨウ］【benign epithelial tumor】『病理』『口外』
上皮組織から発生する良性腫瘍．口腔領域においては口腔粘膜上皮や唾液腺の腺上皮に由来する．

良性非上皮性腫瘍［リョウセイヒジョウヒセイシュヨウ］【benign non-epithelial tumor】『病理』『口外』
上皮組織以外の間葉系組織（線維性組織，血管，神経，筋など）から発生する良性腫瘍．

緑膿菌［リョクノウキン］【*Pseudomonas aeruginosa*】『微生』『口外』
通常ヒトへの病原性は低いが，有病者や高齢者では日和見感染症の原因菌となる菌．院内感染の原因菌となりやすい．

リライン［リライン］【relining, reline】『補綴』
義歯床粘膜面の不適合部分にレジンなどの床用材料を追補する方法．直接法と間接法がある．
＝**裏装**

リライン材［リラインザイ］【rilining material】『補綴』『材料』
義歯装着時の床粘膜面の不適合を改善する際に使用する材料．硬質裏装材と軟質裏装材に分類される．
＝**義歯床用裏装材**

リン［リン］【phosphorus】『栄養』
多量ミネラルの1つ．カルシウムに次いで生体に多く含まれ，カルシウムと結合して骨や歯などの硬組織に存在している．リン酸として核酸やATP（アデノシン三リン酸）の構成成分となっている．

臨界pH［リンカイピーエイチ］【critical pH】『栄養』『生態』
歯の無機質が溶け始めるpHのこと．

リンガルアーチ［リンガルアーチ］【lingual arch, lingual arch appliance】『矯正』『小児』
固定式矯正装置の1つ．舌側歯頸部に沿っているため外見上は目立たない顎内固定装置．歯は主として傾斜移動する．1〜2歯の唇頬側移動，近遠心移動に用いる．
＝**舌側弧線装置**

リンガルバー［リンガルバー］【lingual bar】『補綴』
下顎残存歯の舌側粘膜面に沿って設定される幅が3〜5mmのバータイプで断面が半洋梨状の大連結子．

リンガルプレート［リンガルプレート］【lingual plate】『補綴』
下顎残存歯の舌側粘膜面を幅広く覆う大連結子．

リン酸亜鉛セメント［リンサンアエンセメント］【zinc phosphate cement】『材料』『診補』『保存』
歯科用セメント．従来は合着材の代表的製品だったが，歯髄刺激性が強く，練和時に発熱するなどの理由から最近はあまり使用されない．

リン酸カルシウム［リンサンカルシウム］【calcium phosphate】『栄養』

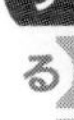
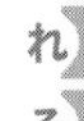
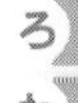

歯を形成する無機成分．主体はヒドロキシアパタイトに類似している．

リン酸酸性フッ化ナトリウム［リンサンサンセイフッカナトリウム］【acidulated phosphate fluoride solution：APF】『生態』
フッ化物歯面塗布溶液．2％フッ化ナトリウム溶液を正リン酸で酸性にした第2法（9,000 ppmF）が一般的であるが，フッ化水素酸を用いた第1法（12,300 ppmF）もある．フッ化物歯面塗布溶液として，最もよく用いられている．
＝APF

リン脂質［リンシシツ］【phospholipid】『栄養』『薬理』
リン酸基をもつ複合脂質で，細胞膜の主要な成分．

臨床検査技師［リンショウケンサギシ］『DH総論』『法律』『診補』
臨床検査技師法に関する法律に規定され，診療の補助として採血や検体採取（医師または歯科医師の具体的な指示を受けて行うものに限る）ならびに生理学的検査を行うことを業とする者．国家資格．
＝CT

臨床工学技士［リンショウコウガクギシ］『法律』『診補』
臨床工学技士法に規定され，臨床工学技士の名称を用いて，医師の指示の下に，生命維持管理装置（人の呼吸，循環または代謝の機能の一部を代替し，または補助することが目的とされている装置）の操作および保守点検を行うことを業とする者．国家資格．

輪状甲状筋［リンジョウコウジョウキン］【musculus cricothyroideus】『口解・口生』
喉頭筋の一部で，輪状軟骨と甲状軟骨の間に付く筋．

臨床試験［リンショウシケン］【clinical trial，clinical test】『薬理』
非臨床試験において有効性と安全性が確認された場合に行われる医薬品の試験．

隣接面う蝕［リンセツメンウショク］【proximal surface caries】『病理』
歯の隣接面に生じたう蝕．

リンパ管腫［リンパカンシュ］【lymphangioma】『病理』
リンパ管の発育異常や組織奇形による過誤腫的性格の病変．口腔粘膜表層に半透明または赤色の多発性顆粒状隆起として認められる．

リンパ球［リンパキュウ］【lymphocyte】『病理』
免疫応答を担当する細胞．T細胞とB細胞からなる．

倫理［リンリ］【ethics】『倫理』『DH総論』
一般に社会生活において，人として守るべき道（規範）のこと．

倫理規範［リンリキハン］『倫理』『法律』
倫理的に守るべき事項を具体的にまとめたもの．

倫理綱領〔国際歯科衛生士連盟の〕［リンリコウリョウ（コクサイシカエイセイシレンメイノ）］【codes of ethics】『倫理』
国際歯科衛生士連盟が2004年に定めたもの．歯科衛生士の基本的責務を明らかにし，歯科衛生士が倫理的に重んじなければならない価値として「誠実さ」と「相手を尊重すること」の2つをあげている.

倫理審査[リンリシンサ]【 ethical review 】『倫理』
研究者が行う人を対象とした医学研究が，科学的妥当性および倫理的配慮に基づいて行われることが確保されるかどうか，ヘルシンキ宣言および関連法・倫理指針などの趣旨と照らしあわせて検討すること.

倫理審査委員会[リンリシンサイインカイ]【 ethics committee 】『倫理』
倫理審査を行う委員会.

る

涙腺［ルイセン］【lacrimal gland】『解剖・生理』『口解・口生』
涙を産生する腺．

るいそう［ルイソウ］【thinness】『高齢』
やせている状態．筋肉・脂肪組織が病的に減少した症候である．

類天疱瘡［ルイテンポウソウ］【pemphigoid】『病理』『高齢』『口外』
自己免疫性水疱症．60歳以上の女性に好発する自己免疫疾患．上皮基底細胞下に水疱を形成する．

類皮嚢胞［ルイヒノウホウ］【dermoid cyst】『病理』『口外』
口腔では口腔底や舌下部正中部に好発する非歯原性発育性嚢胞．身体各所に発生するが，口腔での発生はまれ．嚢胞壁内に汗腺や脂腺，毛包などの皮膚付属器を含む．

類表皮嚢胞［ルイヒョウヒノウホウ］【epidermoid cyst】『病理』『口外』
口腔では口腔底や舌下部正中部に好発する非歯原性発育性嚢胞．身体各所に発生するが，口腔での発生はまれ．嚢胞壁内に汗腺や脂腺，毛包などの皮膚付属器を含まない．

ルートセパレーション［ルートセパレーション］【root separation】
➡歯根分離法

ルートチップピック［ルートチップピック］【root chip picks】『機器』『口外』
破折した根尖の除去に使用する器具．

ルートトランク［ルートトランク］【root trunk】『歯周』『予処・保指』
セメント-エナメル境から根分岐部までの距離．

ルートプレーニング［ルートプレーニング］【root planing】『歯周』
細菌や内毒素などによって汚染された病的セメント質や歯根面う蝕による軟化象牙質を除去し，根面を滑沢にすること．

ルートリセクション［ルートリセクション］【root resection】
➡歯根切除法

ルビーストーン［ルビーストーン］【ruby stone】『予処・保指』
人工石の粗砥石．潤滑剤は水．切れ味が鈍くなった器具の形態修正に使用する．きめは粗め．

ルミネスバッジ［ルミネスバッジ］【luminess badge】『放射線』
光刺激ルミネセンス線量計のこと．放射線の被曝線量を測定する個人モニタリング用線量計．

れ

霊長空隙 [レイチョウクウゲキ]【primate space】『口解・口生』『矯正』『小児』
上顎の乳側切歯と乳犬歯の間，および下顎の乳犬歯と第一乳臼歯の間に存在する空隙．霊長類にみられる．

レーザー [レーザー]【laser】『機器』『保存』
元になる媒質に強力なエネルギーを加えて励起し，光の誘導放出を促して増幅することにより得られる人工的な光．波長，位相および進行方向がそろっているため，自然光にはない特長を有する．歯科では半導体レーザー，Nd：YAG レーザー，Er：YAG レーザー，CO_2 レーザーなどが使われる．

レーザー蛍光法 [レーザーケイコウホウ]【illuminateing method】『保存』『機器』
レーザー蛍光強度測定装置を使用して，歯質にレーザーを照射して，う蝕の検査を行うこと．

レーダーチャート [レーダーチャート]【radar chart】『統計』
項目ごとに放射状に数値軸をとり，データを線で結んで多角形にするグラフ．複数の項目を比較してバランスをみる場合や時系列のデータから傾向を分析する場合などに利用される．

暦年齢 [レキネンレイ]【chronological age】『矯正』『小児』
出生時からの時間経過で評価する年齢のこと．一般社会でいう年齢．
＝暦齢

暦齢 [レキレイ]【chronological age】
➡暦年齢

レクタンギュラーワイヤー [レクタンギュラーワイヤー]【rectangular wire】『矯正』『材料』
アーチワイヤーの1つで，断面形態が長方形の角線．

レジオネラ症 [レジオネラショウ]【legionellosis】『生態』
レジオネラ菌を吸入することによる呼吸器感染症．病院，温泉やホテルなどでの感染例がある．高齢者への日和見感染に注意が必要．在郷軍人病ともいう．

レジン系仮封材 [レジンケイカフウザイ]【resinous temporary filling material】『材料』
光重合または化学重合で硬化するレジン系の仮封材．辺縁封鎖性および操作性も良好で除去も容易である．

レジン床 [レジンショウ]【resin base】『矯正』『補綴』
①床矯正装置の基本構成部である．クラスプ，唇側線，弾線などを維持する．矯正力の抵抗源である．
②歯肉色のレジンを材料とする義歯床．アクリリックレジン，ポリスルフォンなどの材料が用いられる．

レジンセメント [レジンセメント]【resin cement】『保存』
接着材．接着性モノマーを含有しており，接着のための処理をした歯質，金属，ポーセレン，レジンに物理化学的に強固な接着を示すのが特徴．MMA（メチルメタクリレート）系とコンポジットレジン系の2種類に分類される．
＝接着性レジンセメント

レジンダイレクトベニア修復［レジンダイレクトベニアシュウフク］【direct resin veneer】『保存』
コンポジットレジンでエナメル質面を直接被覆する修復法．

レジン添加型グラスアイオノマーセメント［レジンテンカガタグラスアイオノマーセメント］【resin-modified glass ionomer cement】『材料』『保存』『診補』
グラスアイオノマーセメントにレジン成分が添加されているもの．硬化初期の水分の影響を受けにくい．粉末-液タイプと，2種のペーストがシリンジやカートリッジに入っているタイプがある．

レスト［レスト］【rest】『補綴』
義歯の沈下，回転を防ぐ目的で用いられる小突起．小連結子により義歯床または大連結子に結合する．咬合面レスト，切縁レスト，舌面レスト，基底結節レストなどがある．

レストシート［レストシート］【rest seat】『補綴』
部分床義歯のレストを受け入れるために支台歯に形成される小窩．

レスポンデント条件づけ［レスポンデントジョウケンヅケ］【respondent conditioning】『障害』
いわゆる条件反射で，中性刺激と無条件刺激を繰り返し対呈示することで，中性的な刺激によって生理的反射を引き起こすようにすること．
＝古典的条件づけ

レセプター［レセプター］【receptor】
➡受容体

レセプト［レセプト］【receipt】
➡診療報酬明細書

レチウス条［レチウスジョウ］【striae of Retzius, line of Retzius, Retzius striae, Retzius line】『口解・口生』
エナメル質の成長線でエナメル小柱を斜めに横断して走っている．横断研磨切片では，歯髄腔を中心に同心円を描く．

レチノール［レチノール］【retinol, retinol acetate】『栄養』
ビタミンAのこと．緑黄色野菜にはβ-カロテン（プロビタミンA）として存在し，吸収後，必要に応じてレチノールに変換される．

裂溝［レッコウ］【fissure】『口解・口生』
歯の咬頭と咬頭の間にある深い溝．

レッシュ・ナイハン症候群［レッシュナイハンショウコウグン］【Lesch-Nyhan syndrome】『障害』『口外』
先天性代謝異常疾患．X連鎖劣性遺伝で男児に発症する．自傷行為による口唇の咬傷が特徴．

劣性遺伝［レッセイイデン］【recessive inheritance】『病理』
相同染色体上の両対立遺伝子に同時に変異がある場合に形質が顕在化すること．潜在遺伝ともいう．

レッドコンプレックス［レッドコンプレックス］【red complex】『歯周』『微生』
重度の歯周病に影響があるといわれている *P.gingivalis*, *T.denticola*, *T.forsythensis* の3菌種をさす．

レット症候群［レットショウコウグン］【Rett's syndrome】『障害』
女性のみにみられる退行性の発達障害．長い睡眠，筋緊張の低下，ジストニア，側彎，知的障害，てんかんなどの症状を特徴とする．乳児期以降に獲得した手の機能の消失と手もみ運動の出現が特徴である．

レディーキャスティングワックス［レディーキャスティングワックス］【ready casting wax】『材料』『診補』
鋳造用ワックス．鋳造鉤やパラタルバー，リンガルバーの原型材として用いられる．

レトロウイルス［レトロウイルス］【retrovirus】『微生』
レトロウイルス科に属するウイルス．ヒトT細胞白血病ウイルス，ヒト免疫不全ウイルスなど．

レトロモラーパッド［レトロモラーパッド］【retromolar pad】『補綴』
下顎最後方臼歯のすぐ後方に位置する粘液腺を含んだ軟組織からなる洋梨状の隆起．下顎義歯床後縁の設定ならびに仮想咬合平面の後方基準として利用される解剖学的指標．

レバン［レバン］【levan】
➡**フルクタン**

レビー小体型認知症［レビーショウタイガタニンチショウ］【dementia with Lewy bodies】『高齢』『診補』
認知症の1つ．パーキンソン症状，自律神経症状，レム睡眠行動異常が，精神・認知機能障害より以前にみられることが多い．

連結子［レンケツシ］【connector】『補綴』
部分床義歯の構成要素の1つで，大連結子と小連結子がある．
＝**連結装置**

連結装置［レンケツソウチ］【connector】
➡**連結子**

連合印象法［レンゴウインショウホウ］【combination impression】『保存』『診補』
同種あるいは異種の印象材を組み合わせた印象法．1回法（寒天・アルジネート印象材/シリコーンゴム印象材）と2回法（シリコーンゴム印象材）がある．

練成充塡器［レンセイジュウテンキ］【plastic filling instrument】『機器』『材料』『診補』
テンポラリーストッピングを加熱するための機器．

レンツロ［レンツロ］【lentulo】『機器』『保存』
根管用セメントを根管内に貼付するのに用いる機器．先端がらせん状で低速回転で使用する．
＝**スパイラルルートフィラー**

練和〔印象材の〕［レンワ〔インショウザイノ〕］【mixing】『材料』『診補』
ラバーボウルに印象材の粉末と水を入れ，スパチュラで攪拌すること．練和紙を使う場合や自動練和器もある．

ろ

ロイシン［ロイシン］【leucine】『栄養』
ヒトの必須アミノ酸の1つ．

老化［ロウカ］【aging，senescence】『高齢』
一般的に成人以降の，すべての生理機能が低下すること．

瘻管［ロウカン］【fistulous tract】『病理』『口外』
膿瘍と体表または膿瘍と体腔とを連絡する通路．

老眼［ロウガン］【presbyopia】『高齢』
加齢による調整力の低下に伴う近視障害．老視．

瘻孔［ロウコウ］【fistula，sinus tract】『病理』
膿瘍と体表または膿瘍と体腔とを連絡する瘻管の出口．

老人介護支援センター［ロウジンカイゴシエンセンター］『法律』
老人福祉法に規定され，主として居宅において介護を受ける高齢者・介護者と市町村，老人居宅生活支援事業を行う者，老人福祉施設，医療施設など福祉を増進することを目的とする事業を行う者らとの連絡調整・相談など総合的に行うことを目的とする施設．通称，在宅介護支援センター．

老人居宅生活支援事業［ロウジンキョタクセイカツシエンジギョウ］『法律』
老人福祉法に規定され，国および地方公共団体の責任で65歳以上の者に行う老人居宅介護等事業，老人デイサービス事業，老人短期入所事業，小規模多機能型居宅介護事業，認知症対応型老人共同生活援助事業および複合型サービス福祉事業．

老人性白内障［ロウジンセイハクナイショウ］【senile cataract：SC】『高齢』
加齢に伴い水晶体が濁る疾患．視界が悪くなる．

老人短期入所施設［ロウジンタンキニュウショシセツ］『法律』
短期入所生活介護に係る居宅介護サービス費，介護予防短期入所生活介護に係る介護予防サービスなどの老人短期入所事業を実施する施設．

老人デイサービスセンター［ロウジンデイサービスセンター］『法律』
老人福祉法に規定され，入浴，排せつ，食事などの介護，機能訓練，介護方法の指導などの老人デイサービス事業を実施する施設．

老人福祉センター［ロウジンフクシセンター］『法律』
老人福祉法に規定され，無料または低額な料金で，高齢者に関する相談や高齢者の健康増進，教養の向上，レクリエーションなどを供与することを目的とする施設．

老人福祉法［ロウジンフクシホウ］『法律』『高齢』
1963年に制定された，高齢者の心身の健康の保持および生活の安定のために必要な措置を講じることで高齢者の福祉の充実をはかることを目的とする法律．

老人保健法［ロウジンホケンホウ］『高齢』
1982年に高齢者の保健医療対策を総合的・体系的に整備するために制定された法律．2006年に「高齢者の医療の確保に関する法律」

に改正されている.

弄舌癖［ロウゼツヘキ］【tongue habit, tongue interposition】『矯正』『小児』
舌を上下顎歯列間に入れ込む癖.異常嚥下癖と一緒に起こる場合が多い.

ろう付け［ロウヅケ］【soldering, brazing】『材料』『補綴』『矯正』
金属の接合方法の1つ.接合される金属よりも低い融点の合金(ろう材)を溶解し,接合部分に流し込んで凝固させる.補綴装置や矯正用装置の金属部分の接合に使用される.

労働安全衛生法［ロウドウアンゼンエイセイホウ］『法律』『生態』
職場の安全衛生対策を推進することで労働者の安全と健康を確保するとともに,快適な職場環境の形成を目的とする法律.

労働基準監督署［ロウドウキジュンカントクショ］『生態』
労働基準法その他の労働者保護法規に規定され,事業場に対する監督および労災保険の給付など労働基準行政の第一線の実務を行う機関.

労働者災害補償保険［ロウドウシャサイガイホショウホケン］『法律』
労働者が業務上の理由または通勤途上に,災害などにより,負傷や疾病,障害,死亡などの状況に陥った場合,被災した労働者やその遺族に対して,保険の給付を行う制度.

漏斗状拡大〔根管の〕［ロウトジョウカクダイ〔コンカンノ〕］【funnel shaped preparation of root canal】
➡フレアー形成

老年化指数［ロウネンカシスウ］【aging index】『生態』
老年化指数＝老年人口/年少人口×100で表される.

老年歯科医学［ロウネンシカイガク］【geriatric dentistry, gerodontology】『高齢』
老年者の歯科保健・医療・福祉の分野における科学と技術に関する教育・研究および臨床の推進を目的とする学問領域.
＝高齢者歯科医学

老年人口［ロウネンジンコウ］【aged population】『生態』
65歳以上の人口のこと.

老齢年金［ロウレイネンキン］『法律』
老齢基礎年金の略.20〜60歳の40年間,全期間保険料を納めた人が65歳から満額の年金が支給される仕組み.

ローリング法［ローリングホウ］【rolling method】『予処・保指』
歯ブラシの脇腹を使うブラッシング法.歯ブラシの脇腹を歯と歯肉に当て,手首を回すように動かす.操作は容易だが,歯頸部の清掃効果が悪い.ロール法ともよぶ.

ローレル指数［ローレルシスウ］【Rohrer index】『小児』
身長と体重のバランスを示す指標.6歳以上の学童に用いる.
ローレル指数＝[体重(g)/身長(cm)^3]×10^4の式で算出する.160以上は太りすぎ,160〜145は太っている,145〜115は正常,115〜100はやせ,100以下はやせすぎと判定される．

ローワーシャンク［ローワーシャンク］【lower shank】
➡第1シャンク

濾過滅菌［ロカメッキン］【sterilization by filtration】『微生』
液体や気体において，細菌よりも小さな孔径のフィルターを通すことで細菌を除去する方法．

六画分［ロクカクブン］【sextant】『統計』
口腔診査の1つ．部分診査法で，口腔を6つに区分けし，それぞれの歯群を単位として観察・評価する方法である．
＝六分画法，sextant

六分画法［ロクブンカクホウ］【sextant】
➡六画分

ロコモティブ・シンドローム［ロコモティブシンドローム］【locomotive syndrome】『生態』
加齢に伴う筋力の低下や関節や脊椎の病気，骨粗鬆症などにより運動器の機能が衰えて，要介護や寝たきりになってしまったり，そのリスクの高い状態を表す言葉．ロコモと略す場合もある．

露髄［ロズイ］【pulp exposure】『保存』
歯髄が露出していること．

わ

矮小歯［ワイショウシ］【dwarfed tooth, microdont】『口解・口生』『病理』『生態』『小児』『保存』
正常より異常に小さい歯．極端に小さいものを痕跡歯，円錐形のものを円錐歯という．

ワイヤーカッター［ワイヤーカッター］
➡ワイヤーニッパー

ワイヤークラスプ［ワイヤークラスプ］【wire clasp】
➡線鉤

ワイヤーニッパー［ワイヤーニッパー］【wire nipper】『矯正』『機器』
歯科全般で一般的に使用するカッター．通常は比較的太いワイヤーの切断に用いる．
＝ワイヤーカッター

ワイヤーベンディングプライヤー［ワイヤーベンディングプライヤー］【wire bending pliers】『矯正』『機器』
線屈曲鉗子．ワイヤーを屈曲するプライヤー．

ワイル層［ワイルソウ］【Weil zone, Weil cell-free layer】
➡細胞希薄層

ワクチン［ワクチン］【vaccine】『微生』『薬理』
細菌やウイルスの感染に対する予防薬．

ワックス［ワックス］【wax】『材料』『診補』
➡歯科用ワックス

ワックスアップ［ワックスアップ］【wax pattern making, wax up, preparation of the wax pattern, waxing up】『補綴』
歯型上でインレーやクラウンの原型となるパターンをワックスでつくりあげる作業．ワックス操作の違いによっていくつかの方法がある．

ワックススパチュラ［ワックススパチュラ］【wax spatula】『機器』
ワックスの築盛や形成に用いる手用器具．

ワルシン腫瘍［ワルシンシュヨウ］【Warthin tumor】『病理』『口外』
多くは耳下腺に発生する良性腫瘍．多形腺腫に次いで発生頻度が高い．中年男性に多い．

ワルダイエル輪［ワルダイエルリン］【Waldeyer's ring】『口解・口生』
舌扁桃，口蓋扁桃，咽頭扁桃などリンパ組織が口峡を取り囲んでつくる部分のこと．

ワルファリン［ワルファリン］【warfarin, warfarin potassium】
➡ワルファリンカリウム

ワルファリンカリウム［ワルファリンカリウム］【warfarin, warfarin potassium】『薬理』『口外』
抗凝固作用を示す薬物．消化管から吸収するので経口で用いられる．服用時には，納豆などのビタミンKを多く含む食品を同時に摂らないようにする．
＝ワルファリン

彎曲徴［ワンキョクチョウ］【curve symbol】『口解・口生』
唇面（頬面）の近心半部は唇側（頬側）に向かって強く突出していること．

ワンタフトブラシ［ワンタフトブラシ］【single tufted toothbrush】『生態』『予処・保指』

小歯ブラシ．通常の歯ブラシより小さなブラシで，ブリッジや矯正装置装着部，最後臼歯の清掃に用いる．
＝インタースペースブラシ

A

A.actinomycetemcomitans [エーアクチノミセテムコミタンス]【 *Aggregatibacter actinomycetemcomitans* の略】
➡ *Aggregatibacter actinomycetemcomitans*

AAC [エーエーシー]【 augmentative and alternative communication の略】『障害』
補助代替コミュニケーションを応用する方法のこと．ジェスチャーや手話，絵カードやトーキングエイドなどの電子機器を利用したものなどがある．

ACE阻害薬 [エーシーイーソガイヤク]【 angiotensin converting enzyme inhibitor：ACEI】
➡**アンジオテンシン変換酵素阻害薬**

ACLS [エーシーエルエス]【 advanced cardiac life support の略】
➡**二次救命処置**

Actinomyces [アクチノマイセス]『微生』
嫌気性あるいは微好気性のグラム陽性桿菌で，分類学的には放線菌類に属す．

ADHD [エーディーエイチディー]【 attention deficit hyperactivity disorder の略】
➡**注意欠如多動症**

ADL [エーディーエル]【 activity of daily living の略】
➡**日常生活動作**

ADP [エーディーピー]【 adenosine 5'-diphosphate の略】『栄養』
アデノシン二リン酸．

AED [エーイーディー]【 automated external defibrillator の略】
➡**自動体外式除細動器**

Aggregatibacter actinomycetemcomitans [アグレガティバクターアクチノミセテムコミタンス]『生態』
侵襲性歯周炎の病原細菌で存在比率が高い通性嫌気性菌．
＝*A. actinomycetemcomitans*

AIDS [エイズ]【 acquired immunodeficiency syndrome の略】『病理』『微生』『歯周』『障害』『生態』『薬理』
ヒト免疫不全ウイルス（HIV）の感染により生じる疾患．免疫機能が低下し，日和見感染や感染症，悪性腫瘍が生じる．五類感染症．
＝**後天性免疫不全症候群**

AIPC法 [エーアイピーシーホウ]【 atraumatic indirect pulp capping の略】『保存』
非侵襲性歯髄覆髄法．暫間的間接覆髄法と同じ処置だが，原則として無麻酔で行う．

AL [エーエル]【 attachment level の略】
➡**アタッチメントレベル**

ALARAの原則 [アララノゲンソク]【 as low as reasonably achievable】『放射線』
「正当化された行為に関連した特定の線源からの個人の被曝線量，被曝する人数，および被曝する機会を経済的および社会的要因を考慮して合理的に達成できる限り低く保つ」という被曝低減の基本的考え方を表すもの．

ALS [エーエルエス]【 amyotrophic lateral sclerosis の略】
➡**筋萎縮性側索硬化症**

ALT［エーエルティー］【alanine transaminaseの略】『高齢』『診補』『口外』『臨検』
アミノ酸をつくり出す酵素．肝細胞が障害を受けると血中に流れ出すことから逸脱酵素といわれる．大部分は肝細胞に含まれる．肝炎の病態指標に用いられる．

AMP［エーエムピー］【adenosine 5'-monophosphateの略】『栄養』
アデノシン一リン酸．

ANB角［エーエヌビーカク］【ANB angle】『矯正』
頭部エックス線規格写真分析（セファロ分析）でA点（A），ナジオン（N）およびB点（B）のなす角度．上下顎骨の前後的位置関係を表す．

Angleの不正咬合分類［アングルノフセイコウゴウブンルイ］【Angle classification of malocclusion】『矯正』
Angleが発表した不正咬合の分類法．上下顎歯列の近遠心的咬合関係について上顎第一大臼歯を基準としてI，II，III級に分類したものである．

APF［エーピーエフ］【acidulated phosphate fluoride solution】
➡リン酸酸性フッ化ナトリウム

AS（L）O試験［アスローシケン］【ASO inspection】『微生』『口外』
A群溶血性レンサ球菌の感染の有無を調べる検査法．

ASD［エーエスディー］【autism spectrum disordersの略】
➡自閉スペクトラム症

AST［エーエスティー］【aspartate aminotransferase, aspartate transaminaseの略】『高齢』『診補』『口外』『臨検』
アミノ酸をつくり出す酵素．肝細胞が障害を受けると血中に流れ出すことから逸脱酵素といわれる．肝臓の細胞以外にも心臓や手足の筋肉，赤血球にも含まれる．肝機能の指標．

ATP［エーティーピー］【adenosine 5'-triphosphateの略】
➡アデノシン三リン酸

A型肝炎［エーガタカンエン］【hepatitis A】『生態』『口外』
A型肝炎ウイルスによる肝炎．急性の症状を呈する．四類感染症．

A型肝炎ウイルス［エーガタカンエンウイルス］【hepatitis A virus：HAV】『微生』
ピコルナウイルス科ヘパトウイルス属に含まれるRNAウイルス．食物（特にカキやシジミなどの貝類）や水による経口感染を主として伝播する．
＝HAV

A点〔セファロ分析の〕［エーテン〔セファロブンセキノ〕］【A-point, point A】『矯正』
頭部エックス線規格写真分析（セファロ分析）に用いる計測点の1つ．上顎歯槽基底部外形線上の最深点である．

A類疾病［エールイシッペイ］『生態』
予防接種法において，集団予防に比重をおいた疾病．

B

Barthel Index［バーセルインデックス］【BI】『高齢』
日本で最も使用されているADL評価法．食事，移乗，整容，トイレ，入浴，歩行，階段昇降，更衣，排便，排尿の10項目を自立，部分介助，全介助の3段階で評価する尺度．点数が高いほどADLの自立を意味する．
▶『高齢者歯科学』p.102参照

BDR指標［ビーディーアールシヒョウ］【assessment of independence for brushing, denture wearing, mouth rinsing：BDR index】『高齢』『予処・保指』
日常生活における口腔清掃の自立度判定に用いられる．「歯磨き」，「義歯着脱」，「うがい」の3項目．自立，一部介助，全介助の3段階で評価する．
＝口腔清掃自立度判定基準
▶『歯科予防処置論・歯科保健指導論』p.380参照

Bis-GMA［ビスジーエムエー］【bisphenol-A-glycidyl methacrylateの略】『材料』
コンポジットレジンのマトリックスレジンの成分の1つ．

Blackの窩洞分類［ブラックノカドウブンルイ］【Black's cavity classification】『保存』
G.V.Blackがう蝕の部位による発生頻度，窩洞形成や修復の共通性を考慮して窩洞を分類したもの．1級～5級に分類される．

BLS［ビーエルエス］【basic life supportの略】
➡一次救命処置

BMI［ビーエムアイ］【body mass indexの略】
➡体格指数

BOD［ビーオーディー］【biochemical oxygen demandの略】『生態』
生物化学的酸素要求量．水中の有機物が好気性菌により安定な物質に分解されるのに必要な酸素量であり，この値が大きいと汚染の程度が高いことを示す．

BOP［ビーオーピー］【bleeding on probingの略】『歯周』『予処・保指』
ブリーディングオンプロービング．プロービング時の出血であり，ポケット底部の炎症を反映する指標である．出血があれば，炎症があるとみなす．

BPSD［ビーピーエスディー］【behavioral and psychological symptoms of dementiaの略】『高齢』
認知症の行動と心理症状のこと．以前は中核症状に対する周辺症状といわれたが，近年はBPSDが一般的である．

BP［ビーピー］【bisphosphonate：BP】
➡ビスフォスフォネート

BRONJ［ブロンジェ］【bisphosphonate-related osteonecrosis of the jaw：BRONJ】
➡ビスフォスフォネート関連顎骨壊死

BSE［ビーエスイー］【bovine spongiform encephalopathyの略】『生態』
狂牛病，牛海綿状脳症．牛の病気の1つ．牛の脳の組織がスポンジ状になり，異常行動，運動失調などを示し，死亡するとされている．

BUN［ビーユーエヌ］【blood urea nitrogenの略】『高齢』『口外』『臨検』
血中尿素窒素．タンパク質の代謝産物．脱水のほか，高タンパク食の摂取などでも高値となる．腎機能検査の1つ．

B型肝炎［ビーガタカンエン］【hepatitis B：HB】『生態』『口外』
血液を媒介とするほか，母子感染や性行為によって感染する肝炎．医療従事者を含むハイリスクグループには予防接種が勧奨されている．2016年以降の出生児からワクチン定期接種の対象となった．五類感染症．

B型肝炎ウイルス［ビーガタカンエンウイルス］【hepatitis B virus：HBV】『微生』
ヘパドナウイルス科オルトヘパドナウイルス属に分類されるDNAウイルスである．肝機能障害の原因となる．
＝HBV

B型肝炎免疫グロブリン［ビーガタカンエンメンエキグロブリン］【hepatitis B immunoglobulin】『微生』『口外』
B型肝炎ウイルス(HBV)の感染防御抗体(HBs抗体)．HBVに免疫をもたない医療関係者らがHBV陽性の血液による汚染事故を起こした場合の緊急時の感染予防(受動免疫)に用いる．筋肉内注射(投与)後，短時間(48時間)で血中に高いHBs抗体価が得られるが，短期間のうちに代謝されて減少する(半減期は約2週間)．

B点〔セファロ分析の〕［ビーテン〔セファロブンセキノ〕］【B-point，point B】『矯正』
頭部エックス線規格写真分析(セファロ分析)に用いる計測点の1つ．下顎歯槽基底部外形線上の最深点．

B類疾病［ビールイシッペイ］『生態』
予防接種法において，個人予防に比重をおいた疾病．

C

CAD/CAM［キャドキャム］【computer aided designing/computer aided manufacturingの略】『材料』『補綴』
コンピュータを利用した三次元的な製品の設計(CAD)と加工(CAM)のシステムのこと．

CAD/CAM用セラミックス［キャドキャムヨウセラミックス］【CAD/CAM ceramics】『材料』
CAD/CAMによる切削加工用のセラミック材料．

Candida albicans［カンジダアルビカンス］『微生』『口外』
常在菌であり口腔，腸管，皮膚，膣などに常在し，口腔では舌背から高頻度に検出される二形性真菌である．口腔カンジダ症の原因細菌．
＝**カンジダ・アルビカンス**

CBCT［シービーシーティー］【cone-beam CTの略】
➡**歯科用コーンビームCT**

CDC［シーディーシー］【centers for disease control and preventionの略】
➡**米国疾病予防管理センター**

CDR［シーディーアール］【clinical dementia ratingの略】『高齢』『予処・保指』
1982年にハーグらが開発した認知症の重症度を評価するスケール．国際的に広く用いられている．
▶『歯科予防処置論・歯科保健指導論』p.439参照

CEJ［シーイージェイ］【cemento-enamel junctionの略】
➡**セメント-エナメル境**

CFI［シーエフアイ］【community fluorosis indexの略】
➡**地域フッ素症指数**

CI［シーアイ］【calculus indexの略】『統計』
OHIにおける歯石の指数である．

CO［シーオー］【caries observation toothの略】
➡**要観察歯**

CO_2レーザー［シーオーツーレーザー］【carbone dioxide laser, CO_2 laser】『保存』『機器』
炭酸ガスレーザー．水に吸収されやすいため生体組織の表面に作用し，深部にまで侵襲が及びにくい．臨床では軟組織の切開などに応用される．

COD［シーオーディー］【chemical oxygen demandの略】『生態』
化学的酸素要求量．有機物が酸化剤で酸化分解されるのに必要な酸素量で，この値が大きいと汚染の程度が高い．

COPD［シーオーピーディー］【chronic obstructive pulmonary diseaseの略】
➡**慢性閉塞性肺疾患**

C-P［シーピー］【care planの略】
➡**ケア計画**

CPI［シーピーアイ］【community periodontal indexの略】
➡**地域歯周疾患指数**

CPIプローブ［シーピーアイプローブ］【CPI probe】『統計』
CPIの診査に用いるプローブ．先端が直径0.5mmの球状をなし，先端から3.5mmと5.5mmの間に黒い目盛りがあり，先端から8.5mmと11.5mmの部位に刻みが入っている．

CPR［シーピーアール］【cardiopulmonary

resuscitationの略】『診補』
心肺蘇生の総称．BLSとACLSの範囲がある．呼吸停止，心停止とみられる人の救命のために行う補助的方法．胸骨圧迫を主に行い，気道の確保，人工呼吸を行う．

CRP［シーアールピー］【C-reactive protein の略】『高齢』『臨検』
C反応性タンパク．炎症や組織細胞の破壊が起こると血清中に増加するタンパク質．炎症マーカー．

CRシリンジ［シーアールシリンジ］【CR syringe】『機器』
コンポジットレジンやセメントを窩洞に填入するために用いるシリンジ．

CT［シーティー］【calcitonin の略】
➡カルシトニン

CT［シーティー］【computed tomography, computerized tomography の略】
➡コンピュータ断層撮影法

CT［シーティー］【clinical technologist の略】
➡臨床検査技師

C型肝炎［シーガタカンエン］【hepatitis C：HC】『生態』『口外』
血液を介して感染するC型肝炎ウイルス（HCV）によるウイルス性肝炎．HCVキャリアの多くは慢性肝炎の症状を呈し，その一部が肝硬変や肝癌へと進行していく．五類感染症．

C型肝炎ウイルス［シーガタカンエンウイルス］【hepatitis C virus：HCV】『微生』
フラビウイルス科ヘパシウイルス属に分類されるRNAウイルス．
＝HCV

C細胞［シーサイボウ］【C cell】『栄養』
甲状腺のカルシトニン分泌細胞．

D

DarbyとWalshのヒューマンニーズ概念モデル［ダービートウォルシュノヒューマンニーズガイネンモデル］【human needs conceptual model】『DH 総論』
歯科衛生に関連した対象者のニーズを把握する理論的枠組み.

Deanの分類［ディーンノブンルイ］【Dean classification, Dean index】『生態』
Deanによる歯のフッ素症の分類法.

def者率［ディーイーエフシャリツ］『統計』
乳歯う蝕の指数の1つ. d, e, fのいずれか1歯以上有する被検者の数/被検者数×100(%)で表す.

def歯率［ディーイーエフシリツ］『統計』
乳歯う蝕の指数の1つ. 被検者におけるdef歯の合計/観察された被検歯の合計×100(%)

Dentocult®-LB［デントカルトエルビー］『生態』『予処・保指』
う蝕活動性試験の1つ. 唾液を検体とし, 乳酸菌数を測定する.

Dentocult®-SM［デントカルトエスエム］『生態』『予処・保指』
う蝕活動性試験の1つ. 唾液を検体とし, ミュータンスレンサ球菌数を測定する.

Dentbuff®-Strip［デントバフストリップ］『生態』『予処・保指』
う蝕活動性試験の1つ. 唾液を検体とし, 唾液緩衝能を評価する.

DHA［ディーエイチエー］【docosahexaenoic acidの略】
➡**ドコサヘキサエン酸**

DI［ディーアイ］【debris indexの略】『統計』
OHIにおけるプラーク指数.

DMAT［ディーマット］【disaster medical assistance team】
➡**災害派遣医療チーム**

DMF［ディーエムエフ］【decayed missing filledの略】『統計』
う蝕の指数に用いられる用語. 永久歯において, D(decayed)は未処置う蝕, M(missing because of caries)はう蝕による喪失歯, F(filled)はう蝕による処置歯をさす. 乳歯の場合は小文字を用いる.

DMFT［ディーエムエフティー］【decayed missing filing teethの略】『小児』『統計』『生態』
う蝕の指数の1つ. 永久歯におけるう蝕経験歯数.

DMFT指数［ディーエムエフティー指数］【DMF tooth index】『生態』『統計』
う蝕の指数の1つ. 永久歯の一人平均う蝕経験歯数. 被検者全員におけるDMF歯の合計/被検者数で表す.

DMF歯率［ディーエムエフシリツ］【decayed missing filled tooth rate】『統計』
う蝕の指数の1つ. 永久歯において被検者におけるDMF歯面の合計／被検歯数(喪失歯を含む)×100(%).

DMF者率［ディーエムエフシャリツ］【percentage of person with one or more DMF teeth】『統計』
う蝕の指数の1つ. 永久歯において, D, M, Fいずれかを1歯以上有する被検者の数／被検者数×100(%)

E

EBAセメント［イービーエーセメント］【o-ethoxybenzoic acid cement】『材料』『保存』
ユージノールセメントを改良した材料.

EBM［イービーエム］【evidence based medicineの略】『DH総論』『統計』
エビデンス（科学的根拠）に基づく医療.

ED_{50}［イーディーゴジュウ］【effective dose 50の略，median effective dose】
➡**50%有効量**

EDTA製剤［イーディーティーエーセイザイ］【ethylene diaminete tetraacetic acid solution】『保存』『薬理』
キレート剤の根管清掃薬．無機質溶解剤．pHが中性で組織傷害性もほとんどないため，安全な薬剤である.

EMG［イーエムジー］【electromyogram, electromyographyの略】
➡**筋電図**

EMR［イーエムアール］【electric measuring method of root canal lengthの略】
➡**電気的根管長測定**

ENAP［イーエヌエーピー］【excisional new attachment procedureの略】
➡**新付着術**

EOG滅菌［イーオージーメッキン］【ethylene oxide gas sterilization】
➡**エチレンオキサイドガス滅菌**

E-P［イーピー］【educational planの略】
➡**教育計画**

EPA［イーピーエー］【eicosapentaenoic acidの略】
➡**エイコサペンタエン酸**

EpsteinBarrウイルス［エプスタインバーウイルス］【Epstein-Barr virus】『微生』
口腔・気道を介して咽頭上皮で感染し増殖する．ヒトではBurkittリンパ腫と上咽頭癌との関連が指摘されている.

Er：YAGレーザー［エルビウムヤグレーザー］【Erbium YAG laser】『保存』『機器』
エルビウムヤグレーザー．非常に水に吸収されやすく，アパタイトの結合を崩壊させることにより硬組織の切削が可能である．歯石除去に用いるほか，口腔軟組織の処置にも応用される.

ES細胞［イーエスサイボウ］【embryonic stem cell】『倫理』
体外受精によってつくられた胚を培養して作製された幹細胞．人体を構成するあらゆる細胞に分化することができる.

Eライン［イーライン］【esthetic line】『矯正』
顔面側貌において鼻尖とオトガイ部に接する線．上唇と下唇の突出度の評価に用いる.
＝**エステティックライン**

F

FAST［エフエーエスティー］【functional assessment staging の略】『診補』『予処・保指』
認知機能の障害が重症化する各ステージで生じる問題を日常生活動作(ADL)を基準として判定する評価法.
▶『歯科予防処置論・歯科保健指導論』p.438参照

FBS［エフビーエス］【fasting blood sugar の略】『診補』
空腹時血糖値. 基準値は60〜110 mg/dLである.

FC［エフシー］【formocresolの略】
➡**ホルムクレゾール**

FDI［エフディーアイ］【Fédération Dentaire Internationale〈仏〉の略】
➡**世界歯科連盟**

FDI方式〔歯式〕［エフディーアイホウシキ〔シシキ〕］【two-digit system】『口解・口生』
歯式の1つ. 歯の位置と歯種を2桁の番号で示す方式.
▶『口腔解剖学・口腔組織発生学・口腔生理学』p.77参照

FG［エフジー］【formalin guaiacolの略】
➡**ホルマリン**

FH平面［エフエイチヘイメン］【Frankfort horizontal plane, Frankfort plane】
➡**フランクフルト平面**

FIM［フィム］【functional independence measureの略】
➡**機能的自立度評価表**

FOP［エフオーピー］【flap operationの略, flap surgery】
➡**フラップ手術**

FT［エフティー］【food testの略】
➡**フードテスト**

Fusobacterium nucleatum［フゾバクテリウムヌクレアタム］『微生』
グラム陰性偏性嫌気性桿菌. 壊死性潰瘍性歯肉炎, 慢性歯周炎との関連が指摘されている.

F検定［エフケンテイ］【F-test】『統計』
分散が等しくないかどうか(等分散性)を確認するための検定のこと.
＝**等分散検定**

G

G［ジー］『生態』
学校歯科健康診断の歯肉の状態の検査において，歯科医師による診断と治療が必要な歯周疾患の者をさす記号．

GABA［ギャバ］【 γ-aminobutyric acid の略 】
➡**γ-アミノ酪酸**

GERD［ガード］【 gastroesophageal reflux disease の略 】
➡**胃食道逆流症**

GFR［ジーエフアール］【 glomerular filtration rate の略 】『高齢』
単位時間あたりに腎臓のすべての糸球体により濾過される血漿量（腎糸球体濾過量）．腎不全は糸球体での濾過ができないため，GFR でその進行度を知ることができる．

GI〔Löe and Silnessの〕［ジーアイ（ルーアンドシルネスノ）］【 gingival index の略 】
➡**歯肉炎指数**

Glickmanの根分岐部病変分類［グリックマンノコンブンキブビョウヘンブンルイ］【 Glickman's furcation classification 】『歯周』『予処・保指』
根分岐部病変の分類の1つ．1級～4級までである．

GO［ジーオー］【 gingivitis under observation の略 】『生態』『予処・保指』
学校歯科健康診断の歯肉炎要観察者の記号．歯肉状態の検査において，歯肉に軽度の炎症症候があるが，歯石沈着は認められず，注意深いブラッシングを行うことによって炎症症候が消退するような歯肉の状態をさす．

GOHAI［ゴーハイ］【 general oral health assessment index の略 】『高齢』
口腔に関連した包括的な健康関連QOLを評価する尺度のこと．機能面，心理社会面，疼痛・不快の3つの項目より構成されている．
▶『高齢者歯科学』p.106参照

GTF［ジーティーエフ］【 glucosyltransferase の略 】『微生』
グルコシルトランスフェラーゼ．グルコースをつなぎあわせてグルカンを合成する．

GTP［ジーティーピー］【 guanosine 5' triphosphate の略 】『栄養』『薬理』
生体内ヌクレオチドの一種で，グアノシンにリン酸が3分子結合したもの．ATPと同等の化学エネルギーをもち，ATPと互換可能である．主に細胞内シグナル伝達やタンパク質の機能の調節に用いられる．

GTR法［ジーティーアールホウ］【 guided tissue regeneration の略 】
➡**歯周組織再生誘導法**

H

HAV [エイチエーブイ]【hepatitis A virusの略】
➡A型肝炎ウイルス

HbA1c [ヘモグロビンエーワンシー]【hemoglobin A1cの略】『臨検』『診補』『高齢』『口外』
糖尿病を診断する1つの指標. HbA1cは, 赤血球中に含まれているHb(ヘモグロビン)にブドウ糖が結合したもので, 血中のブドウ糖が多いほど高くなる. 高血糖状態を反映する項目. 過去1〜2カ月の血糖値の平均を測定できる. 6.5%以上で糖尿病を強く疑う. 基準値は6.0%未満.

HBs抗原/抗体 [エイチビーエスコウゲン/コウタイ]【HBs-antigen/antibody】『高齢』『口外』『臨検』
B型肝炎ウイルス(HBV)に現在感染しているか, 過去に感染したことがあるかの判断の指標である.

HBV [エイチビーブイ]【hepatitis B virusの略】
➡B型肝炎ウイルス

HCV [エイチシーブイ]【hepatitis C virusの略】
➡C型肝炎ウイルス

HDS-R [エイチディーエスアール]【Hasegawa's dementia scale revisedの略】
➡改訂長谷川式簡易知能評価スケール

HIV [エイチアイブイ]【human immunodeficiency virusの略】
➡ヒト免疫不全ウイルス

HSV [エイチエスブイ]【herpes simplex virusの略】
➡単純ヘルペスウイルス

Hファイル [エイチファイル]【H file, H-type file, hedstroem file】『機器』
ファイリング操作のみによって根管拡大する手用切削器具. 断面が勾玉(まがたま)状のため表記記号は「○」で示す.

I

IADL［アイエーディーエル］【instrumental activities of daily livingの略】『高齢』『予処・保指』
手段的日常生活動作．電話の使用，買物，食事の支度，家事，洗濯，外出時の移動，服薬，家計管理の8項目で評価するIADL Scaleがある．
▶『高齢者歯科学』p.103参照

IADR［アイエーディーアール］【International Association for Dental Researchの略】『生態』
国際歯科研究学会．

IFN［アイエフエヌ］【interferonの略】
➡**インターフェロン**

ICDAS［アイシダス］【International caries detection and assessment system】『統計』
初期う蝕の処置の要否を判断するためのう蝕の診断基準．

ICD-11［アイシーディーイレブン］【International Classification of Diseases-11】『生態』
「疾病及び関連保健問題の国際的統計分類 第11版」(2018年)．世界保健機関憲章に基づき，WHOが作成した分類．

ICF［アイシーエフ］【International Classification of Functioning, Disability and Healthの略】
➡**国際生活機能分類**

ICIDH［アイシーアイディーエイチ］【International Classification of Impairments, Disabilities, and Handicapsの略】
➡**国際障害分類**

ICU［アイシーユー］【intensive care unitの略】
➡**集中治療室**

IFDH［アイエフディーエイチ］【International Federation of Dental Hygienistsの略】
➡**国際歯科衛生士連盟**

Ig［アイジー］【immunoglobulinの略】『病理』
免疫グロブリン．抗体を構成するタンパク質．

IgE［アイジーイー］【immunoglobulin Eの略】『微生』『薬理』『口外』『病理』
I型アレルギーを起こす抗体．

IL［アイエル］【interleukinの略】
➡**インターロイキン**

IPBOC［アイピービーオーシー］【Integrated Package of Basic Oral Careの略】『生態』
1998年にWHOが示した開発途上国における口腔保健戦略．①緊急治療，②口腔健康教育とオーラルヘルスプロモーション，③フッ化物配合歯磨剤の普及，④非侵襲性修復治療の4項目からなる．

IPC法［アイピーシーホウ］【indirect pulp cappingの略】
➡**暫間的間接覆髄法**

iPS細胞［アイピーエスサイボウ］【induced pluripotent stem cell】『解剖・生理』
体細胞に遺伝子導入などの先進的な技術で発明された多分化能を付与した多能性幹細胞．

IQ［アイキュー］【intelligence quotientの略】
➡**知能指数**

ISO［アイエスオー］【International Organization for Standardizationの略】『材料』
国際標準化機構．工業規格を国際的に標準化する組織．

J

JAICOH［ジャイコ］【Japan Association of International Cooperation for Oral Health の略】『生態』
歯科保健医療国際協力協議会．わが国の歯科領域の国際協力活動を行うNGO団体の連絡協議会である．国際協力活動に関する情報交換，学生活動への支援，人材育成，他職種との連携などの活動を行っている．

JASマーク［ジャスマーク］【Japanese agricultural standard mark の略】『栄養』
農林水産省の品質保証の規格に適合したものに付与されるマーク．

JCS［ジェイシーエス］【Japan coma scale の略】『高齢』
意識障害の評価方法．
▶『高齢者歯科学』p.327 参照

JICA［ジャイカ］【Japan International Cooperation Agency の略】『生態』『DH 総論』
国際協力機構．わが国の政府援助機関．開発途上国からの研修員の受け入れ，専門家の派遣，機材供与，技術協力プロジェクトや開発途上国の開発調査，青年海外協力隊，シニア海外ボランティアの派遣事業，国際緊急援助などを行っている．

JIS［ジス］【Japanese industrial standards の略】
➡日本産業規格

K

Keyesの3つの輪［カイスノミッツノワ］【Keyes' three-cycle diagram】『生態』『病理』『予処・保指』
Keyesが示した，う蝕の発生要因の概念図．各要因（宿主と歯の感受性-口腔細菌-発酵性糖質）が同時に作用した結果，う蝕が発生することを示している．
＝カイスの3つの輪

KJ法［ケージェイホウ］【KJ-method】『予処・保指』
川喜田二郎が考案した問題解決技法（名称は考案者のイニシャル）．収集した情報を秩序立て統合することで，新しい発想や解決策を得ていく手法．

KYT［ケーワイティー］【kiken yochi training の略】『診補』
危険予知訓練．事故発生を未然に防ぐ目的で，作業に潜む危険を予測し，的確に回避できる感性を身につける訓練．

Kファイル［ケーファイル］【K file】『保存』『機器』
リーミング（回転操作）とファイリング（牽引操作）が可能なリーマーの約2倍のねじりのあるファイル．表記記号は「□」である．

L

Lactobacillus［ラクトバチルス］『微生』
強い乳酸産生能をもつ乳酸桿菌.

LD［エルディー］【learning disabilities, learning disorders の略】
➡学習障害

LD_{50}［エルディーゴジュウ］【lethal dose 50 の略, median lethal dose, half lethal dose】
➡50%致死量

LDDS［エルディーディーエス］【local drug delivery system の略】
➡局所薬物配送システム

LED 光照射器［エルイーディーヒカリショウシャキ］【light emitting diode irradiator】『機器』
発光ダイオード(LED) を光源とする照射器.

Lindhe＆Nymanの根分岐部病変分類［リンデアンドニーマンノコンブンキブビョウヘンブンルイ］【Lindhe＆Nyman's furcation classification】『歯周』『予処・保指』
根分岐部病変の分類の1つ. 1度はプローブが分岐部に入るが, 歯の幅の1/3以内, 2度はプローブが分岐部に入るが, 歯の幅の1/3以上で貫通しない, 3度はプローブが分岐部を貫通する, として分類する.

LPS［エルピーエス］【lipopolysaccharide の略】
➡リポ多糖

M

Mann-WhitneyのU検定［マンホイットニーノユーケンテイ］【Mann-Whitney U test】『統計』
2群間で対応がなく分散も異なり変数が正規分布しないと考えられる場合に用いられるノンパラメトリックな検定.

MFP［エムエフピー］【sodium monofluorophosphateの略】
➡**モノフルオロリン酸ナトリウム**

MFT［エムエフティー］【myofunctional therapyの略】
➡**口腔筋機能療法**

MI［エムアイ］【minimal interventionの略】
➡**ミニマルインターベンション**

MI［エムアイ］【motivational interviewingの略】
➡**動機づけ面接法**

MIDORIモデル［ミドリモデル］【MIDORI model】
➡**プリシード・プロシードモデル**

Millerの分類［ミラーノブンルイ］『歯周』『予処・保指』
歯の動揺度の分類. 0度は生理的な動揺の範囲(0.2mm以内), 1度は唇(頬)舌(口蓋)的にわずかに動揺(0.2〜1mm), 2度は唇(頬)舌(口蓋)的, 近遠心的に中程度動揺(1〜2mm), 3度は唇(頬)舌(口蓋)的, 近遠心的に動揺し(2mm以上), または垂直的に動揺する, として分類する.

MMA系レジンセメント［エムエムエーケイレジンセメント］【MMA-based luting agent】『材料』『保存』
メチルメタクリレート(MMA)を液剤の主成分, そのポリマー(PMMA)を粉末の主成分とする接着材料. 修復物, 補綴装置, 硬組織(歯)の相互間の接着, 動揺歯の固定のほか, 歯列矯正用アタッチメントやブラケットを歯や修復物に接着するためなどに用いる.

MMRワクチン［エムエムアールワクチン］【measles, mumps and rubella vaccine】『微生』
麻疹, 流行性耳下腺炎, 風疹の各弱毒化ウイルスが混合された生ワクチン.

MMSE［エムエムエスイー］【mini-mental state examinationの略】『高齢』『予処・保指』
1975年に米国のFolstein夫妻が開発した世界で最も広く使われている認知機能の評価スケール. 国際比較する際にも有用である.
▶「高齢者歯科学」p.110参照
▶『歯科予防処置論・歯科保健指導論』p.428参照

MRI［エムアールアイ］【magnetic resonance imagingの略】
➡**磁気共鳴画像撮像法**

mRNA［エムアールエヌエー］【messenger RNAの略】
➡**メッセンジャーRNA**

MRSA［エムアールエスエー］【methicillin-resistant *Staphylococcus aureus*の略】
➡**メチシリン耐性黄色ブドウ球菌**

MSB培地［エムエスビーバイチ］【mitis-salivarius sucrose bacitracin medium】『微生』
ミュータンスレンサ球菌選択培地

のこと．

MS 培地［エムエスバイチ］【mutans streptococci medium】『微生』
口腔レンサ球菌の分離に用いる培地のこと．

MTA セメント［エムティーエーセメント］【mineral trioxide aggregate cement】『保存』
米国で開発された穿孔部封鎖および逆根管充塡用セメント．日本では直接覆髄薬として認められている．

MTM［エムティーエム］【minor tooth movementの略，limited orthodontic treatment：LOT】『矯正』
限局的な歯の移動のこと．小児期における抑制矯正，成人期における補助的矯正歯科治療とほぼ同じ．

MWST［エムダブリューエスティー］【modified water swallowing test，modified water swallow testの略】
➡改訂水飲みテスト

N

n-3系脂肪酸［エヌサンケイシボウサン］【n-3 fatty acid】『栄養』
不飽和脂肪酸の1つ．α-リノレン酸，エイコサペンタエン酸(EPA)，ドコサヘキサエン酸(DHA)．

n-6系脂肪酸［エヌロクケイシボウサン］【n-6 fatty acid】『栄養』
不飽和脂肪酸の1つ．リノール酸，アラキドン酸．

Nd：YAGレーザー［ネオジウムヤグレーザー］【neodymium YAG laser】『機器』『保存』
ネオジウムヤグレーザー．臨床では止血や凝固などに適し，軟組織の切開にも使用されるが，組織浸透性が高いため注意が必要である．

Neisseria［ナイセリア］『微生』
ナイセリア属菌．ヒトに病原性を示すものは，髄膜炎菌と淋菌がある．

Newbrunの4つの輪［ニューブルンノヨッツノワ］【Newbrun tetrad of dental caries】『予処・保指』『生態』
「Keyesの3つの輪」の宿主(歯の質や唾液)，発酵性糖質，細菌の要因に「時間」因子を加え，これら4つが重なり合ったとき，う蝕が発症する可能性が高いとしたもの．Newbrunが提唱した．

NGO［エヌジーオー］【non-governmental organizationの略】『生態』
非政府機関．

NK細胞［エヌケーサイボウ］【natural killer cell】
➡**ナチュラルキラー細胞**

NPO［エヌピーオー］【non-profit organizationの略】『生態』
非営利団体．

NSAIDs［エヌセイズ］【non-steroidal antiinflammatory drugsの略】
➡**非ステロイド性抗炎症薬**

NST［エヌエスティー］【nutrition support teamの略】
➡**栄養サポートチーム**

O

O157 [オーイチゴーナナ]『微生』『病理』
腸管出血性大腸菌．志賀毒素を産生し，出血性大腸炎や溶血性尿毒素症候群を引き起こす．

OBM [オービーエム]【opinion based medicine の略】『統計』
主観的・経験的・定性的な意見に基づく医療のこと．

ODA [オーディーエー]【official development assistance の略】『生態』
政府開発援助．開発途上国の開発のために，各国の政府援助機関が提供する公的資金のこと．資金(贈与・貸付など)および技術提供がある．

OHI [オーエイチアイ]【oral hygiene index の略】『予処・保指』『統計』
歯面に付着しているプラークと歯石の付着・沈着面積を観察し，口腔衛生状態を評価する指標．口腔内(第三大臼歯を除く)を6分割し，唇頬側と舌側で最も高い値をその区画の代表の値とし，全区分の合計を区分の数で割り，プラークと歯石を合算して計算する．

$$\mathrm{OHI}=\mathrm{DI}+\mathrm{CI}=\frac{\text{プラークスコアの合計}}{\text{被検区分数}}+\frac{\text{歯石スコアの合計}}{\text{被検区分数}}$$

▶『歯科予防処置論・歯科保健指導論』p.158参照
▶『保健情報統計学』p.54参照

OHI-S [オーエイチアイエス]【oral hygiene index-simplified の略】『予処・保指』『統計』
OHIの簡易法．判定法はOHIと同じである．診査歯は，6┘，1┘，└6，┌6，┌1，6┐であり，┌6，6┐は舌側を，他は唇頬側を観察する．

▶『歯科予防処置論・歯科保健指導論』p.159参照
▶『保健情報統計学』p.55参照

O' LearyのPCR [オレリーノピーシーアール]【O'Leary plaque control recordの略】
➡プラークコントロールレコード

O-P [オーピー]【observation plan の略】
➡観察計画

OSAS【obstructive sleep apnea syndrome の略】
➡閉塞性睡眠時無呼吸症候群

OT [オーティー]【occupational therapist の略】
➡作業療法士

Oデータ [オーデータ]【objective data の略】
➡客観的情報

P

P.gingivalis［ピージンジバリス］【*Porphyromonas gingivalis*の略】
➡*Porphyromonas gingivalis*

P.intermedia［ピーインターメディア］【*Prevotella intermedia*の略】『微生』
➡*Prevotella intermedia*

PCR［ピーシーアール］【plaque control recordの略】
➡プラークコントロールレコード

PD［ピーディー］【pocket depthの略】
➡ポケットデプス

PDCAサイクル［ピーディーシーエーサイクル］【plan-do-check-act cycle】『予処・保指』『生態』
事業展開における，計画(plan)，実施(do)，評価(check)，改善(action)という基本の進め方．

PDI［ピーディーアイ］【periodontal disease indexの略】
➡歯周疾患指数

PECS［ペクス］【picture exchange communication systemの略】『障害』
絵カード交換式コミュニケーションシステム．絵カードを介して，相手の指示を受けるだけではなく，自分からも意思を伝えるという双方向のコミュニケーションを支援するシステム．

PEG［ペグ］【percutaneous endoscopic gastrostomyの略】
➡胃瘻

pH［ピーエイチ／ペーハー］【hydrogen ion exponentの略，power of hydrogen, potential of hydrogen】『栄養』『微生』
水素イオン指数．水溶液中のH^+濃度を表す尺度のこと．数値が小さいほど酸性が強いことを示す．

PHP［ピーエイチピー］【patient hygiene performanceの略】
➡口腔清掃実行度

pH緩衝作用［ピーエイチカンショウサヨウ］【pH buffering activity】『栄養』
あるpHの範囲内において，酸やアルカリが加わってもほとんどpHが変動しない作用のこと．弱酸あるいは弱アルカリとその塩の混合物が一般的で，乳酸と乳酸ナトリウムの混合液(乳酸緩衝液)はその1例である．

PℓI〔Silness and Löeの〕［ピーエルアイ(シルネスアンドローイノ)］【plaque indexの略】『統計』『予処・保指』
歯の唇・頬側面と舌側面の歯頸部を中心としたプラークの付着状態を評価するために考案された指数．歯垢染色剤を用いる．
▶『歯科予防処置論・歯科保健指導論』p.160参照

PMA Index［ピーエムエーインデックス］【papillary, marginal and attached gingiva indexの略】『予処・保指』『統計』『歯周』
SchourとMassler(1947)による歯肉炎の広がりを表す指標．歯間乳頭部(P)，辺縁歯肉部(M)，付着歯肉部(A)に分け，炎症の広がりを観察する．
▶『歯科予防処置論・歯科保健指導論』p.162参照

PMI［ピーエムアイ］【proportional of mortality indicatorの略】『生態』
50歳以上死亡割合．PMR(propor-

tional mortality ratio）ともよぶ．

PMMA［ピーエムエムエー］【polymethyl methacrylateの略】
➡**ポリメチルメタクリレート**

PMTC［ピーエムティーシー］【professional mechanical tooth cleaningの略】『予処・保指』『生態』
熟練した術者が機械的清掃器具を用いて歯肉縁上と歯肉縁下1〜3mmにあるプラークをすべての歯面から取り除くこと．

Po［ピーオー］【porionの略】
➡**ポリオン**

POMR［ピーオーエムアール］【problem oriented medical recordの略】
➡**問題志向型診療録**

Porphyromonas gingivalis［ポルフィロモナスジンジバリス］『生態』『微生』
慢性歯周炎の病原細菌の1つ．酸素があると死滅する偏性嫌気性菌で，タンパク質を栄養源とし，強力なタンパク質分解酵素を産生する．
＝*P. gingivalis*

POS［ピーオーエス］【problem oriented systemの略】
➡**問題志向型システム**

PPN［ピーピーエヌ］【peripheral parenteral nutritionの略】『高齢』
四肢の末梢静脈内にカテーテルを挿入して，比較的浸透圧の低い栄養輸液を投与する末梢静脈栄養．

Prevotella intermedia［プレボテラインターメディア］『微生』
慢性歯周炎の病原細菌の1つ．黒色色素産生性のグラム陰性偏性嫌気性桿菌．妊娠性（妊娠期関連性）歯肉炎の原因細菌と考えられている．
＝*P. intermedia*

PT［ピーティー］【prothrombin timeの略】
➡**プロトロンビン時間**

PT［ピーティー］【physiotherapistの略，physical therapist】
➡**理学療法士**

PTC［ピーティーシー］【professional tooth cleaningの略】『予処・保指』『歯周』『生態』
歯科衛生士などの専門職による歯面研磨・歯面清掃のこと．

PTC味盲［ピーティーシーミモウ］【phenylyhiocarbamide taste blindness】『口解・口生』
特定の苦味受容体の遺伝的違いにより，フェニルチオカルバミド（PTC）が非常に高い濃度でなければ感じない人のこと．PTC類似物質の苦味を感じられないだけであり，ほかの苦味物質や味質の感受性は正常である．

PTH［ピーティーエイチ］【parathyroid hormoneの略】
➡**副甲状腺ホルモン**

PubMed［パブメド］『統計』
世界約80カ国，7,300誌以上の雑誌に掲載された文献を検索できる医学文献データベースのこと．

Q

QOL [キューオーエル]【quality of lifeの略】『DH総論』『倫理』『歯周』『生態』『高齢』『口外』
物質的側面のみではなく，精神的な豊かさや満足度，生きがい，充実感，自己実現なども含めた概念.
＝生活の質，生命の質

R

RBC［アールビーシー］【red blood cellの略，red blood corpuscle，erythrocyte】『診補』『口外』
赤血球のこと．

RDA［アールディーエー］【recommended dietary allowanceの略】『栄養』
「日本人の食事摂取基準」の推奨量のこと．

RDA［アールディーエー］【relative dentin abrasivityの略】『材料』『補綴』『予処・保指』
象牙質摩耗比のこと．歯磨剤の研磨性を示し，大きいほど研磨性が高い．通常の歯磨剤のRDAは150以下である．

RDテスト®［アールディーテスト］【RD test®】『生態』『予処・保指』
う蝕活動性試験の1つ．唾液を検体とし，レサズリン還元性菌の活性を測定する．

ROAG［アールオーエージー］【revised oral assessment guideの略】『高齢』
看護領域で，口腔内の評価ツール（オーラルアセスメントガイド）として用いられてきたOAGに，唾液（口腔乾燥）に関する項目などを追加して改訂を加えた指標．

ROM［ロム］【range of motion exerciseの略】『高齢』
関節可動域訓練．

RSST［アールエスエスティー］【repetitive saliva swallowing testの略】
➡反復唾液嚥下テスト

S

S.aureus［エスアウレウス］【*Streptococcus aureus*の略】
➡***Streptococcus aureus***

S.mutans［エスミュータンス］【*Streptococcus mutans*の略】
➡***Streptococcus mutans***

S.pneumoniae［エスニューモニアエ］【*Streptococcus pneumoniae*の略】『微生』
肺炎球菌.

S.sobrinus［エスソブリナス］【*Streptococcus sobrinus*の略】
➡***Streptcoccus sobrinus***

SARS［サーズ］【severe acute respiratory syndromeの略】
➡**重症急性呼吸器症候群**

SAS［サス］【sleep apnea syndromeの略】
➡**睡眠時無呼吸症候群**

Scammonの臓器発育曲線［スキャモンノゾウキハツイクキョクセン］【Scammon growth curves, Scammon organic growth curves】『矯正』『小児』
身体の部位や臓器がいつ，どの程度大きくなるかによって，成長発育のパターンを分けたもの．一般型，神経型，性殖器型，リンパ型の4つに大別される．

SD法［エスディーホウ］【semantic differential method】『統計』
質問紙作成の表現方法の1つ．意味の異なる項目を複数組み合わせて対象となる物や人を多角的に評価する．

SDGs［エスディージーズ］【Sustainable Development Goalsの略】『生態』
2015年9月25日に国連総会で採択された，持続可能な開発のための17の国際目標.
＝**持続可能な開発目標**

sextant［セクスタント］
➡**六画分**

SI［エスアイ］【international system of unitsの略】『材料』
国際単位系.

SNA角［エスエヌエーカク］【SNA angle】『矯正』
セラ(S)，ナジオン(N)およびA点(A)のなす角度．上顎骨の前後的位置を表し，値が大きければ前方位，小さければ後方位と判断する．頭部エックス線規格写真の分析時の計測項目の1つ．

SNB角［エスエヌビーカク］【SNB angle】『矯正』
セラ(S)，ナジオン(N)およびB点(B)のなす角度．下顎骨の前後的位置を表し，値が大きければ前方位，小さければ後方位と判断する．頭部エックス線規格写真の分析時の計測項目の1つ．

SN平面［エスエヌヘイメン］【SN plane】『矯正』
セラ(S)とナジオン(N)を結んだ線．頭部エックス線規格写真の分析に用いる基準平面である．

SOAP［ソープ］【subjective, objective, assessment, planの略】『DH総論』『高齢』『矯正』『口外』
問題志向型システム(POS)の経過記録方式．Sは主観的情報，Oは客観的情報，Aは分析・判断，Pは計画の略.

SPA要素［エスピーエーヨウソ］【SPA fac-

tor】『補綴』
人工歯を選択する3つの要件．患者の性別(Sex)，性格(Personality)，年齢(Age)をさす．

SPM［エスピーエム］【suspended particulate matterの略】『生態』
浮遊粒子状物質．大気中に浮遊するエアロゾルのうち沈降しにくい粒径10 μm以下のもののこと．

SpO_2［エスピーオーツー］【percutaneous oxygen saturation】
➡**経皮的動脈血酸素飽和度**

SPT［エスピーティー］【supportive periodontal therapyの略】
➡**サポーティブペリオドンタルセラピー**

SRP［エスアールピー］【scaling and root planingの略】
➡**スケーリング・ルートプレーニング**

ST［エスティー］【speech-language-hearing therapistsの略】
➡**言語聴覚士**

Staphylococcus aureus［スタフィロコッカスアウレウス］『微生』
黄色ブドウ球菌のこと．
＝*S.aureus*

Stephanカーブ［ステファンカーブ］【Stephan curve】『生態』『栄養』
10％グルコース溶液がプラークに作用すると，プラークの酸性度(pH)は臨界pHである5.5以下に低下し，う蝕活動性との関連を認めると実証した曲線．

Streptococcus sobrinus［ストレプトコッカスソブリナス］『微生』
ヒトのう蝕の主要な病原細菌．う蝕病原性のレンサ球菌で，ミュータンスレンサ球菌と総称されている．
＝*S.sobrinus*

Streptococcus mutans［ストレプトコッカスミュータンス］『微生』『病理』『生態』
ヒトのう蝕の主要なう蝕病原細菌のこと．
＝*S.mutans*

SV［エスブイ］【servingの略】『栄養』
「食事バランスガイド」における1回に食べる各料理の標準的な量を大まかに示す単位．サービング．

Sデータ［エスデータ］【subjective data】
➡**主観的情報**

S点［エステン］【sella turcica】『矯正』
セラ．蝶形骨トルコ鞍(脳下垂体が存在)の中心点．

T

T.forsythensis [ティーフォーサイセンシス]
➡ *Tannerella forsythensis*

$t_{1/2}$ [ティーニブンノイチ]【biological half-life】
➡生物学的半減期

Tannerella forsythensis (*forsythia*) [タネレラフォーサイセンシス（フォーサイシア）]『微生』『生態』
慢性歯周炎の病原細菌．紡錘状のグラム陰性偏性嫌気性桿菌．
＝*T.forsythensis*

TBI [ティービーアイ]【tooth brushing instruction の略】『予処・保指』
ブラッシング指導．患者自身によるプラークコントロールの向上のための指導である．

TCA回路 [ティーシーエーカイロ]【tricarboxylic acid cycle】
➡クレブス回路

T.denticola [ティーデンティコーラ]
➡ *Treponema denticola*

TEACCH法 [ティーチホウ]【treatment and education of autistic and related communication handicapped children の略】『小児』『障害』
コミュニケーション能力に障害を有する小児の治療や教育において，治療器具の使い方や手順を絵カードなどを用いて視覚的に説明し理解を促す方法．

Think Swallow [シンクスワロー]『高齢』
嚥下の意識化．嚥下機能が低下した症例においては，「意識して嚥下すること」を指示すると誤嚥が軽減されるため，その嚥下方法のこと．

THP [ティーエイチピー]【total health promotion plan の略】
➡トータル・ヘルスプロモーション・プラン

TLC [ティーエルシー]【tender loving care の略】
➡テンダー・ラビング・ケア

Treponema denticola [トレポネーマディンティコーラ]『微生』
スピロヘータ．

TSD法 [ティーエスディーホウ]【tell, show and do system の略】『小児』『障害』『診補』『予処・保指』
tell（これから何をどうするのかを患者にわかるように具体的に説明する），show（実際と同じようにやって見せ，視覚的に理解させる），do（話してやって見せたとおりに実際に行う）の順に行う行動変容法の1つである．

Turku Sugar Study [トゥルクシュガースタディー]『生態』
フィンランドのトゥルクで行われた研究．砂糖をほぼすべて非発酵性糖質キシリトールに置換した場合，う蝕増加は著しく減少し，フルクトース（果糖）はスクロース（砂糖）よりもう蝕誘発性が低いことを実証した．

*t*検定 [ティーケンテイ]【t-test】
➡スチューデントの*t*検定

T細胞 [ティーサイボウ]【T-cell】『微生』『病理』『薬理』
骨髄でつくられて胸腺で分化・成熟した後に血中やリンパ組織に分布する免疫担当細胞．機能によってヘルパーT細胞とキラーT細胞などに分類される．

T-スキャン［ティースキャン］【T scan】
『機器』『補綴』
咬合接触時間，咬合力などを評価する機器.

V

VAP［バップ］【ventilator-associated pneumonia の略】
➡人工呼吸器関連肺炎

VE［ブイイー］【videoendoscopic evaluation of swallowing, videoendoscopic examination of swallowing, videoendoscopy の略】
➡嚥下内視鏡検査

VF［ブイエフ］【videofluoroscopic swallowing study, videofluorography の略】
➡嚥下造影検査

Vipeholm Study［ビペホルムスタディー］
➡ビペホルム・スタディ

von Harnackの換算表［フォンハルナックノカンサンヒョウ］【von Harnack conversion table】『薬理』『小児』
小児の薬用量の代表的な算出法の1つ.

VRE［ブイアールイー］【vancomycin-resistant enterococcus の略】
➡バンコマイシン耐性腸球菌

VSC［ブイエスシー］【volatile sulfur compounds の略】
➡揮発性硫黄化合物

VZV［ブイゼットブイ］【varicella-zoster virus の略】
➡水痘・帯状疱疹ウイルス

W

WBC［ダブリユービーシー］【white blood cellの略，leukocyte】『高齢』『診補』『臨検』
白血球数．白血球は，好中球，リンパ球，好酸球，単球，好塩基球の総称である．基準値は3,300～9,000/mm^3．白血球の増加は，身体に細菌の侵入や炎症などがあることを意味する．感染初期から増加するため，検査項目として頻用される．また，白血病でも増加する．4,000～9,000/μL.

WHO［ダブリユーエイチオー］【World Health Organizationの略】
➡**世界保健機関**

WHO口腔診査法［ダブリユーエイチオーコウクウシンサホウ］【WHO oral health surveys】『統計』
国際的な比較ができるように，WHOにより標準化された口腔診査法．

Z

Zarit介護負担尺度［ザリットカイゴフタンシャクド］【Zarit caregiver burden interview】『高齢』
介護負担度を示す指標．22項目の質問から構成され，得点が高いほど介護負担が高いことを意味する．

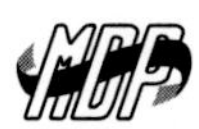

:本書は『最新歯科衛生士教本用語集』の内容を引き継ぎ，
必要な箇所の見直しを行ったものです．

歯科衛生学シリーズ
歯科衛生学シリーズ用語集
ポケット版　ISBN978-4-263-42630-2

023年 1 月20日　第1版第1刷発行
023年11月20日　第1版第2刷発行

監　修　一般社団法人
全国歯科衛生士
教育協議会

著　者　眞木吉信ほか

発行者　白石泰夫

発行所　医歯薬出版株式会社

〒113-8612　東京都文京区本駒込1-7-10
TEL (03) 5395-7638（編集）・7630（販売）
FAX (03) 5395-7639（編集）・7633（販売）
https://www.ishiyaku.co.jp/
郵便振替番号 00190-5-13816

丁，落丁の際はお取り替えいたします．　印刷・真興社／製本・皆川製本所